杨发辉 齐乐◎著

认知行为疗法
实务与督导

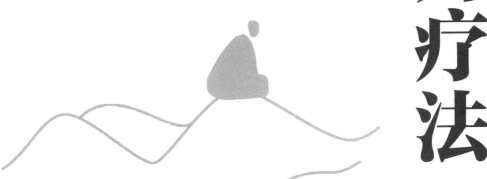

U0312631

重庆出版集团 重庆出版社

图书在版编目（CIP）数据

认知行为疗法 : 实务与督导 / 杨发辉，齐乐著.
重庆 : 重庆出版社，2024. 11. -- ISBN 978-7-229
-19237-2

Ⅰ. R749.055

中国国家版本馆CIP数据核字第2024HK0853号

认知行为疗法：实务与督导

RENZHI XINGWEI LIAOFA：SHIWU YU DUDAO

杨发辉　齐　乐　著

责任编辑 : 王子衿
责任校对 : 何建云
封面设计 : 张合涛
装帧设计 : 百虫文化

重庆出版集团
重庆出版社 出版

重庆市南岸区南滨路162号1幢　邮编 : 400061　http://www.cqph.com

重庆豪森印务有限公司印刷

重庆出版集团图书发行有限公司发行

邮购电话 : 023-61520417

全国新华书店经销

开本 : 787mm×1092mm　1/16　印张 : 18.75　字数 : 325千
2025年1月第1版　2025年1月第1次印刷
ISBN 978-7-229-19237-2

定价 : 72.50元

如有印装质量问题,请向本集团图书发行有限公司调换 : 023-61520417

内容提要

　　本丛书囊括了作者丰富的临床治疗、教学与督导经验，以及近二十年来认知行为疗法的研究进展，尤其是对认知行为疗法中国化的思考。目的是增强读者在学习和应用认知行为疗法时的理论素养和实务工作能力。内容侧重于心理咨询师的职业素养，一方面，详细讲解了认知行为疗法心理咨询中的概念化、结构化、认知评估和干预策略，教导读者从认知行为疗法的角度分析来访者的心理问题；另一方面，强调实务操作，深入讲解了自动思维阶段、中间信念阶段和核心信念阶段等各种认知行为疗法的技术应用。此外，鉴于恰当处理与来访者之间的矛盾和冲突是心理咨询师成长必须经历的，本书还安排了咨询设置和咨询关系方面的内容供读者参考阅读。

　　希望本书能帮助各位心理咨询师、认知行为疗法的初学者和爱好者了解、理解、掌握认知行为疗法技术，并应用到工作与生活中。

推荐序1

在世界范围内，心理治疗的主要方式是认知行为疗法。这种疗法非常灵活，并广泛适用于不同文化背景和临床问题的人群，其优势并不难理解。包括中国在内的许多国家的研究证据一致表明，在通常情况下，认知行为疗法对解决来访者面临的问题十分有效。虽然在有些情况下，这种疗法的形式被认为比较简单，但事实上，认知行为治疗模型在理论和各种临床实践的干预中却是非常丰富的。

本丛书的作者杨发辉博士在认知行为疗法这一领域接受过极为专业的训练，并获得了国际认证的培训督导资格。我个人曾有机会与他共事多年，我相信这本书展现了他对认知行为治疗的深刻理解。因此，我向任何有兴趣了解，或希望能了解更多关于认知行为疗法领域的人推荐这本书。

Keith S.Dobson，Ph.D.

加拿大卡尔加里大学临床心理学教授

世界认知行为治疗联合会主席（2019-2023年）

Cognitive—behavioral therapy is the dominant form of psychotherapy globally. The reasons for this dominance are not hard to understand, as the approach is extremely flexible, and can be adapted to a wide range of cultures and clinical problems. Further, consistent research evidence from many parts of the world including China show that the cognitive and behavioral therapy is often effective with the presenting problems that clients bring into therapy. Third, although the approach has been sometimes viewed sometimes in a simplistic fashion, in fact the model is rich in terms of theory and the wide variety of associated interventions.

The author. Dr. Yang Fahui is extremely well trained in cognitive and behavioral therapy and is internationally credentialed to undertake training and practice. I have had the personal opportunity to work with him over many years, and I believe that this work reveals his deep understanding of the approach of cognitive and behavioral therapy. As such, I recommend this volume to anyone who is interested in learning about, or learning more about the field of cognitive and behavioral therapy.

Keith S. Dobson, Ph.D.

Professor of Clinical Psychology

University of Calgary, Canada

President, World Confederation of Cognitive and Behavioural Therapies （2019- 2023）

推荐序 2

　　本丛书系统介绍了认知行为疗法相关理论和技术。作者结合自身丰富的临床实务与督导经验，深入解析如何在实际案例中运用认知行为疗法进行工作，并对认知行为疗法与中国文化相结合提出了独到见解。特向大家推荐。

王建平

北京师范大学心理学部二级教授、博士生导师

临床与咨询心理学院副院长

前　言

　　本丛书是根据中国心理咨询师的特点和国际认知行为疗法培训与研究的实际，提炼和总结的一套关于认知行为疗法的专业书籍。丛书现有两本：《认知行为疗法：理论与实践》和《认知行为疗法：实务与督导》。

　　本丛书有以下几个特点：首先，用通俗易懂的文字将认知行为疗法的理论进行了深入浅出的阐述；其次，注重临床实践的操作，部分章节中设有案例演示或督导，旨在让读者能充分感受到认知行为疗法的魅力；再次，与中国文化的结合，认知行为疗法是西方科学循证心理治疗研究下的产物，如何和中华优秀传统文化结合，符合中国人的认知与行为特点，笔者在本套丛书里提出了自己的一些思考，供读者参考。

　　由于时间仓促和自身水平有限，本书有诸多不足之处，敬请批评指正。

目录 Contents

推荐序 1 ·· 1

推荐序 2 ·· 1

前　言 ·· 1

第一章
倾　听 ·· 1

　　第一节　倾听概述 / 1

　　第二节　倾听的机制 / 5

第二章
共　情 ·· 12

　　第一节　共情概述 / 12

　　第二节　共情的案例解析 / 15

　　第三节　共情的要点 / 18

　　第四节　共情的实践 / 26

　　第五节　认知行为疗法的共情 / 29

第三章

临床访谈评估 ·· 31

第一节　临床访谈评估概述 / 31

第二节　危机评估 / 39

第三节　临床访谈评估案例演示 / 42

第四章

引出自动思维 ·· 55

第一节　提问技术 / 55

第二节　聚焦情绪和身体感觉 / 59

第三节　角色扮演 / 60

第四节　意　象 / 60

第五节　问题应对 / 62

第五章

苏格拉底式提问 ·· 63

第一节　苏格拉底式提问概述 / 63

第二节　苏格拉底式提问步骤及内容 / 65

第三节　苏格拉底式提问案例演示 / 71

第四节　苏格拉底式提问案例督导 / 72

第六章

行为实验 ··· 81

　第一节　行为实验概述 / 81

　第二节　行为实验的内涵 / 82

　第三节　行为实验的设计 / 82

第七章

行为暴露 ··· 85

　第一节　什么是行为暴露 / 86

　第二节　行为暴露的设计 / 88

　第三节　行为暴露的关键点 / 90

　第四节　行为暴露案例解析 / 93

　第五节　行为暴露注意事项 / 105

第八章

行为功能分析 ·· 109

　第一节　行为功能分析概述 / 109

　第二节　行为功能分析具体步骤 / 113

　第三节　行为功能分析案例解析 / 115

第九章

问题解决技术 ·· 117

　第一节　问题解决技术概述 / 117

第二节　问题解决技术具体步骤 / 120

第三节　问题解决实践 / 128

第四节　问题解决技术案例解析 / 130

第十章

人际关系调节技术 ……………………………………………………………139

第一节　辩证行为治疗有关人际关系调节技术 / 139

第二节　萨提亚视角下的人际关系改善技术 / 141

第三节　答疑解惑 / 144

第十一章

情绪调节技术 …………………………………………………………………151

第一节　情绪的功能 / 151

第二节　情绪调节要素 / 152

第三节　情绪调控技术 / 155

第十二章

创伤叙事 ………………………………………………………………………160

第一节　创伤叙事概述 / 161

第二节　创伤叙事实践 / 165

第三节　创伤叙事案例督导 / 168

第十三章

意　象 ···171

第一节　意象的机理 / 171

第二节　中国文化视角下的认知行为疗法 / 173

第三节　认知行为疗法中的意象运用 / 176

第四节　答疑解惑 / 177

第十四章

正　念 ···181

第一节　正念起源 / 182

第二节　正念认知治疗 / 184

第三节　正念的原理 / 187

第十五章

抑郁障碍的认知行为治疗 ···190

第一节　抑郁障碍概述 / 190

第二节　抑郁障碍的个案概念化 / 193

第三节　关于抑郁症的问与答 / 198

第四节　抑郁障碍的认知行为个案概念化 / 200

第五节　抑郁障碍的认知行为疗法策略 / 203

第六节　案例讨论与督导 / 211

第十六章

焦虑障碍的认知行为治疗概述 ·······························215

第一节　焦虑与焦虑障碍 / 215

第二节　焦虑障碍的临床特征与评估诊断 / 217

第三节　焦虑的功能与维持因素 / 225

第十七章

社交焦虑的认知行为治疗 ·······························227

第一节　社交焦虑概述 / 227

第二节　社交焦虑的认知行为治疗策略 / 229

第三节　社交焦虑的案例督导 / 232

第十八章

特定恐惧症的认知行为治疗 ·······························247

第一节　特定恐惧症概述 / 247

第二节　特定恐惧症的认知行为概念化 / 250

第三节　特定恐惧症的认知行为疗法策略 / 255

第四节　案例督导 / 262

后　记 ·····························283

第一章　倾　听

第一节　倾听概述

在生活中，倾听是人际交往过程中很重要的一个部分，而倾听往往又是大家比较容易忽略的一个重要技能，同时，它也是做咨询实务中最基本的一个技能。

我们来看"听"的繁体字 "聽"（如图1-1），耳为王，十目一心。这说明在倾听中除了用耳朵、眼睛，还需用心去聆听。在这个汉字呈现出来的关系中，眼睛是通往内心的重要窗口，也就是说，用眼睛可以看到行为及面部表情，还可以进行目光接触。通过耳朵可以听到来访者所讲述的内容、声音以及呼吸。在倾听过程中不仅要用耳朵听，还要用眼睛去看，同时，在倾听过程中要专注。

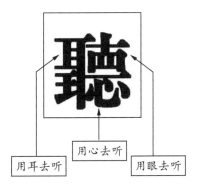

图1-1　繁体字"聽"

"听"在英文里对应的单词是"listen"，"听到"在英文里对应的则是另一个单词"hear"。用英文表达"您听没听见？"时，通常会说"Did you hear me?"而不是"Did you listen to me?"从语言学、构词的角度来看，倾听并不简单。倾听作为一项基础技能，在咨询过程中非常重要。

引用法国作家阿尔贝·加缪（Albert Camus）在《局外人》中所写的一小段话："在我讲述我母亲的经历和那个故事时，梅尔特静静地听着，望着我的脸。我的朋友没有一个动作，也没有说一个字，但他的脸庞显现着他内心的活动，让我看到他的恐惧、愤怒、同情和怜悯。①"

当笔者读这句话，看着这段文字时，梅尔特那张脸好像就在面前。他那么安静地坐着，望着作者的脸，虽然没有任何动作，但是脸上会浮现恐惧、愤怒、同情和怜悯。在这个部分，作者产生了非常强烈的共情，他能确切地感受到梅尔特正在听他的故事，能够明白他的感受，所以两个人就很容易建立起良好的关系。从这样一个简短的段落里，可以看到倾听的强大。

一些心理咨询研究者曾讲道："沟通中，语言只发挥百分之四十的作用，而剩下的百分之六十则是通过非语言传递的信息。在倾听过程中，我们能去关注的，远不止倾诉者的语言。"但是，也有一些研究者对语言和非语言所占的比重持有不同意见——言语占百分之三十八与非言语占百分之七十二，但是大部分研究者都同意百分之六十五以上的信息其实是通过非语言去传递的。②

倾听是指在心理咨询过程中获取并理解当事人传达的信息，关键不在获取，而是理解。理解这个词特别重要，只有在理解的基础上，才可能有更多的爱与尊重。亚伦·贝克（Aaron Beck）在1984年讲到，咨询师要用

①［法］阿尔贝·加缪：《局外人》，金祎译，江苏：江苏凤凰文艺出版社，2019年。

② Albert Mehrabian, *Nonverbal Communication*, London and New York: Routledge, 2017.

第三只耳朵倾听，即尝试着听出并理解来访者真正想表达的东西①。每个人都只有两只耳朵，亚伦·贝克提到的第三只耳朵就是指咨询师除了会听之外，还需要用心去听其言外之意（如图1–2）。

他说的：
上班没意思，工作内容很枯燥，同事很不友好，领导也不公平……

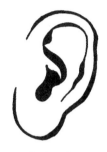

他想说的：
我遭遇工作危机了

图1–2　言外之意

克拉拉·E.希尔（Clara E. Hill）在《助人技术》里曾提道："助人者需要综合理解言语和非言语的信息，去听懂当事人深层次的所思所感。"②北京大学教授钱铭怡曾提道："所谓的倾听，不仅是倾听而已，治疗者还要借言语的引导，真正听出对方所述的事实，所体验的情感，所述的观念。"③

倾听不仅需要知晓叙述者所讲的事实内容，还要对内容里传递出的情感、态度、观念和认知等方面内容进行分析。在心理治疗的会谈中，咨询师要把来访者所谈所讲的事实、信息、情感和行为反应等内容，经过分析和综合后，以概括的形式表达出来，这个表达的部分叫言语跟随，也是一个陪伴的过程。

在倾听过程中还有两个重要的部分。第一个部分关注，即咨询师应该把注意力全部集中在来访者身上。具体来说，咨询师的身体需要呈现出倾向当事人的动作，表达出咨询师在乎来访者，且全部身心都放在来访者身

① Aaron T. Beck, "Cognition and Therapy," *Archives of General Psychiatry*, 1984, Vol.41（11）: pp. 1112–1114.

② ［美］克拉拉·E.希尔：《助人技术》，胡博等译，北京：中国人民大学出版社，2013年。

③ 钱铭怡：《心理咨询中的即时化技术》，《心理与健康》2005年第3期。

上。专注的目的是告诉来访者，咨询师正在注意并鼓励他们更加开放地谈论自己的想法和感受。以这样的方式提供关注，能让倾听更加接近相关的客观事实。第二个部分观察，这一个很重要的技术。观察不仅仅是记录下客观出现的东西，观察是根据非言语行为来了解来访者当前的情况，聚焦、发现来访者的行为线索。

专注、倾听和观察技术其实是密不可分的、紧密相连的（如图1-3）。专注为倾听奠定了基础，倾听但不专注，会错失重要内容，但是专注并不能确保倾听。倾听更多地是聚焦于来访者说话的用词和微妙之处，观察则聚焦于发现当事人的行为线索。观察对于留意来访者的负性反应、矛盾心理、难以表达的情绪以及分心和走神的次数是尤为重要的。记得有一年面试时，老师问面试者："我们想招聘能讲能写的人，我想问您是能说还能写？"遇到这样的问题，正常思路是回答"我能说"或者"我能写"，但是当时参加面试的一位应聘者回答说："我不擅长说我也不擅长写，我就擅长做。"这让我惊叹不已。对于刚毕业的大学生来说，其实执行力是在职场中成功的最重要的要素和胜任力，做人力资源管理的人会看到，当他们评判这个人有没有胜任力时，只通过应聘者的自我介绍或者表达来获取信息是很难的，更多的是通过其行为来进行评判。

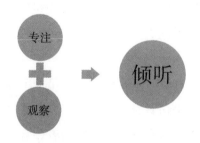

图1-3　倾听、专注和观察的关系

郭念锋老师曾说："倾听是我们做心理咨询的第一步，倾听是建立咨询关系的基本要求，倾听能表达对来访者的一个尊重，如果有一个人放下手里的工作，来认真倾听您的话，您感受到的就是尊重。对于咨询师来说，倾听是一个充分了解情况的工具，在倾听过程中建立良好关系以后，可以创造宽松和信任的氛围，使得来访者诉说烦恼。"[1]

第二节　倾听的机制

倾听是咨询中重要的工具之一，有自己的机制与系统。咨询师的关注点，是把全部的、没有分散的注意力都放到来访者身上，关注个人的言语，通过语调、音量、节奏、非言语信息倾听。

同时，注意来访者面部表情。例如：一个人笑得眼角皱纹都出来了，说明是真的开心；一个人嘴角歪一下，可能是表示轻蔑。有好的倾听能力并且可以找到这些线索，就能够很快地去帮助来访者。著名的研究表情大师保罗·艾克曼（Paul Ekman）等人对此有非常多的研究，比如瞪着双眼叫怒火，耸一下鼻子是厌恶。[2]所以面部表情作用非常大，但是要注意，惊奇的表情在脸上不会超过一秒，如果维持时间过长就是假的了，真实的惊奇是转瞬即逝的。

倾听要关注来访者的身体语言。比如来访者边讲边抖腿，可能在表示不耐烦。如果听到来访者的呼吸频率比较缓慢，就可以问这个部分传递的是什么信息；如果呼吸频率比较快，通常情况下，会发现来访者情绪比较急躁，可以试着让来访者放慢呼吸。

倾听时，咨询师不仅仅是在听取来访者的故事，而是在创造一种深刻的连接。通过倾听，咨询师才有机会重新定义、澄清、概念化或概述来访者的故事。这不仅仅是对来访者言语的复述，更是对其情感和经历的深刻

---

① 郭念锋：《心理卫生及其基本内容》，《中级医刊》1990年第11期。

② P. Ekman & W. V. Friesen, "Facial Action Coding System（facs）: a Technique for The Measure - ment of Facial Actions," *Rivista Di Psichiatria*, 1978, Vol. 47（2）: pp. 126–138.

理解和认可。

三级聆听系统

在心理咨询过程中，倾听是咨询的基础。杜克大学医学院精神病和行为学系蒋蔚教授将倾听分为一级聆听、二级聆听和三级聆听（如图1-4）。[①]一级聆听也叫自主式聆听，指咨询师只听自己想听的，是带有评判性质的倾听；二级聆听也叫聚焦式聆听，指咨询师专注于来访者的所有要点以及观察到的细节；三级聆听也叫全息式聆听，这种倾听是需要听出来访者的话外音——不仅要听清来访者做了什么，还要听懂来访者想要做什么。

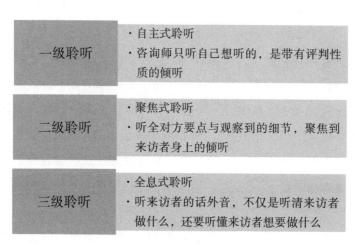

图1-4　三级聆听系统

倾听技巧是心理咨询的重要技术和咨询过程的基础，是指在接纳的基础上，认真、积极、关注地倾听，并主动引导、积极思考、澄清问题、建立关系、参与帮助的过程。

第一，倾听需要听咨询师和来访者双方沟通的内容和过程。沟通内容通常指来访者通过语言传递或非语言传递提供的信息。咨询师在倾听过程

---

①蒋蔚：《非精神科医生精神疾病诊疗指南》，广东：广东科技出版社，2009年。

中要善于使用技巧来观察来访者的肢体语言，更深入地了解来访者的内心。

第二，注意内在信息和外在信息。内在信息指来访者通过语言自我报告的感受和体验；外在信息指咨询师要注意和收集来访者的言语信息和非言语行为。

第三，倾听来访者的情感和思想。咨询师的情绪反应也就是如何解读来访者的情感和思想尤为重要，通常可以通过注意来访者的语速、内容等来解读情感。

第四，咨询师在观察的同时也需要听懂来访者的言外之意。很多来访者不会直接说出自己内心真正的想法和情绪，他们往往会运用一些叙述或疑惑来暗示咨询师自己的想法，一旦遇到这种暗示性强烈的话，咨询师应该鼓励来访者多说一点，从中找出重点，识别来访者的言外之意。

非言语倾听

非言语倾听大致可以分为四个维度：目光接触、身体语言、语音特点和言语追随。

目光接触。指咨询师与来访者要有眼神的交流，适当的目光接触可以帮助咨询师深入了解来访者的心理，但是在使用目光接触的同时需要考虑来访者的个体差异和文化背景，适当使用目光接触，以免引起来访者不适。

身体语言。分为运动性和空间性。运动性指来访者自身的动作，空间性指在来访者与他人接触时占有的距离远近。

语音特点。即来访者的音量、音高、语速和流畅度等副语言特征，有时咨询师的语音特点也会影响来访者的情绪表现。

第四个维度，言语追随。包括非指导性倾听和指导性倾听。非指导性倾听指来访者叙述完后，咨询师不对来访者进行干预。指导性倾听指来访者叙述完后，咨询师对来访者进行反馈，告诉来访者自己听到和理解的内容。

一个简单的语气词可以包含非常丰富的含义，所以咨询师应该重视有关倾听的所有基本功。咨询师只有在听出来访者真正想表达的意思后，才能更好地选择相对应的措施对来访者进行治疗。

维琴尼亚·萨提亚（Virginia Satir）提出的冰山理论表示，一个人和其原生家庭有着千丝万缕的联系，这种联系有可能影响这个人的一生，这就像是一座漂浮在水面上的巨大冰山，能够被外界看到的行为表现或应对方式只是露在水面上很小的一部分，大部分藏在水底，而水面之下更大的山体，则是长期压抑并被我们忽略的"内在"。她借助冰山来隐喻人们不同层次的自我。[①]

如果咨询师能顺利听出并理解访者背后的想法与渴望，咨询师会发现并打开一扇不一样的、有特别体验的门。举例说明，咨询师A遇到几个爱讨论生命意义的来访者，这让A困惑不已，因为生命的意义是一个过于宏大的话题。后来，A对来访者深入挖掘后发现，一些来访者讲到生命意义时，他们其实是在阐述中年危机，也就是说来访者真正想表达的意思是希望自己能去创造更有意义、更有价值的生活。

在倾听的过程中，咨询师要注意来访者的各种行为，如目光的接触、点头、面部的表情等。倾听的另一个目的是为了促进或抑制来访者的自发谈话。比如，咨询时间很快要结束了，这时咨询师目光瞟了一下时钟，来访者就会知道时间快到了。

倾听过程中的沉默也很重要。一些咨询师在会谈中话比较密集，这可能会让来访者没有表达的空间。举个例子，来访者讲到了非常重要的话题，这时咨询师对来访者贴得过紧，话说得过多，来访者就没有体验自我想法或感受的空间以及自我消化的空间。所以咨询师可以适当利用沉默让来访者冷静，同时咨询师也有时间考虑接下来的反应。

涉及苏格拉底式提问时，沉默也可以起到一个很好的效果。咨询师在向来访者提出是否反驳的证据时，这时候的沉默可以让来访者去思考自己

[①] Virginia Satir, "The Therapist Story," *Journal of Psychotherapy & The Family*, 1987, Vol. 3 (1): pp. 17-25.

接下来的反应。除此之外，在共情过程中，咨询师应该重新表达来访者提供的信息，特别是关于感官和感受的描述。咨询师最好使用来访者明确表达的感官语言进行复述，以加强情感的协调和共情。

主动倾听

咨询师的主动倾听是培养共情的良好方法之一。主动倾听需要咨询师非常专心，但又并不完全专注于来访者所讲的内容上。倾听过程有很多个层次，更深层次的倾听是对非语言的理解，比如面部的表情、肢体的语言甚至是互信的模式，可以揭示一个人的思维和感受。在大量的信息中，咨询师要特别注意来访者的肢体语言、眼神等，从中可以传递出很多信息。

一个人说出的话可以是经过思维加工的，但是眼神是很难掩饰的。主动倾听包括注意和了解自己非语言的表达。咨询师应使用开放和吸引人的肢体语言（比如前倾），运用良好的眼神交流让对方感到舒适、安全、被包容。在交流过程当中，咨询师应当让来访者感受到被欣赏和被鼓励（注意不要使用威胁或者是挑衅的眼神）。在眼神沟通过程当中，温柔的眼神交流是鼓励对方投入开放表达的必经之路。

主动倾听是有效沟通的一部分，用词汇来验证来访者的意思可以帮助咨询师确认自己是否与来访者保持同步，也可以让来访者明白咨询师是否听懂和理解自己的意思。在积极主动倾听的同时，咨询师要在来访者分享故事的过程当中觉察他们的内在。所以，咨询师倾听的重点不仅在内容上，还要觉察来访者的内在情感、认知和咨询所处的状态，这就是认知三角和个案概念化[1]。

在倾听过程中，咨询师就能够形成初步的概念化。但是，倾听是否顺利取决于来访者个人的交流和透露情感信息的意愿。当来访者处于积极心态时，会更愿意自由地与咨询师分享和交流；当来访者处于消极状态时，

---

[1]Aaron T. Beck, "Cognition, Affect and Psychopathology," *Archives of General Psychiatry*, 1979, Vol. 24（6）：pp. 495–500.

会为保护自己的自尊心而拒绝与咨询师进行交流。这样的情况下，目光的接触以及面部的表情会是咨询师理解来访者言语信息意义的重要线索。在心理危机干预热线这种看不到来访者的情况下，咨询师可以通过对方的语音、语气、语调去感受去体会，观察咨询过程中他是什么状态。当然，如果能通过视频咨询的话，显然就会有事半功倍的效果。

咨询师可以运用头部的动作。比如恰当地点头，特别是在一句话结束的时候，可以用点头让来访者感受到咨询师一直在认真倾听。除此之外，肢体的运动也可以为咨询师提供从言语和面部表情中不能获得的信息。比如，在笔者曾经督导过的一个案例中，来访者是一对夫妻，他们在会谈中用言语表达他们吵架了，想要离婚，可是观察他们的肢体动作——当妻子说她要和丈夫离婚时，她另外一只手正放在丈夫的大腿上。另外，他们的大腿一直是紧紧地挨在一起的，这说明他们的心理距离其实是离得很近的，不一定真的会离婚。

倾听中的打断

咨询师也需要注意合理使用倾听中的打断，打断是一种特别分散注意力的行为。当来访者正在进行富有成效的探索时，咨询师尽量地不要打断他们；但是当来访者不知道说什么或滔滔不绝地述说但并不是有建设性地探索时，就需要使用探索技术来打断。这种探索，是用引导的方式，而不是直接的打断。咨询师进行引导时，可以用共情、重述关键词等技巧引导来访者进行下去。

在咨询中，咨询师要注意与来访者身体的接触。如果来访者不希望和他人有身体接触，或来访者有过非自愿的身体接触的经历，身体接触则会对咨询产生负面的效果。一般情况下，咨询师和来访者简单地握个手已经足够了。

咨询师并不比来访者有更强的倾听、关注和观察能力，这就需要咨询师不断地练习。一次咨询过程中，咨询师听和说的比例可以在4∶1左右，即多听少说。当然，这个规则可以随具体情况改变。根据咨询的实际情况，咨询师会有临场的感觉，或者说有一种直觉会告诉咨询师应该怎么做。初学心理咨询时，如果新手咨询师对这一部分感到迷茫，听和说的比例控制在4∶1左右是合适的。

当然，过度使用和使用不足技巧其实都是有危害的。咨询师也需要注意消极的关注性——比如过多的点头，会让来访者感到困扰；一直盯着来访者看，容易让来访者感到不自在；过多重复使用一个词，会让来访者感觉咨询师只是在很机械、敷衍地回答问题。

第二章 共 情

第一节 共情概述

认知行为疗法中的共情在心理咨询中是特别重要的主要技巧，临床访谈、咨询和治疗过程中都会用到它。共情是建立融洽咨访关系中最重要的一个疗效因子。

"共情"这个词由卡尔·罗杰斯（Carl Ransom Rogers）提出，他讲到在心理咨询过程中，尤其以人为中心的心理咨询过程中，咨询师和来访者之间的关系起到了非常重要的疗愈作用。

咨询师不仅要共情，还要做到准确的共情。情绪聚焦疗法（Emotionally Focused Therapy，EFT）的创始人莱斯利·格林伯格（Leslie Greenberg）曾经解释过他为什么用情绪来处理情绪，他提到有很多的咨询流派是通过处理其他问题来解决情绪，比如认知是通过调整人的看法来处理情绪上的困惑，而行为是通过处理人情绪上的问题来解决情绪上的困惑。那既然如此，为什么不直接来处理情绪，不直接来触摸情绪呢？[1]

所以，共情以理解来访者情绪和感受为中心的技巧，在处理情绪，接触来访情绪上，会起到一定的作用。

卡尔·罗杰斯提到，共情是能够带来最终有疗效改变的关键因素。最早有关共情的定义产生于1951年，卡尔·罗杰斯将共情定义为一种能准确

---

[1] Leslie S. Greenberg, "Emotion-Focused Therapy," *Clinical Psychology & Psychotherapy: An International Journal of Theory & Practice*, 2004, Vol. 11 (1): pp. 3-16.

理解另一个人的内部参考架构，同时还能组成对方内心世界的情绪和意义沟通的能力——从来访者的角度去理解其想法、感受以及痛苦的敏感性和意愿。[①]正是这种能力使得咨询师能够完全透过来访者的眼睛去体验来访者的参照体系。这意味着咨询师进入另一个人的个人知觉时，能够时刻敏锐地感受到另一个人心中变化流动的意义，这也意味着咨询师能够感知另一个人自身极少觉察到的意义，让来访者能更好地认识自己的想法。共情更多的是一种天生的情感和情绪，每个人所具有共情能力实际上是不同的。

卡尔·罗杰斯讲道："一段有帮助的关系的特征是自身的某种透明性。在其中，'我'的真实感受是明白可见的，我把对方当成一个独立的，有自己价值观的人来接纳，同时对他/她有一种深刻的共情理解，使我可以用他的眼睛看他的个人世界，当这些条件达到时，我便成了来访者的一个伙伴，陪伴他经历令人恐惧的，寻找自己的历程，使他感到这一历程变得容易。"他提到在共情的状态中，咨询师可以关注来访者的感受、知觉、假设、价值观还有解释，以及他们对他人和情境的看法。

共情技巧涉及了很多微妙的细小的部分，这些部分不仅包括了咨询师的能力或技术，也包括了咨询师的态度和意愿。

以下这个案例可以帮助我们更好地理解咨询师的态度对咨询过程的影响。有一名咨询师曾认为自己对来访者会有些不耐烦。原因是有一个进行了7次咨询的来访者，询问的主题都是关于她和男朋友之间的关系。咨询师为来访者因为感情这件小事花费了这么多精力、时间而感到不值，所以在这个案例里，咨询师一直抱有批判性的态度，咨询师认为自己特别想帮助来访者，但是7次咨询后来访者还在一直停留在原来的状态里，没有丝毫改变。当时笔者告诉这名咨询师："如果您站在来访者的角度去想一想来访者是什么样子，她经历了什么，她的世界是什么样的，您的感受又是什么？"这时，咨询师的脸色都变了，说："我觉得她好像蛮可怜的，她怕这个男孩子离开她，一直都挺小心翼翼地。"在这样的情况下，如果咨询师能

---

① Carl R. Rogers，*Client Centred Therapy*，London：Robinson Publishing，2003.

站在来访者的角度思考，说明跟来访者就更近了一步。

咨询师需要关注来访者的想法、感受和痛苦，以及有没有采取来访者的参照体系。来访者来到咨询室，咨询师需要把来访者作为一个独特的个体，这意味着理解来访者所感受到的痛苦——这和咨询师自身所感受的痛苦完全不一样，因为每个人的参照体系是不一样的，同样的事件，会因为不同的个人经历和认知，而造成不一样的影响。也就是说咨询师需要结合来访者的个人背景、经历和认知，从来访者的角度分析他们的知觉世界。咨询师在看到、察觉到来访者的感受和认知后，咨询师应该思考如何对这些信息进行分析和加工。为了理解来访者深层次的想法，咨询师还需要拥有时刻敏锐的感受，以感受来访者极少觉察的意义，再去用复述的形式帮助来访者理解他们自己语言背后的含义。

亚瑟·乔拉米卡利（Arthur Ciaramicoli）在《共情的力量》中提到，共情是一种与生俱来的力量，是从祖先那时就传承下来的力量，它赋予了我们生活的能量、方向以及目的[①]。

共情并不是一种突然涌入的，将人笼罩的感觉和感知，它是一种慢慢涌动的、在事物表象之下、能对内容赋予智慧又充满想象的探索。共情有助于提高人的洞察力，让人觉察平衡，并能做出相应的改变。共情能让人们放下预判并带着开放的心态和头脑进入一段关系当中。

笔者跟朋友交流做咨询的感受时，发现最初也是想让来访者有所改变，但有一天在咨询结尾做最后反馈时，来访者说："太棒了，老师您讲得简直是太打动我了。"来访者说自己觉得别人谈恋爱是享受，而自己是在受罪。当他带着坦然享受的心情以后进入一段关系后，他觉得好多东西都变了。在这个案例融入和实践的过程中，笔者惊奇地发现：在心里想努力帮助来访者改变时，他们并没有变化，但是当觉得自己没做出什么改变时，变化就产生了。这是因为更深入地共情了来访者的想法和处境，也帮助他们意

① ［美］亚瑟·乔拉米卡利、［美］凯瑟琳·柯茜：《共情的力量》，王春光译，北京：中国致公出版社，2018年。

识到了自己内心真正的想法。咨询师必须让来访者自己决定做出改变而不是尝试去改变他们——如果来访者不是自发地想要改变，咨询师的引导是不会发生作用的。

第二节　共情的案例解析

在共情的过程中，如果咨询师只共情来访者的情感，那么在来访者向咨询师倾诉自己很痛苦时，咨询师所共情到的也就只有"痛苦"。在这个过程中，咨询师需要关注的还有来访者的语言表达，比如当来访说："我觉得那一天体验到了很多困境。"咨询师能从来访者的语言表达感受到其痛苦、情感。同时咨询师如果注意到来访者的非语言表达，比如来访者提到某一个人的时候手在抖，讲某件事情生气时眉毛紧皱，双眼闭起来，心中似有一团怒火在烧。通过这些非语言线索来共情也是非常重要的一部分。

共情需要咨询师使用自我投射把自己理解到的情感反馈给来访者，让来访者去验证咨询师的理解是否正确。通过这个反馈，咨询师可以去探索来访者的防御机制。通过咨询师细致的观察、注意，可以寻找出是否存在回避、否认、投射等防御机制的迹象。同时，提出开放式问题或使用反映性语言，鼓励来访者深入探索自身思维和情感，有助于揭示更深层次的防御机制。

共情是一种可以被锻炼的能力，一种去准确地理解他人观点的能力，除此之外，更为深层次的要求是去准确地理解他人的内在参考框架，和由这个认知参考框架而产生的一系列情绪。

共情包括三个方面的准确：

一是达到理解语言层面上的准确。

二是达到沟通层面的准确。沟通的内容是咨询师对来访者感受、情绪的理解并以一个合适的方式进行沟通，从而达到双方知晓且产生有效反馈的结果。

三是准确地去体验另一个人的内在世界，去正确地体验来访者的痛苦、内在冲突等内容。

案例分享

来访者 A 有一年没有去学校上课了。讲到上学这件事，A 会表现出很强的阻抗性，说："我特别不喜欢我的一些长辈，或者有一些大人会告诉我说这些痛苦算什么，去上学有什么难的。但他们不知道我经历着很大的痛苦，我已经费了很大的努力，但我还是做不到。"A 讲到现在下定决心要回学校了，准备开学就回去，但是 A 还有一些顾虑——不确定自己到底要不要回学校，不确定自己是否能跟上学习的进度。对这些顾虑，A 能想到的办法就是利用假期去上一对一的补习班，补上落下的课程，然后再回到学校，回到目前所在的班级。最后，A 问咨询师："您觉得这听起来怎么样?"

案例分析

从来访者的提问中可以看出 A 很在乎咨询师的感受以及他人对其决定的肯定。此时，咨询师并没有回答，只是换了一个角度思考："如果我是来访者，看着对面的咨询师，期望得到其认可，那么我心中的感受是什么?"实际上"我"会感受到心里有一种冲突，在这个部分，"我"好像有两种感受：一种感受是觉得做出决定以后好像松了一口气；但是另一方面突然有一种沉痛和犹豫的感觉。

咨询师共情后把觉察到的感受如实反馈给来访者："这个沉痛让我感觉到好像又到了您初三的时候，因为成绩优秀被选拔到了快班。可是在快班里，大家成绩都太好了，考试排名总是在倒数几名。整整一年，除了学习您几乎没有干任何事情。可即使这样拼命学习，排名也只是在班里倒数第四。所以这样一段学习经历对您来说特别艰难，好像努力也不会得到回报，这段经历让您害怕上学，犹豫要不要上学。在面对当下的困境，您好像也还在使用这种方法——我除了学习之外什么都不干，我就要拼命地去赶，保证我不能落下，不能落在后面。"说完，咨询师观察到A的眼神突然变了，说："我觉得我考不好会让别人失望。"所以A上学的目的更多的是对父母、对老师的回应，可是自己的恐惧和冲突让A担心学业跟不上。在A与咨询师不断探讨用什么办法能更好地去上学时，A一直在寻找满足别人期望的方式，而自身不想上学、阻抗部分就被刻意忽略或隐藏起来了。

共情有利于咨询师帮助、促进来访者整体的一致性构建，建立与来访者之间良好的关系，建立与来访者之间的信任。同时，它能帮助咨询师去解决来访者的内在冲突和不一致性。

当咨询师与来访者共情时，咨询师能知道其心里的渴望、需求，有利于咨询师更好地了解来访者的想法和心情。能更深地理解来访者的行为和动机，以及过去的经验对当下的影响。

共情时咨询师需要遵循一些原则，要求咨询师对来访者有足够的尊重，足够的真诚。卡尔·罗杰斯认为咨询中有三个最为重要的原则：一是表里如一，即做到坦诚相待；二是无条件积极关注和接纳；三是共情①。

卡尔·罗杰斯在老年认为最重要的原则是真诚，即表里如一地对待来访者，做一个真诚的人，这是一个更重要的要素。相似地，咨询过程中有以下三个"Being原则"。

Being Caring，即咨询师对来访者是"关心"的。共情在伦理准则中也是很重要的一部分。在伦理守则中，第一条准则即是善行，即不作恶，要时刻考虑到来访者的利益。

Being Loving，一定要"热爱"。即咨询师是否有爱的能力。

Being Understanding，咨询师能够"理解"他人，同时具有开放性。咨询师不能以自己的价值观刻板地评价他人。共情还需要咨询师的自我觉察，

---

① Carl R. Rogers & Fritz J. Roethlisberger, "Barriers and Gateways to Communication," *Harvard Business Review*, 1952, Vol. 30（4）：pp. 46–52.

要能够理解自己的情感和动机，这个过程也需要以理解和开放性的心态作为前提，需要咨询师把自己的刻板印象和观点信念抛到一边。

第三节　共情的要点

第一，共情之前要做好倾听。倾听有四个层面：听内容、概括性倾听、听话语背后的情绪、听出其言外之意。

第二，共情需要体验。在此基础上，去感受、觉察和分辨。

第三，达到身心统一的状态。共情的高境界，即带着对自我的觉察与来访者在一起。

共情是一种理解他人特有经历，并做出相应回应的能力。共情要求咨询师不仅需要准确地体验他人的感受，还需要具备自我觉察和自我存在的能力。这样，咨询师在具备共情的基础上，才能够更有效地运用这一能力在咨询中对来访者做出适当的回应。

共情有利于修正性情感体验，即当来访者有深刻的情感体验，被咨询师深深地共情后，能够产生自我矫正的体验。共情能够促进来访者的自我探索，也能够促使来访者走向自我疗愈。

在共情的过程中，如果来访者本身确实有精神病性的行为，即使我们共情也无法帮助他们发生改变、自我探索，但即使如此，咨询师仍旧可以在现有的阶段中让来访者感到被理解、被接纳，再根据其现有情况下去做一些力所能及的工作，这样一来，来访者的生活就可以发生新的变化。

咨询师要注意同情、共情和无情的差别。当一个人掉到水里，另一个人跳下去救落水者，这叫同情。既能够稳定地站在自己的立场上，又能理解别人的积极施救，叫作共情。重要的是，共情需要觉察自己的处境，也需要考虑他人的处境，而无情是远离，不和来访者在一起，不去想施救的事情。同情容易和来访者心意相通，但是单单只有同情，能否施救成功就不一定了。

如果帮助需要损失自我边界，那么咨询师很容易消耗自己的精神。如果用自己理解的行为去帮助来访者，但是却不验证来访者是否需要这样的帮助，可能就无法起到效果，甚至起到反效果。同情是为了安慰别人，共情是为了理解他人，所以真正地做到理解是不容易的。

南希·麦克威廉斯（Nancy McWilliams）把共情定义为情感上与他人共感的能力，即要站到对方的角度去理解[1]。

保罗·艾克曼认为共情分为以下三类[2]：

1.认知共情。指理解一个人的感受，以及这个人可能在想什么的能力。认知共情可以让咨询师成为一个更好的沟通者，它能帮助咨询师以来访者最容易理解的方式来传递信息。

2.情感共情，也叫情感。指能够分享他人感受的能力。

3.富有恻隐之心的共情，也叫作共情的关注点。指不仅限于理解他人，分享他人感受，还应该采取行动，尽咨询师自己所能去帮助来访者的动力，即共情不仅需要从情绪上感到好受，还应该付出相应行动。

在共情过程中，咨询师可能会有一些错误的理解和行为，以下几种情况提供了一些错误的例子。看例子时，咨询师需要思考：在这种情况下是否是正确地共情？错误是发生在哪一步？如果这不是真正的共情，会让来访者产生什么样的心理？

1.咨询开始几分钟后，来访者讲述了自己的故事，咨询师说："我理解您的感受。"来访者这时可能会产生疑惑："我们才刚开始咨询，只谈了几分钟，咨询师怎么可能会理解我的感受呢？如果咨询师真的可以理解我的感受，那么恐怕就应该是咨询师在接受治疗了"。因为通常情况下，来访者认为自己的痛苦都是常人难以承受的。

---

① ［美］南希·麦克威廉斯：《精神分析诊断》，鲁小华等译，北京：中国轻工业出版社，2015年。

② P. Ekman & E. Ekman, Is Global Compassion Achievable? *The Oxford Handbook of Compassion Science*, 2017, 1: pp. 41–49.

2.来访者和咨询师探讨某些事情时，咨询师可能会说："我也有过类似的经历"，这是自我暴露，但是自我暴露一定要慎用。因为不同人格的来访者，会有对问题的不同回应。有的来访者对此会表示怀疑，尤其是自恋人格的来访者会觉得自己是独一无二的，咨询师不可能也经历过这些事情。

3.面对来访者的问题，咨询师如果直接描述处理的方法，咨询就变味了。因为叙述的事情变成了咨询师的角度，而不是来访者的角度，没有考虑到来访者独特的处境和认知。在咨询过程中，咨询师要时时刻刻地去觉察，咨询是要以来访者为中心的。

4.有时咨询师为了共情，会在听完来访者的描述后讲："这样的经历一定很糟糕，糟透了。"这会让来访者认为这个问题好像很严重，可能会引起有害的效应。在这样的情况下，咨询师可以把"这一定糟透了"换成"听起来好像很糟糕"或者"对您来说听起来可能是很糟糕的经历"。改变措辞就可以预防负面的效果。

5.在咨询过程中，当咨询师体会到来访者的感情时，或者是咨询师要给来访者注入力量时，经常会使用这样一个回应："您真可怜（您好不容易）"。这句话其实表达的是同情，但是这也是对来访者的一个主观评价，这可能会让来访者担心咨询师之后会对他们的行为或者经历有更进一步的评价。举个例子，咨询师说来访者是一个特别坚强的人，这其实是侧面说明坚强的人是咨询师倾向的价值观，是咨询师个人对来访者的肯定，这就可能造成来访者下一次按照咨询师的价值观来叙述事情。在咨询过程中，真正的共情是不仅能够共情到来访者当下的情绪，还能共情到来访者对情绪的防御方式。

南希·麦克威廉斯说，有很多的咨询师在督导时说自己的来访者对自己出现了敌意，会强烈地谴责自己，或者说来访者的行为出现了一些偏差，咨询师会痛恨自己说是自己的言行没有能够帮助到来访者，让来访者得到理解①。但是，这真的是因为咨询师没有共情吗？南希·麦克威廉斯给出另一个解答，恰恰相反，这是一个应该高兴的事情。来访者能够真实地表达自己内心的敌意和情绪，而不用担心受到否定或批评，这显示了咨询师创造了一个安全、被接纳的环境，使得来访者能够毫无保留地展示真实情感和想法。这其实是共情的一个积极表现，为咨询师提供了更多机会去理解、连接和支持来访者，进一步建立更深层次的共情。

对于共情，卡尔·罗杰斯曾经说过一句很重要的话："在咨询过程中，我们每个人都有生活的苦痛，但是就像一个硬币的两面一样，任何人其实都有对生活美好的向往，他有多痛苦，就是他多希望能够躲开或者是逃离开，或者是用其他的方式保护他免受这种痛苦。"②所以来访者的情绪痛苦和折磨，实际上是他个人的独有的和深刻的个人感知。对于咨询师来说，除了能够深深地理解，别无他法，共情是需要反复练习的，不仅要在来访者身上练习，还要在咨询师自己身上进行练习。

如果咨询师平时看小说、电视剧、电影等时容易流泪，那说明咨询师就能够很容易地体会到他人情绪中的变化，拥有先天的共情能力。同时，咨询师可以把这种共情表达出来，讲述给别人听，这就是一个培养共情能力的好方法。在共情时，咨询师只有自己亲身体验过，才能理解来访者在面对某些事件时所感受到的情感和情绪。

如果咨询师的情绪是淡漠的或者体验比较少的，这就需要咨询师不断去练习共情反应。共情能力是可以通过训练和练习得到提升的，共情的过程可以分为这样几个步骤（如图2-1）：

---

① Carl R. Rogers，*Client Centred Therapy*，London：Robinson Publishing，2003.

② 参见［美］南希·麦克威廉斯：《精神分析诊断》，鲁小华等译，北京：中国轻工业出版社，2015年。

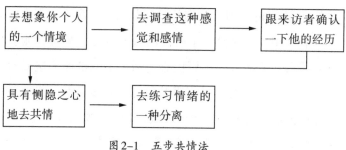

图 2-1　五步共情法

第一，咨询师设身处地地体会来访者的感受。咨询师想象自己是来访者并向自己提问："如果我是来访者，我会有什么样的感受？"答案需要咨询师自己去想象、体验。共情需要咨询师结合自己的生活经历和想象能力，站到来访者的角度去思考，来访者是怎样体验其情绪和经历的，这要求咨询师设身处地地思考一个事件会给来访者带来什么样的感受。

第二，需要咨询师通过询问来访者问题来调查其感觉和感情。以下这些问题是咨询师可以用来调查来访者想法的："您脑海里在想什么？""您现在在想什么？""您心里面想什么？""您心里的感受是什么？""您觉得怎么样？""您能跟我多说一说吗？"……这一系列问题是对这个人的觉察和提问。同时，咨询师也可以问自己："来访者自己是怎么感受的，他们是不是在隐藏其真实情感。""我听到的是什么，看到的是什么，不带评判地观察到的内容是什么？"假设来访者在咨询中说："没事，我习惯了"，伴随的动作是擦眼睛，眼睛发红。其实这时候来访者传递的真实信息是："我已经习惯了忍耐痛苦。"基于这样的答复，咨询师可以进一步共情："听起来好像是您已经习惯一个人去承担生活中的各种难题。"产生共情后，咨询师才能站在来访者的情绪角度上去思考，在理解的基础上，来访者也会开始不断地倾诉，咨询师就会获得更多的信息。

第三，咨询师需要跟来访者确认其经历是否为咨询师所理解的样子，确认信息是否和来访者保持同步。咨询师可以通过反馈自身相似的体验给来访者，传达其情感和理解并和来访者进行确认是否有同一个情感。这个部分的工作叫校准，要校准共情的准确性。咨询师需要利用自己所看到的、观察到的，来实现和来访者的准确共情。

第四，咨询师在共情时需要有恻隐之心。作为咨询师，需要给来访者提供支持帮助，这个支持帮助是要准确的，是在咨询师和来访者确认调查情感和情绪的基础上进行的。

第五，咨询师需要练习情绪分离，适当保持情绪距离。如果咨询师在情绪上做不到分离，共情容易变成同情，咨询师就有可能会和来访者一起掉进情绪的旋涡。情绪分离的要求，是咨询师不仅要能理解来访者的情绪，还能帮助他。情绪分离为咨询师未来跟来访者做结束会谈有非常大的帮助。表达共情时常用的语句有："您现在有什么样的感受？""您感受到了什么？"在反馈共情时，咨询师需注意自己的表达方式。比如说咨询师看到来访者情绪上有点激动，这时咨询师就可以以此作出情绪反馈，因为情绪激动是一个客观事实，再加上咨询师的个人理解，这样的反馈会比较准确，也不太容易引起来访者的反驳。

对于非语言信息的理解和回应，有个例子可以供大家学习：之前有个学生喜欢在课堂上讲话，在他再一次讲话时，笔者把他叫到讲台上来。当他走到讲台前时，发现他双拳紧握，于是拿着考勤表对他说："请您今天帮我点个名。"他点完名后，让他站在讲台上看一下同学们。大概一分钟后，问他有什么感受，他说："老师我觉得蛮羞愧的。站在讲台上看同学是很清楚的，我刚刚一直在讲话，我知道我是怎么回事了。老师我再也不会了。"此后，他再也没有在课堂上讲过话。在这个例子里，有一个非语言的信息——这名同学握紧的拳头，如果当时回应这个信息，可以说："看您攥着拳头好像蛮生气的。我猜您是不是觉得我把您叫上来，是一种冒犯？"此外还可以给他多提供一些合适的情感词，比如说愤怒、难过、失望。可以询问他现在是失望、难过还是愤怒，让他察觉到自己的情感。

关于共情有一句很喜欢的话："共情其实就是深深的理解，不要走在来访者前面，来访者可能跟不上，不要走在来访者后面，咨询师可能没法带入，走到来访者旁边，与来访者同在"。

在共情时，有一些要点一定记住。当来访者感觉到咨访关系是安全时，才愿意去做情感的冒险。如果咨询关系没有很好地建立起来，让来访者去做情感情绪上的冒险是很困难的。

来访者要自我表露时，咨询师需要让来访者觉得自己是被接纳的、有价值感的和被尊重的。通过专注倾听和理解来访者的讲述，咨询师能够表达对其经历和感受的真正理解。此外，肯定和鼓励是建立积极氛围的关键，咨询师需要强调来访者的积极之处，提升来访者信心和自尊心。同时，咨询师应避免评判和偏见，保持中立，尊重来访者的观点和价值观，并鼓励来访者的情感表达，给予来访者情感支持。

共情要以温和的方式来进行，并要在咨询的全过程中随时进行。另外，在共情过程中，咨询师要把重点放在来访者最为突出的情绪上。比如，来访者的情感很复杂，有难过、失望、悲伤等，咨询师需要注意在来访者表现出来的主要情感中，对其生活和工作影响最大的情绪是什么，在聚焦的基础上去共情，关注来访者语言和非语言最有能量的部分。咨询过程要循序渐进，在咨询开始没多久时，来访者还没有做好准备去触碰最深层次的问题。咨询师可以在自己心里有一个清晰的概念化，然后试探性地去反馈，鼓励当事人去澄清自己的感受。

有时候，咨询师也可以故意卖个"破绽"，对来访者进行试探性的反馈："我的理解是这样，不知道您是怎么理解的。您是这样想的吗？"鼓励来访者自己去澄清。当来访者能够表达出自己的情绪时，情绪就已经有了转化的功能，这时来访者就可以去体验接纳自己的情感，决定如何行动了。这样一来，当事人如果有情感需要宣泄时，他们自己就知道如何去做，如何表达。

另外，自我情感的觉察对来访者有助于避免一些无意识的行为。这种觉察应包括对比较极端的情感的认知，例如来访者使用类似于"糟透了""太可怕了"等类似表达。

此外，咨询师需要注意，情感具有两面性——情感往往不是绝对的，而是存在一种相对性。在咨询过程中，咨询师可以思考："假设我站在来访者的角度，我会是一种什么样的情绪？"咨询师也要学会去跟别人分享自己的情绪和情感体验，在问话时学会放慢速度，学会更温情地、缓慢地去问别人有什么样的情绪、感受。

除此之外，以下技巧可以更好地帮助咨询师合理运用共情。在《共情的力量》这本书里，共情一共分为六个步骤[①]：

第一，咨询师应尽量使用开放式的问题。像"您是不是很难过？"这种封闭式问题的问话，答案只有是或不是，这样就不容易把对话进行下去。封闭式提问其实是为了更有效率，或者是能让来访者更准确地找到可以描述自己情感的词。但是开放式的问题可以让来访者自己探索自己的情感，用自己的话来回答咨询师。

第二，咨询师要学会放缓节奏。咨询师通常会发现自己做咨询时，整体说话速度是偏快的，偏快的语气和语言节奏。一个好的咨询需要的是有节奏感，稳定、较慢的语气和语言，这样的语言会让人觉得是缓缓流动的，是听起来很放松的。

第三，咨询师不要对来访者匆忙作出评判。虽然这看似和咨询时的评估任务有一些矛盾，但是一定记住不要匆忙作出评判。在没有收集到足够的信息时，咨询师需要运用非批判性的态度面对来访者。即使咨询师确认了一些猜测，也要不断地修正判断。

第四，咨询师应关注自己身体感受。督导经常会问的问题有：1.您怎么理解这个案例？2.您跟来访者在一起的时候，身体有什么感受？3.讲一讲您对不同层面的理解，比如您现在的认知是什么样的，当您跟这个人在一起的时候是什么样的情绪。

举个例子，我向督导报告说我跟一个来访者在一起时，总觉得小心翼

[①]［美］亚瑟·乔拉米卡利、［美］凯瑟琳·柯茜：《共情的力量》，王春光译，北京：中国致公出版社，2018年。

翼的。督导就会问我，您能讲一下这样的小心翼翼在身体上是一种什么感受吗？这种身体感受能够帮助我们咨询时更好地了解我们对一个来访者的认知和理解，以及帮助我们更好地了解我们自己。同时，还要向过往去学习，要注重您过去的经验体验以及关注这些体验对现在的自我有什么样的影响。

第五，让故事充分展开。这个其实就是通过叙事的展开让咨询师发现存在其中的一些支流。在咨询中引导来访者深入叙述他们的经历，让故事充分展开，咨询师才能够更全面、深入地理解来访者的情境和感受，为进一步的探讨和更深层次的共情提供信息的支撑。

第六，要为共情设定边界。咨询师除了在职业上可以多多练习共情技巧以外，也可以经常在生活中进行共情练习。比如，可以多去看电影，多去表达感恩，表达感谢，去记录自己的情绪感受，经常和别人有融入，以及学习如何去和别人去建立关系，然后得学会经常不带评判地去观察别人。

第四节　共情的实践

在笔者近二十年来的督导生涯中，发现大概从业两三年的新手咨询师主要会"卡"在共情上。咨询师后面的困难在于个案概念化，再往后是结构化和风格，全面把握这些方面大概就需要6—8年的时间，共情在认知行为疗法中是非常基础的，它就像一棵树苗的土壤一样，是关系里面的核心。卡尔·罗杰斯有两个经典的共情案例：

玛丽案例

下面是卡尔·罗杰斯在1986年完成的一个令人满意的案例——玛丽案例，这是在一个"表现治疗"的培训班上所做的示范面谈。表现治疗与卡尔·罗杰斯的治疗风格并不一致，在培训中包括一些创造性的表达形式，如绘画、写作、健身活动等。玛丽本人是参加表现治疗的咨询师。[①]

卡尔·罗杰斯的培训课堂上，一个学员玛丽提起一幅画。在画里她觉得已经到了想要去的地方，已经准备好要做点什么，但是又不清楚具体要做什么。

卡尔·罗杰斯对玛丽说："我认识培训班的一些人，但和您却没有接触过，也许是我不记得了。虽然我们不熟悉，但我非常想了解您，您想说什么就说什么吧，我洗耳恭听。"这段话，卡尔·罗杰斯很好地表达了咨询中所需要的真诚。

于是玛丽就更详细地说了那幅画的事情。大概倾诉了5分钟后，卡尔·罗杰斯说："听起来您清除了一大堆垃圾，已经清干净一块地方了。那么现在您准备在这块地方建造些什么呢?"一段时间后，卡尔·罗杰斯又说道："别人可能没法理解，因为您所追求的东西也许不是他们想要得到的东西，因此他们也许不知道您是怎样一个人，不知道您在努力为自己做什么。所以无论您试图去创造什么，都没有先例，因为那是不同寻常的东西。"玛丽继续说的时候，卡尔·罗杰斯说："您还是觉得似乎有什么东西在您那阻碍着您，不让您开始。"接着玛丽告诉卡尔·罗杰斯："社会太古怪了，好像周围的一切都混在一起了。"卡尔·罗杰斯回应道："您不能确定自己是不是愿意生活在疯狂的世界里，看怎么站在那个角度去理解。"当不知道怎么去共情的时候，我们可以选择去体会，像卡尔·罗杰斯一样设身处地地去理解，想象来访者的心情和处境。

吉尔案例

另外一个案例是1983年卡尔·罗杰斯和吉尔的案例[②]。

[①] 参见 Carl R. Rogers, "The Rust Workshop: A Personal Overview," *Journal of Humanistic Psychology*, 1986, Vol. 26（3）: pp. 23–45.

[②] 参见［美］巴里·法伯:《罗杰斯心理治疗:经典个案及专家点评》，郑钢译，北京:中国轻工业出版社，2006年。

来访者吉尔因为女儿上大学不在家觉得有些孤单，她说在很大程度上，女儿才是她真正的朋友，是她的全部生活。现在她不在家，自己的生活一下空了很多。卡尔·罗杰斯说："她不在家，家里空了，只留下了妈妈。"女儿不在家，这是一个事实，因此家里空了，这句话就把来访者心中空荡荡的感觉呈现了出来——只留下了妈妈——呈现出了这样的意象，同时又很清晰地把吉尔那一刻的感觉和体验很精确地表达出来。

这就是认知行为疗法专业评估共情能力6分的水平，也就是最高分，既能够透彻地理解吉尔的内心世界，同时又通过恰当的语言和非言语的反应娴熟地和她交流。

吉尔在之后的会谈里又说道："我知道我有些生她的气，因为我不能总得到我所需要的东西，我的需要不能得到满足。我觉得我没有权利提出那些要求，您知道她是我的女儿，不是我的妈妈。有时候我也希望她像对母亲一样对我，可我不能向她提那样要求，也没有权利。"这时卡尔·罗杰斯共情道："那样的想法是不合理的，但是当她不能满足您的需要的时候，您又会非常生气。"

卡尔·罗杰斯的高明之处在于他不仅是在表达情绪反应，"那样的想法是不合理的"这句话是对前面的提炼进行了概括总结，并很好地把她背后的言外之意表达了出来——希望女儿可以满足她的需要。这说明咨询师能够透彻地理解来访者的内心世界。

接着，吉尔说："我有些事情确实做得不对，我觉得我不是一个完美的家长，我做过很多错事。"卡尔·罗杰斯回应："您不能宽恕自己，或者说您不能宽恕自己做过的那些错事。"这是理解式共情。

吉尔说："我正在失去一个能关心我的人，我就是这种感觉。"卡尔·罗杰斯巧妙地回应道："听起来关心您的人不是很多。"这个部分他没有从情绪角度入手，而是要听出言外之意，透彻地理解她的未言之言。

"当女儿走了以后，我的心里就空荡荡的。"卡尔·罗杰斯又讲道："您想照顾好自己，实际上有些事情似乎您一直都做不到。"这里他总结出来反馈给来访者，同时又把言外之意点了出来。

卡尔·罗杰斯的回应有以下几个关键点：

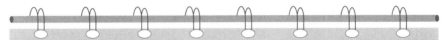

◎第一，当咨询师不知道如何与来访者产生共情时，可以用假设自己是来访者，代入其经历、背景等进行体验，并给予表达反馈，切记，不是表达咨询师自己的意思。

◎第二，新手咨询师容易把自己的观点强加在来访者之上，表达出"我感受到您……""我认为……"，这些都是错误的，咨询师一定要以来访者为中心。

◎第三，共情具有整体性。对来访者表面话语进行共情后，重述或转述后，再更深入地共情，体会到来访者想说又说不出来的那些话。

◎第四，共情有很多值得琢磨的地方，需要不断地研究共情、体验共情。

心理咨询是有规律可循的，多学习，多讨论，掌握其规律后，所有问题便迎刃而解。

第五节　认知行为疗法的共情

亚伦·贝克等人在1979年专门制定的评价认知行为疗法师专业水平的量表中，共情与理解是其中的第三个维度，要求认知行为疗法"在总体上治疗师能够理解患者的内心世界。[①]内心世界通过患者明确表述的内容和更

① Aaron T. Beck，*Cognitive Therapy and The Emotional Disorders*α，New York：International Universities Press，1979.

深入的交流反映出来，咨询师需要更深入交流，有良好的倾听和共情技巧。"更高水平是能够达到令人满意的效果的水平，就像一个标杆。"治疗师能够透彻地理解患者的倾诉，并且通过恰当的言语和非言语的反应娴熟地和患者交流。例如做出回应的语气要带有理解患者心声的共情，倾听和共情技巧的这部分十分出色。"

劳伦斯·科尔伯格（Lawrence kohlberg）曾做过一个关于共情的研究。他通过相关分析发现共情和疗效的相关系数为0.32[①]。在研究领域里，0.32这个数据对于相关研究是一个十分有力的数字，足以证明共情和疗效密切相关。共情有以下几个核心作用：

1.共情会改善治疗关系，当咨询师与来访者共情时，来访者会对咨询师产生很深的依存。

2.有利于修正性情感体验。修正性情感体验指来访者在与咨询师的共情过程中，对自己的情感有了更深的认知，其本质是在不断地调整自己的情感。

3.能够促进来访者在言语情绪和认知方面的自我探索。

4.能够促使来访者走向自我治愈。

总的来说，共情是重要的、有利的、复杂的人际现象，如果咨询师想要做有效的干预，就必须对来访者进行共情。咨询师和来访者的关系其实就是来访者和他人之间的关系。

---

① Lawrence Kohlberg, "Stages of Moral Development," *Moral Educationα*, 1971, Vol.1（51）: pp. 23–92.

第三章　临床访谈评估

第一节　临床访谈评估概述

从来访者到前台预约开始，到最后咨询结束，整个过程都需要进行临床访谈评估。由此可见，评估并不局限于咨询前期的会谈，它也不是一个单纯的交换信息的过程，而是一个动态在评估。在这个过程当中，咨询师需要不断地去调整咨询思路和概念化，然后再来考虑个案是否需要继续做下去。

曾有一个个案在咨询过程中，咨询师观察到了来访者的躯体化反应——惊恐，也就是恐惧发作。在咨询后期，咨询师对来访者感到害怕的原因进行评估时发现，这里面其实有很多的因素，比如，她曾经怀过一个孩子，但在几个月时心跳突然停止。来访者认为这件事跟她有关系，是她的问题，这是一个典型的对于哀伤的表达方式。咨询师此时应该引导来访者看到自己内在的心理变化，包括当自己惊恐的那部分被激活时，可以通过调整认知模式——来访者可以告诉自己这些事情也没那么严重，一会儿就过去了。这时来访者会发现，她可以从行动上、认知上来解决这些问题和担忧。这个过程与评估有密切的关系，咨询师要去思考来访者害怕的原因及来源。

临床访谈评估对咨询进程的设置也有重要作用。基于咨询师对这个个案的评估，来访者对自己惊恐的理解和对相关情绪的表达后，来访者已经能够领悟到如何去管理自己的恐惧了。

通过临床访谈评估，可以评估出来访者到底有没有自杀或者伤人等一些危机的状态。心理评估就像是驾车行走在公路上，需要时刻注意观察路况，通过观察才能决定车辆是左转还是右转，是前行还是后退。有时候咨询师在心理咨询的过程中会对来访者的有一些行为、认知或者情绪感到不解。但是随着咨访关系的进入，咨询进程的加深，咨询师会发现更多的线索，最后这些线索会像破案一样，一点点抽丝剥茧地出现在眼前。来访者在这个过程中会展露很多成长经历、家庭的影响，以及人格的特质等部分，而这些线索就来自咨询师对来访者逐渐深入的准确评估。

杰罗姆·布莱克曼（Jerome S. Blackman）的《心理障碍的诊断与治疗选择》中有个部分对如何做出正确的诊断进行了探讨，得出没有评估就没有治疗的结论[①]。书中有这样一个案例：

一个女性来访者出现了幻觉，经常会胡言乱语，多个医院诊断她为精神分裂症。但是有一天晚上，她发生急症时，一个内科医生认真检查后发现，来访者开始出现满月脸（就是像月牙形般的胖胖的脸），小腿腿毛也很长。这名医生查阅了相关治疗的医学诊断依据后，发现这个病人其实是得了库欣综合征而并不是精神分裂症。这样的评估诊断相当于是拯救了这位来访者的一生。这位医生治好了来访者的库欣综合征后，与这个病症相关的妄想幻觉，包括胡言乱语全都不见了。这个事例很生动地揭示了评估的重要性。

从概念和定义上来看，心理评估是以心理学的技术方法和工具为主获得信息，对个体的心理状态、行为等心理现象做全面的系统的和深入的客观描述后，再进行分类鉴别与诊断的过程。

心理评估有两个主要的特点。其一是基于循证科学。精神科医生如果要判断心理症状的话，需要包括医学诊断、统计学诊断观察等方面的诊断依据。精神科医学判断标准是基于临床医学诊断的标准，所以它一定要遵

---

①参见［美］杰罗姆·布莱克曼：《心理障碍的诊断与治疗选择》，赵承智译，北京：首都师范大学出版社，2017年。

循循证的原则。其二是一定要基于客观描述和分类。实际上，分类的过程在心理健康领域没有绝对的标准，因为这个过程是主观的，人为的。

评估的目的

评估在心理咨询领域和在精神科领域有不同的目的。

评估过程中，一般情况下，精神科医生做诊断、鉴别后，再进行干预。

而心理咨询的第一个主要任务是做好心理咨询的评估；第二个任务是建立概念化，了解来访者问题的产生和维持因素，以及其他相关的心理和生理上的因素，在此基础上提出相对应的治疗方案。

评估有很多的优点和特征，在南希·麦克威廉斯的相关书籍中，她讲到评估所促成的有效治疗计划有利于治疗的进展；帮助来访者有效地利用心理的健康资源，也有利于咨询师做一些准确的共情表达。比如，对于边缘型人格障碍的来访者，不同的共情表达会激起来访者不同的反应，具有自恋人格的来访者有时候会特地贬低咨询师。只有当咨询师能够通过客观的评估了解到来访者在人格上的特征时，才能做好共情，否则它可能会造成咨访关系的破裂，甚至造成来访者的脱离。[1]

认知行为疗法的评估主要目的：了解当下问题的发生过程；了解这个问题是如何被维持的（通常情况下，这需要咨询师联系相关事件对此进行理解）；以纵向视角进行个案概念化。需要注意的是，认知行为疗法的评估往往要有一个结构化的安排。

第一，可以请来访者对当前的主要问题做一个简要的描述。在来访者描述时，咨询师可以运用认知三角的方式。在这个情境中，找到来访者的情绪、认知以及相对应的应对策略。咨询师可以试着去找来访者的自动化思维。对当前主要问题的描述还可以通过回顾当时的情境、来访者的躯体化反应等方式来看待问题。

---

①参见［美］南希·麦克威廉斯：《精神分析诊断》，鲁小华等译，北京：中国轻工业出版社，2015年。

第二，咨询师对理论模型的选择。对当前的特定情况进行描述。

第三，咨询师根据来访者对当前问题的描述，对基本治疗目标建立一个案例假设。之后，咨询师需观察来访者应对当前问题的具体思维、情绪和应对行为。同时，可以询问咨询师是否有例外情况发生（例外情况是指与一般模式不同的情境或经历），这有利于咨询师获得额外信息，便于找到影响来访者的因素和适当的模型。

第四，咨询师应关注来访者当前问题的发生和发展史。问题的发展史包括来访者过去的发作史。咨询师可以寻找来访者在之前或者小时候有没有类似情况发生，以及在面临危险情况时，来访者有没有物质和药物使用史，还有个人生活史。比如来访者谈到自己没有状态，没有情绪，感觉任何事都没有意义，这时，咨询师可以询问来访者目前的生活状态，每天的日程，再检查其精神状态，找出造成来访者问题的维持因素。假设来访者是在维持一个精神状况，一个认知规律，咨询师就可以根据来访者过往的成长史和其他因素去寻找各方面的维持因素。

第五，讨论认知行为疗法是否适合来访者。在评估过程中，咨询师不仅需要对来访者的问题进行评估，还需要对咨询师本身的问题进行评估。比如咨询师对来访者面临的问题的感受和理解，以及其问题是否与认知行为疗法适配。咨询师在第一次评估中要根据来访者的问题去评估疗法匹配度，如果来访者出现了重度抑郁导致的自杀行为，咨询师就应该及时地把来访者转介到医院；如果面对的是儿童来访者，他们产生问题的原因多是在其父母的关系和家庭互动模式上，这时咨询师与其家长沟通家庭与教育，效果更佳。

如果来访者希望更多地探讨自我，做长程的咨询，这时认知行为疗法可能就不能满足来访者的需求了。这种情况下，咨询师可以把他们转介到从事其他咨询流派的咨询师下。

评估的内容

对于认知行为疗法的临床访谈评估，咨询师可以从五个方面入手（如图3-1）。

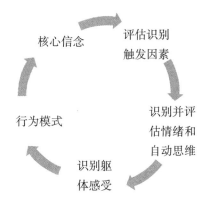

图3-1 认知行为疗法临床访谈评估五步法

第一步，评估和识别触发的因素——发生了什么让来访者来到了这里？在做事件评估时，咨询师可以用具体化的方法来识别触发因素。如果来访者单纯说："我感觉难受"，咨询师可以问："如果10分是特别难受，0分是不难受，您的难受是几分？"如果来访者说："当时和家长吵了起来"，咨询师可以进一步具体化："家长说了什么？那句话让您有什么样的感受，愿意多说一说吗？"具体的特定的例子才是触发因素。

第二步，识别并评估情绪和自动思维。在这个过程中，咨询师一定要重视共情。从来访者的情绪开始（通常情况下，把来访者带到咨询室的是其糟糕的痛苦体验，而这种痛苦体验往往表达为情绪），咨询师询问："您的主要情绪是什么？倾诉时您的感受是什么？"通过询问，咨询师可以了解来访者在对应事件中的主要情绪。咨询师需注意，来访者的情绪所对应的特定的负性自动思维是什么，负性自动化思维会导致抑郁、焦虑、愤怒和内疚等不同的情绪，比如，来访者可能在一次考试失败后自动地产生"我是一个失败者"的想法,而忽略了其他成功的地方,这样的自动思维会导致抑郁、焦虑等情绪。

第三步,识别躯体感受。咨询师可以在来访者描述经历时问:"讲到这个时,您能告诉我躯体有什么感觉吗?"这样的问题是去探索来访者的身体感受。比如,来访者说:"我手发麻。"这时咨询师可以帮助来访者一边练习呼吸节奏,一边逐渐探寻其躯体和情绪的关系。咨询师可以问:"当您想到躯体时,会产生什么样的情绪?"假如来访者提到了如生气、难受、心脏不舒服等这类描述词时,咨询师需记住来访者的特定躯体感觉,并深入询问来访者这时特定的自动思维是什么。人的大脑会产生很多想法、意识流、思维,这些想法很多时候会给人带来不同的情绪影响。有时一些与情绪相关的、又没有经过验证的想法会频繁地出现在一个人的脑海中,这类想法被称为"热思"(Hot Thought),它们会对情绪和行为产生重要影响。识别热思,就是能够带来强烈的情绪体验的思维,是认知行为治疗的主要目的之一。有时来访者会回避这些认知,会不想说出来,咨询师可以与来访者产生共情,但不要和来访者一起回避。咨询师可以说:"可能您在讲这个问题的时候有一些些困难,好像您不太情愿讲,可也许我了解了这部分后才能更好地帮助到您,您愿不愿意试着再去探讨一下?"咨询师就能了解到来访者在这部分中的认知,能够更好地对其进行评估。

第四步,行为模式。即来访者具有的,反复出现的行为模式。比如来访者表示自己一直不断地在人际关系中重复"和某人闹矛盾"的模式,咨询师可以询问来访者:"在这些事件里,您觉得有什么共同的部分吗?对于这些相似之处,您想到了什么?"通过探索不同事件里来访者相似的处理方式和应对模式,咨询师就可以从中发现一些反复出现的,找得到规律的行为模式。

第五步,核心信念,即关于自己的、他人的和世界的一些想法。识别核心信念最重要的就是识别行为,即在其应对策略基础上进行。如果来访者在行为策略上因为害怕嘲笑而选择退缩,这很明显是一种回避,是一种安全行为。咨询师也要注意来访者的其他社会功能以及身心健康状态。在DSM-V手册的鉴别诊断中，回避也是焦虑障碍症状的一部分。举个例子，如果来访者出现了退缩的情况，同时感觉一切都没有意义，在生活的其他方面也经常出现这样的退缩，甚至有自杀的行为的话，咨询师可以倾向于向抑郁障碍的方向评估。

以上这五个因素是互动的，咨询师做评估时要具体化地识别触发因素并评估情绪。

在评估过程中，咨询师可以在咨询开始时用一些固定的语言跟来访者介绍或者强调一下注意事项。来访者如果有在其他机构做过的评估甚至是到医院就诊的评估，咨询师可以查看相关记录。在评估阶段时，咨询师要注意评估的内容和所用的一些测量工具，比如测量工具是否合适，测量结果是否存在时效性。如果需要来访者提供更多详细的信息，咨询师可能需要追加一些问题，比如"还有什么向我补充的吗？"如果来访者是和家人一起来的，那么在需要的情况下，咨询师可以告诉其家人希望他们也参与到咨询中来。同时咨询师也要和来访者解释初步的评估结果、期待的咨询目标和计划。在咨询过程中，往往会有前台做初始访谈的评估，搜集一些人口学资料、具体表现、精神病史和成长史记录等。咨询师可以根据来访者所填表格的情况，有针对性地进行提问。让来访者自己主动叙述一些事情，可以增加来访者的自主权。

评估的方法

咨询中经常采用的评估方法包括调查法、访谈、问卷和观察法。量表评估通常使用贝克抑郁量表或者焦虑量表等。在汇报案例时要包括来访者的外在表现以及咨询师的主观感受，比如，当来访者穿着邋遢，头发凌乱时，咨询师可以对此大致判断来访者的精神和生活状态。如果来访者不断地抖腿，可以注意评估来访者是否有焦虑的症状。

评估方法常有：一、填表法。做咨询时经常会使用初诊评估，访谈的记录表是非常详细的。当前台工作人员在完成了基本评估，填好表后，这些记录会帮助咨询师判断来访者的整体严重程度。二、来访者的主诉清单。清单中的主诉需求和优先顺序可以让来访者根据自己的想法挑选排序。三、来访者的情况记录——家族史、主要的情绪状态、精神状况的评估、自杀自伤伤人风险评估、物质滥用的风险评估等。尤其注意来访者是否有自杀的想法、行为或者伤害他人的想法，这样的总体说明对咨询师的帮助很大。四、询问来访者过往是否有心理咨询的记录，精神卫生机构的就诊情况，住院的情况，以及是否服用精神类药物。如果来访者有过就诊的经历，那需要询问来访者是否有心理或者精神就诊室的说明。五、来访者目前的躯体状况和躯体疾病史。比如睡眠情况、生理感受等。例如，如果有一位来访者总是觉得自己身体不舒服，经常前往医院检查身体，那么咨询师可以把关注的重点放在以下这个方面：如果来访者在反复检查后发现身体并没有任何的问题，就应该考虑来访者是不是有焦虑方面的问题。对于这样的情况，处理意见则是希望将其转介，做一个更为专业的评估说明。

表3–1　临床访谈提纲示例

阶段	提问
开始阶段 （前10分钟）	您希望跟我讨论什么？ 您觉得我怎么可以帮到您，希望我在哪些方面能帮到您？
问题理清	问题出现的时间、经过和原因是什么？有什么样的影响？这一次咨询您想解决什么问题？ 如果有一个词能描述您的痛苦，您觉得那是什么？您的痛苦的分数是几分？您是如何对待痛苦的？延续多长时间呢？
尾声阶段 （最后5分钟）	可以总结一下我们今天讨论的内容吗？ 回去后可以做些什么来更好地帮助自己？

临床访谈提纲对咨询师评估有较大帮助（如表3–1）。通过与来访者的访谈，咨询师可以利用访谈提纲对其做一个全面调查。

在医院诊断时，医生的问诊称为"三定"——定位、定性（属于什么性质）、定量（有多严重）。三定也是咨询师在咨询中判断问题严重程度和性质的重要方式。在这个过程中需要咨询师使用共情式的语言，并且注意问话的时机和具体化，比如：您是怎么利用时间的，能告诉我最近这几天您是怎么过的吗？咨询师可以让来访者描述他典型的一天是怎样度过的，因为在来访者的描述过程中，您可以了解他的计划性、在生活中的兴趣和应对的方式。

了解来访者典型的一天的目的并不是单纯地"听故事"，而是通过三定、因素方法，发现来访者正处于什么样的情况。比如咨询师可以询问："周末都怎么过的？"借此可以了解来访者的生活兴趣爱好和平时的行为模式。目的主要是检验来访者的情绪、人际互动、社会功能性和计划性。

第二节　危机评估

无论何时何地，咨询师都需要做好危机评估。当来访者说出类似于"不想活了"的话时，很多咨询师都会感到害怕，所以咨询师在做自杀危机的评估和干预过程中，要先对自己进行评估。咨询师需要了解自己对自杀、对生命的看法、观点。跟来访者讨论自杀就容易引起来访者自杀，这是错误的想法。

咨询师需要学习一些相关的、专业的危机干预的理论与方法，否则这样的缺漏会给咨询师造成非常大的困扰。如果咨询师缺乏提前的评估，来访者真的采取自杀的行为会对咨询师本人造成非常大的影响。

自杀的危机评估是非常重要的，以下是自杀危机评估的评估工具。

评估个体自杀可能性的4P模式[①]:

1.痛苦（Pain）

来访者有多痛苦？痛苦程度到什么程度？咨询师可以在这个区域跟来访者详细地探讨。

2.计划（Plan）

询问来访者有没有自杀的具体日期、计划、具体计划的内容、实施这个计划的可能性。咨询师需要了解来访者的计划具体化的程度。

3.过往历史（Previous History）

比如来访者是否有自杀企图以及严重程度，这与来访者再次产生自杀行为有非常大的相关性。来访者有没有亲人死亡、患重大疾病、身体遭受到创伤等，这些都是容易引起来访者自杀危机的要素。如果看到来访者有强烈想死的愿望，自杀的风险性就非常大，这时应建议来访者立即就医。

4.其他的问题（Pluses）

询问来访者有没有使危险降低的资源。比如有没有社会支持、梦想、活下去的理由等这些都需要咨询师对来访者进行询问。这是评估中的重要内容，是不能省去的，而且在做评估时，如果发现来访者有自杀意愿、自杀计划、自杀想法以及自杀企图的，咨询师就需要对其进行额外评估，而且要先做危机干预，再做其他的工作。

表3-2　认知行为疗法评估访谈基本框架

1.日程设置：
2.个案基本信息
姓名：_____　性别：_____　年龄：_____　民族：_____
婚姻状况：_____　　　联系方式：_____

①P. Dube et al.,"The P4 Screener: Evaluation of a Brief Measure for Assessing Potential Suicide Risk in 2 Randomized Effectiveness Trials of Primary Care and Oncology Patients,"*The Primary Care Companion to The Journal of Clinical Psychiatry*. 2010,Vol. 12（6）.

紧急联系人及关系：_____ 紧急联系方式：_____

3.前来咨询主要问题和情绪评估：_____

4.来访者主要问题的相关背景和前因后果：_____

5.澄清来访者的治疗目的和具体目标：_____

6.既往史：包括成长经历、身体状况、治疗史等：_____

7.家族史：_____

8.精神状况及量表评估：包括意识状况、感知觉和思维、自杀自伤

与伤人行为等：_____

_____

9.反馈整体评估并讨论规划整个治疗：_____

10.家庭作业：讨论如何做让自己的情绪得到一些改善：_____

结果的应用：书写评估报告、制定初期治疗计划、形成个案概念化。

咨询师会对前来咨询的个体进行基础评估（如表3-2），包括早期经历、核心信念的形成和信念的根源，以及对问题的态度和采取的策略，这些要素都相互关联。在进行案例概念化时，咨询师需要在心中建立一个模型，以填补信息的空缺，从而能够清晰地形成案例的概念。案例概念化有助于了解咨询者在早期生活阶段的特点、核心信仰的形成以及如何塑造他们的规则和行为策略。同时，也有助于理解哪些事件会激发他们的认知，引发情绪反应，以及他们的身体和行为反应如何。所有这些都与早期经历形成的核心信念密切相关。因此，这是一种认知案例概念化，咨询师需要清楚地理解咨询者的问题，以便有计划、有目的、有针对性地采取干预措施。

评估的注意事项：评估不是在前一两次会谈中做完就结束了，它是一个不断动态调整的过程。因为在这个过程中，来访者和咨询师都会不断地发展，所以需要咨询师坚持长期的评估和长期的调整。比如在认知行为疗

法的治疗过程中，第二次咨询之后往往先要问："您能讲一讲最近一周情绪怎么样吗?"询问来访者情绪的过程其实就是在做评估，在咨询过程中，询问情绪的评分有利于判断来访者症状改善程度。

持续评估。咨询师需要不断地询问来访者，不断地做中期总结，包括结束时的总结，这些都相当于是评估。评估一定要围绕咨询目标进行。咨询师要通过多渠道收集更多的信息，例如通过不同的人来了解来访者，对来访者做出新的评估，也能更好地理解来访者的行为。在评估过程中要综合评估，大胆假设，小心地求证，慎用标签。比如抑郁症的标签和悲观的认知方式会使来访者深深陷入其负面情绪中无法自拔。贴标签时一定要慎重，尤其作为咨询师，本身伦理准则就要求是咨询师不能就直接做精神疾病诊断，这是《精神卫生法》第二十三条规定的。

在认知行为治疗中，评估最后是要为治疗，咨询，还有后期的个案概念化做好事先准备的。

第三节　临床访谈评估案例演示

因为伦理原因，以下案例由咨询师改编和扮演。

案例分享
咨询师同角色扮演的来访者进行访谈（Z：咨询师　L：来访者）

Z：怎么称呼您呢?
L：就叫阿勇（化名）。
Z：好的。今年多大?
L：我上初二。
Z：初二年龄是多少岁了?

L：13岁了。

Z：好。所以您现在来咨询，主要是希望告诉我什么？

L：是我班主任让我过来的。我不想活了。对，觉得活着没什么意思。

Z：谢谢您告诉我这么重要的信息，这个念头是从什么时候开始有的？

L：反正好几年了

Z：好几年，是大概几年？

L：这几年特别地强烈，然后反正觉得越来越没有意思。找不到活下去的意义，基本上就想不如死了算了。

Z：所以实际上您心里是有一些绝望。

L：对。

Z：尽管您心里有绝望，但是您看您还是愿意跟我来讨论。

L：我也不想来的，班主任让我来的。

Z：有一些无奈是吧？但既然来了，我想我们也可以试试看，好吗？我们看一看您的背后到底有什么样的原因？

L：无所谓。

Z：您刚才说您说有几年，这两年是特别厉害的，大概具体是几年？还记得吗？是从什么时候开始的？

L：可能从上初中开始，上了初中以后，我妈妈对我的控制越来越严了。

Z：您刚才说的是初中一年级。

L：对。

Z：那意思就是这一年。

L：对。

Z：您有这样的想法。

L：之前有这样的想法，但是现在无比地强烈。

Z：好。您所说的无比地强烈是跟妈妈的控制有关系是吗？

L：很多原因。

Z：可以多讲一点吗？

L：我妈就是平时也不怎么关心我，因为她特别地忙。然后反正天天吃饭也是在外面吃，她都很晚才回来。她基本上管我学习，然后包括每天要穿什么衣服，她也要管，我感觉我就是活着没有什么意思，我只要听她的就行了。

Z：您这样讲感觉您像是一个机器人一样听她的摆布，没有您自己的自由和空间，是这个意思吗？所以您是想通过死亡的方式来找到属于自己的那份自由和掌控吗？

L：不知道。不清楚。

Z：好，除了妈妈的控制，您说还有很多的因素，还有哪些方面的因素呢？

L：我现在是完全学不进去了，学习也是一个因素，然后因为我成绩下降了，然后我妈对我的控制就更强了。

Z：怎么了？说说看。

L：另外一个就是我父母离婚了。

Z：这是什么时候的事情？

L：三四岁的时候。

Z：八年前？

L：对，我现在跟我父亲是完全没有联系了。以前还有现在是完全没有了。他跟我不生活在同一个城市，然后我听说了他又组建了家庭，生了小孩，我恨他们。

Z：恨他们，是什么原因呢？

L：为什么？为什么要结婚？为什么要离婚？

Z：所以您现在这样的情绪和自杀意念跟父母的离婚是有关系的，是吗？

L：应该有。

Z：所以也是感觉到您是被爸爸给抛弃了，您感觉他也很不负责任。除了您刚才讲到的这三个方面，妈妈控制您学习的这种压力以及父母的离婚，还有其他什么因素吗？

L：其实我成绩本来还挺好的，学习我也不吃力，但是我现在就是不想学，尤其是疫情以后，疫情期间我就是完全没有学习，包括一些感兴趣的内容。我越学不进去，我妈就对我越烦。

Z：所以就形成了一个负性的循环。

L：算是吧。

Z：您第一次出现这样的不想活的念头是什么时候？

L：不记得了，反正好像很久以前

Z：就这方面不是很清晰是吧？

L：是的。

Z：好，您看您多次讲过了自己不想活，觉得没有意思，您采取过这种伤害自己的计划或行为吗？

L：有过这样的计划。

Z：可以具体地讲一讲吗？

L：我现在基本上睡不着觉，经常会想我要怎么死，我会趴在阳台上，想象我从楼上掉下去的画面。

Z：就经常会有这样的意象冒出来。

L：对，我也想我怎么去死，然后我也尝试过吃药。

Z：是吃什么药？

L：安眠药。

Z：这是什么时候的事情？

L：星期三。

Z：您可以讲述一下吗？具体的经过是什么样子的？

L：特别地难过，特别地迷茫，心情特别地差。因为我之前因为睡不着，我妈带我去医院开了一点药，我就放在我这里，然后即刻就全部吃下去了，七颗安眠药。

Z：您的目的是什么呢？

L：我想死了算了，我妈不可能改变。

Z：所以其实您还是觉得改变妈妈是很让您绝望和无力的事情。

L：她不可能改变的，她现在对我的控制越来越严格了。

Z：所以看来现在最让您情绪糟糕的其实是您跟您妈妈的关系，尤其是您讲到了妈妈对您的控制。

L：也不是，他们离婚这件事情我完全接受不了。

Z：可以多讲一点吗？是怎么接受不了？您是怎么考虑的？

L：他们为什么要结婚？为什么要离婚？

Z：所以您心里真正的期待是他们能够在一起。

L：他们在一起也是吵架。

Z：所以其实您渴望的是一个温暖的和谐的完整的家，但是爸爸妈妈离婚，妈妈的控制，妈妈的这种情绪，让您期待的温暖的家是不可能的了。

L：可是我在妈妈的掌控当中……为什么别的同学爸爸妈妈都很好，为什么别的同学就都有一个完整的幸福的家庭？为什么我没有，我真的很想不通。

Z：听起来您经历了很多，您讲到别的同学也让您心里面不平衡。

L：对，为什么别人的爸爸妈妈都还是在一起，而且都还挺好的。

Z：好，所以您吃了几颗安眠药以后，发生了什么？

L：昏昏沉沉地睡了很久很久，然后现在就感觉脑子有点坏掉了，更加学不进去。

Z：妈妈知道您这个事情吗？

L：不知道。就到现在为止还没有人知道这个事情。对，我凭什么要说？她平时都很忙，一到周末，就只会管我这管我那，然后我们就会吵架，我就会离家出走。

Z：所以您看，您刚才又讲到了睡眠的困扰，去过医院以及离家出走。

L：基本上我现在根本睡不着，中午睡不着，晚上睡不着。最好的能睡个四五个小时，一般晚上都是要睡不着，要么只能睡两三个小时。

    Z：您睡不着，主要表现是什么样子的？入睡的困难还是早醒，还是睡眠的质量？

    L：翻来覆去的，然后脑子里就有很多的念头。第二天都昏昏沉沉的。

    Z：入睡方面很困难。

    L：对，没有办法。

    Z：这样持续有多久了呢？

    L：两三年了。

    Z：两到三年的睡眠方面的困难，您能坚持到今天是很不容易的。

    L：反正我都要去死。

    Z：看来您的这种愿望很强烈。

    L：对，天天几乎都在想。

    Z：包括睡眠的这部分困难，也给您带来了很大的一部分压力，是吧？

    L：是的。

    Z：关于安眠药的这一部分，您说您去过医院，是去什么样的医院？

    L：我妈带我去了一个什么医院，反正是她带我去的。

    Z：是您当地的医院吗？

    L：对。

    Z：医生给您诊断的是什么呢？

    L：诊断的是什么？他跟我说了一下，后来医生叫我出来，又跟我妈说了一下……后来回去路上我妈就把我骂了一顿。

    Z：妈妈是怎么说的？

    L：怎么说的？忘记了。

    Z：所以其实您也不知道医生到底给您做的是什么诊断。

    L：对。

    Z：但医生跟妈妈的交流，反过来又会给您带来压力。

    L：反正她天天都说。

Z：所以对您来讲也是个无奈的事情。您刚才讲到了离家出走，这方面您可以多讲一点吗？

L：可能就我感觉自己没有办法在家里面待了，我没有办法跟她待在一起，我必须要离开，然后我就冲出门了。但是我不知道去哪里，我可能就会在街上待一个晚上。

Z：这是什么时候的事情？

L：几乎每个礼拜都会发生。

Z：每个礼拜都可以吵起来。所以对您来讲，待在家里就像是一场灾难一样，妈妈的那种情绪，那种控制。除了睡眠上困扰外，饮食怎么样呢？

L：我妈给我在一个餐厅交了钱，我每天放了学就去。还行。

Z：现在饮食方面还可以是吧？好的。有关不想活的这一部分，您现在除了上次吃安眠药的事情之外，还有具体的关于自杀方面的计划吗？

L：反正我肯定会去死的。

Z：肯定会去死。有具体的计划吗？

L：暂时还没有。

Z：暂时还没有，那么您自杀的目的是什么？

L：我不知道，反正我不想活了。我不知道我有什么理由活着。

Z：我想当您这样说的时候，我听到的是您现在觉得自己活得太痛苦了，太累了。所以您是希望以死亡的方式去解决自己的这份痛苦，是这个意思吗？

L：不知道。

Z：好。所以这一部分也许以后我们还可以更多地讨论，看看除了死之外，我们还有什么方式可以去减少您的痛苦，怎么样改善跟妈妈的关系，提高自己的学习成绩，怎么去改善睡眠。

L：反正我觉得无所谓了，还不如死了算了。

Z：对。听您现在这样讲的时候，其实您心里是很绝望的，但您的绝望，您是想通过死亡的方式去解决您的绝望，也许我们还可以除了死亡这种方式之外，我们还可以通过其他的更有建设性的方式。

L：我不知道有什么方式。

Z：所以这就是我们未来要做咨询的目标，我们一起试试看可以吗？刚才了解到了您的情况，我还想了解一下您自己的兴趣的这一部分，最近有什么变化？

L：什么都没有兴趣。

Z：这是从什么时候开始的？

L：上学期还觉得对学机器人感兴趣，但是因为成绩下降了，我妈就把课停掉了。

Z：所以这也是您感觉到绝望或者没有意思的一个原因吗？

L：觉得也没有什么意思。

Z：好，我们前面了解到了您的经历，您的困扰，还想了解一下您刚才讲到父母的离婚的情况。除了吵架之外，我想了解一下您妈妈和您爸爸这边的亲戚当中，有精神疾病史吗？

L：爸爸那边完全不清楚，没有什么联系了。然后妈妈这边，我也不太清楚。

Z：好，除了这一部分之外，我还需要问您几个问题，当然您不一定有，甚至有可能您会觉得这个问题有些不可思议，但其实我主要是想了解一下，您以前这几年除了您觉得自己没有兴趣，情绪低落，很绝望，跟妈妈的矛盾之外，有没有什么时候是特别高兴开心的，甚至那种特别兴奋的时间。

L：没有过。

Z：好，您自己一个人的时候，有没有听到有人跟您讲话？或者是告诉您一些其他信息，但是您又看不到人的这样一些情况？（评估幻觉）

L：没有。

Z：有没有觉得有人在监控您？在做一些伤害您的行为？（评估妄想）

L：都没有。

Z：所以您看，现在您在念头上可能不断地涌现出的一些像自杀，觉得没有意思，不想活等的想法。当然您也采取过一些行动，从整个情况来看，您现在既有外在应激的因素，同时也有内在的抑郁情绪，以及现在有一些高度的危险、伤害自己的情况。所以我们很担心，但是也希望能够去更好地帮助您。这一部分可能我们还需要跟妈妈做一些沟通和交流，您看可以吗？

L：我觉得没有用的。

Z：所以您觉得和妈妈交流也会帮不了您是吧？

L：没有用的。我之前去医院结果还被她骂了一顿。然后老师和其他人也都给她说过这个问题，但是并没有任何改变，反而她对我的控制越来越厉害，管得越来越严了。

Z：对。所以其实您看"没有用"这个念头对您来讲也是很强的。当然可能妈妈的管理的方式对您来讲是很大的一个影响，但是实际上也许妈妈并不知道您现在的情绪和心理的状态。

L：她也不想知道。

Z：看来您跟妈妈之间的信任和关系这一部分给您带来了非常非常大的影响。我们可能对妈妈也需要做一些了解，然后同时，我们来看一看怎么样能够更好地去帮助到您，您看可以吗？

L：最好不要的，不要跟我妈联系。

Z：也许您是有这个愿望，因为您觉得讲了没什么用。也许这的确可能对您没什么用，因为您前面在医院已经有过类似的经历，但是实际上因为您现在这样一个情况是属于保密原则中的特殊情况，突破了我们保密的限制，现在您有这么强烈的想自杀、想伤害自己的这种行为或者意念，如果我们为您保密的话，这本身对您就是一种伤害。所以我们现在想的是尽可能地帮助您走出心里的这种抑郁状态，您看可以吗？

L：（点头）

Z：所以您看当您点头的时候，我们能看到的是，其实您还是抱了那一丝丝希望，尽管也许这次希望是很弱的。

L：并没有，只是反正您说要这么做，我觉得她肯定不会改变的，只不过如果您非要这么做，我也拦不住。

Z：所以我们一起试试看，好不好？

L：好。

来访扮演者分享感受

咨询师有两个方面共情得很到位，第一是当咨询师用语言说出我内心的那种绝望的感受，或者是当说中我自己内心感受的时候，我就会有特别想流泪的感觉。被理解的那种感觉是很好的，就是真的有被感动到有被打动。在整个评估的过程，提问得很全面，包括评估有没有精神障碍，有没有幻听、幻觉、被害妄想之类的。然后也有做到评估自杀的严重程度和自杀倾向的严重程度，这一方面我感觉比较自然和流畅，我也会比较愿意去配合您回答这样的一些问题。当比如说提到对精神病的评估的时候，会事先说可能这些问题会有点奇怪，我觉得这样一个铺垫的话会让我比较愿意回答，因为感觉有了铺垫就不会对这些问题感到很突兀。

评估过程中有几点我也特别地有感触。第一是要给妈妈支持，这一点有特别感动到我。也许我再年轻10岁，作为刚入职的一个心理咨询师时，我可能会指责家长。但是现在，随着年龄和阅历的增长，我发现给单亲家庭的妈妈支持特别的重要，这个支持不是支持她的行为，而是去支持她养育孩子，离婚以后一个人的艰辛和不容易会特别需要支持和共情理解。

咨询师分享感受

从咨询师的角度来评估的话，在后续和妈妈进行的谈话中有很重要的几点需要大家注意。第一，是要给妈妈支持。不要指责妈妈，如果设身处地地去思考妈妈的处境，能共情到其实这位妈妈很艰难，一个人又要工作，又要面对孩子现在的状态，妈妈完全已经到了身心俱疲的阶段。虽然孩子的情况的确是妈妈导致的，但如果只是指责妈妈，不但无益于解决问题，反而会让问题变得更糟糕。认知行为疗法中特别强调未成年来访者，一定要让监护人成为治疗的同盟者和问题的解决者。这种情况下，首先要告诉妈妈这个孩子现在处于非常大的危险中，需要非常专业、系统的治疗，甚至可能需要住院治疗来保障其安全。

第二，和妈妈讨论她的沟通方式。也许她的出发点是为孩子好，但是她的方式给孩子带来了负面影响，教妈妈怎么样去跟孩子沟通。这部分是比较困难的，要做到既不指责又要传达信息。妈妈是一个个性特别要强的人，怎样能让她感受到不被指责，愿意去接受，愿意去转变是最难的。关键就在支持和共情理解中。

第三，和妈妈说话时，语言里不要带有指责。当我们很认真地去讨论这个事情而不是从个人层面上去看待妈妈的问题时会发现，也许这个事情有转机了。孩子也是可以改变的，认为自己不可改变只是孩子个人的观点，这和孩子认为妈妈不可改变一样，那只是他的观点和一个自动思维而已。不要去过度认同他的观点。既然妈妈都有那么强烈的意愿去控制他，就证明妈妈还是很努力地在尝试，但是需要跟她讨论她用力的方式是不是有效的。比如我们可以跟她指出："您看您为孩子付出这么多，您得到了您想要得到的吗？"事实是没有的，孩子在她的压力下，学习成绩下降了，情况变得更糟糕了。我们的目的是更好地帮助孩子而不是盲目用力。此时我们需要让这个妈妈看到希望。我们要帮助孩子，首先是防止他陷入危险，干预自杀。严重的抑郁症必须得住院，而且住院治疗一刻都不能舒缓。但是要注意，这个孩子可能是因为前期积淀的压力和情绪太多了，所以可能在这个过程中有不愿意的想法。这时使用策略和方式方法也要小心，要注意共情和尊重，否则可能会成为一个很大的挑战。

跟妈妈沟通时，要让孩子和妈妈陪伴在一起，在这个基础上去给孩子更多的支持。同时也要告诉孩子，现在他这种情况是需要专业的帮助。在这一部分的干预里，如果孩子同意住院，咨询师就不要去否定他的进步，但是这时也不要去尝试转变他的认知，因为此时孩子的情绪还比较激烈，不适合进入到认知行为干预中。当他入院后，药物可以改善他的睡眠，减轻他的抑郁情绪，在这基础上我们可以开始加强心理治疗。但是，彻底疗愈重度抑郁，完全成为正常状态是很难的，咨询师只能做好力所能及的。

咨询师可能无法完全疗愈自杀、自伤的来访者，但是危机干预通常是有效且必要的。根据临床经验和研究，大概40%~60%是可以危机干预成功的[①]。

在这个案例中，如果妈妈特别配合的话，20~30次咨询是可以做到干预和治疗的。来访者年纪小，认知没有僵化，通过案例演示中的表现来说，来访者是愿意尝试改变的。虽然如此，研究表明，即使使用干预，仍然会有5%~10%的人最终死于自杀[②]。

为了更好地干预危机，咨询师还需要去评估来访者的优势和资源，这也是危机干预的一部分。比如来访者现有的优势和资源中，可能包括了妈妈的关心，朋友或者家人的支持，和来访者自己愿意尝试的心态。危机干预虽然有失败的可能性，但是它的帮助对于绝望的来访者说是有力且必要的。

危机干预也有一个常用的系统，那便是自杀干预常见的六步法[③]。

第一步是定义问题。考虑来访者到底有什么问题。这个案例中的来访者有外在和内在的因素和问题，这些都需要咨询师罗列出来再去定位其具体问题。

第二步是保证生命安全。案例中的来访者目前的生命已经因为自杀的

① K. Hawton et al., "Psychosocial Interventions Following Self-harm in Adults: a Systematic Review and Meta-analysis," *The Lancet Psychiatry*, 2016, Vol. 3（8）: pp. 740–750.

② B. Stanley & G. K. Brown, "Safety Planning Intervention: a Brief Intervention to Mitigate Suicide Risk," *Cognitive and Behavioral Practice*, 2012, Vol. 19（2）: pp. 256–264.

③ ［美］理查德·K.詹姆斯、［美］伯尔·E.吉利兰：《危机干预策略（第七版）》，肖水源等译，北京：中国轻工业出版社，2017年。

计划而不安全了，所以要尽量地保证安全。在来访者独处时，要确保其不能接触到伤害到自己的危险工具，包括上厕所的时间也需要有守候的人来确保来访者不会尝试自杀、自伤，不能给来访者伤害自己的机会，尤其是在学校里。

第三步是给予支持并找回控制感。咨询师要支持来访者希望摆脱痛苦的信念。来访者也许都会表达自己希望死去的信念，但背后原因是他们太痛苦了，找不到解决的方法，所以想通过自杀来中断意识。

第四步是寻找替代方案。比如除了用伤害自己的方式外，有没有其他可行的措施去减少受到的痛苦。

第五步是给予寻找出的方案来制订具体的计划。如怎么样去替代来访者的痛苦。

第六步给予希望和承诺。像案例中的来访者，目前咨询师可以找到的几个转机点，比如睡眠障碍方面如果得到解决，那么来访者的情绪就会好转很多。

第四章　引出自动思维

开展专业的认知行为疗法，需要找到来访者背后的认知，包括如何引出自动思维、中间信念以及核心信念。在这个过程中，咨询师还需要注意和考虑一些容易出现的问题，以及学习如何通过实例来运用认知行为疗法的理论。

自动思维是非常快速的，是处于表层的一系列意识流里面的思维，引出自动思维主要有四个非常结构化的技术，其中较为常用的就是提问技术，第二是聚焦情绪和身体感觉，第三是角色扮演技术，第四是意象技术。

第一节　提问技术

提问技术的重点在于如何提问。

在这里会有一些标准化的提问方式和常用的问题。举例说明，来访者讲到家长把其头发剪短了，想要知道此刻来访者心里的想法，或者是来访者脑海里出现的念头，咨询师可以问："您头发被剪短的时候，您想到了什么？"这时他可能会想到："我怕家长以后就会经常地来剪我的头发。"这个回答说明来访者害怕把自己的主动权交出去，咨询师可以继续深入这个部分。除此之外，咨询师还可以问："在您脑海里想象的是什么？""预测会有什么情况发生？""您回忆到什么？"……

下面是一个案例的一些记录：

咨询师：为什么妈妈要回老家去，您也一定要跟着去呢？

来访者：我一刻也不能离开妈妈。

咨询师：离开妈妈对您来说意味着什么？

来访者：意味着我没有办法和妈妈分开。

咨询师：如果真的和妈妈分开，您预测会有什么事情发生？

来访者：我觉得我呼吸困难，我会想死。

咨询师：那么这个情景对您来说意味着什么？

来访者：我特别地想使劲攥住某些东西，想揉碎。

咨询师：当您想到您要揉碎某些东西的时候，这个部分对您来说意味着什么？

来访者：我想摧毁，我想破坏。

这里来访者表现出了很强的攻击性，咨询师把这个问题带出来的同时，还可以提问："在这个情况下最糟糕的部分会是什么？对您来说那意味着最坏的可能发生的情况会是什么？"对于这样的常规问题，咨询师可以通过变化的方式对来访者进行提问。同时，咨询师也可以让来访者聚焦身体感受、情绪，然后再检查来访者的想法，这样咨询师就能帮助来访者更好更清晰地聚焦在其自身的想法上。

比如，关于情绪咨询师经常会问的有："您情绪上的感觉怎么样？"或者"您是一种什么样的情绪？" 例如下面这个案例的记录：

咨询师：您头发被剪掉时是什么感觉？

来访者：蛮慌的。

咨询师：您所说的"慌"里边有什么样的一个情绪？

来访者：我觉得委屈。

咨询师：当您有委屈的时候，您想到了什么？您身体的部分感觉到了什么？

来访者：我觉得特别的冷，这个冷不像冬天里的冷，觉得是那种浸入骨髓的那种冷，手脚都冰凉，感觉在发抖。

咨询师：手抖让您感觉到什么？

来访者：我把我最真实的想法说出来，我以前从来没说过，我觉得挺可怕的。

这些提问技术可以帮助咨询师慢慢地和来访者有更多的沟通，从而引出其自动化思维和认知。

封闭式问题在一定程度上能帮助来访者了解自己的想法。基于对来访者的概念化，咨询师可以提供一个多项选择题供来访者进行选择。当来访者不知道自己的自动化思维是什么时，咨询师可以抛出一个封闭式问题便于来访者进行选择。封闭式问题，相比于开放式问题，更注重于让来访者从咨询师给出的问题中回答"是"或"不是"。

比如一名经常逃避或者有社交焦虑的来访者担心自己会被比较，咨询师可以问："您觉得自己是在想，您可能不如别人，还是害怕其他人对您有伤害？"来访者回答后，咨询师就能了解来访者的想法。

咨询师也可以从来访者对情绪的解释中寻找突破口。比如提供"填空题"给来访者："您感到伤心，是因为您在想的是？"同时，咨询师还可以和来访者确认情绪，如问："这让您感觉到不适应，是这样吗？"

咨询师可以提供一个与来访者实际想法相反的内容，帮助来访者引出认知。当咨询师和来访者之间的关系或者是咨询联盟建立得足够稳定的时候，咨询师可以大胆地去猜测来访者的思维或者情绪。比如问："您确定不是在想这个事情吗？您想的是这样吗？"如果来访者回答"不是"，咨询师可以问："那么您在想什么？"来访者可能就会回答出其想法，咨询师也就引出了来访者的真实想法。

咨询师还可以用自己可能会有的想法，给来访者提供各种可能性。咨询师可以自己设身处地思考：如果我是来访者，我可能会考虑什么？我想到的可能是什么？例如，家长说独自抚养长大的孩子参加完高考后，对自己产生了攻击性。来访者补充提到自己想让孩子在路上少使用手机，小心摔倒，而孩子却回答说："那是你眼瞎。"在这种情况下，咨询师可以问："在这个时刻，您内心的情绪是什么？"如果来访者表达了生气，可以进一步追问："您当时想到了什么？"当来访者回答"我没有具体想法"时，咨询师可以引导进一步思考："如果我的孩子对我这么说话，我可能会觉得孩子不尊重我，您是否有类似的感受？"这样的问题可以帮助来访者更深入地探讨自己的思维和情感。后续来访者说："我担心以后是不是没法对孩子进行管教了。"这里可以判断出来访者对未来还产生了焦虑。咨询师也可以提供其他人可能会有的想法，如："我知道在类似情况下，其他人可能会产生怎样的想法，您觉得您会有类似的想法吗？"这种方法有助于激发来访者对自己潜在的自动思维方式的认识，帮助他们更有效地处理问题。

这些都是提问技巧，它可以帮助来访者把自己的情感和想法更具体地表达出来，同时也有助于咨询师进行概念化工作，以便提供更有针对性的干预方法。

通过提问引出来访者的自动思维有以下几个关键点需要咨询师注意：

第一，掌握提问技术是关键。找出来访者背后的思维、意象。意象也是认知的一部分，意象和思维的区别是意象是一种形象化的模式，而思维是一种语言，两者不完全相同，但都是认知方面的功能。

第二，关键点在情绪。咨询师要把来访者的意识提炼出来。咨询师需要共情、倾听，再去理解来访者情绪背后的情绪。这种思维关键在于情绪，当来访者有情绪、有焦虑、有恐惧时，可以问这几个常见的基本问题："当您焦虑的时候，您心里面在想什么？或者是您想到了什么会让您自己焦虑？"咨询师可使用更具体温和的方式，例如询问感觉的具体描述、情境触发和身体感觉的变化。通过引导来访者描述情感的具体化，关注情感变化，以及身体感觉，促进来访者真正地探寻自己内心的世界，找出自己的想法和情绪。

第三，在咨询过程中，很多来访者其实自己已经讲出了咨询师想要引出的思维，但是咨询师没有意识到，于是经常在原地绕圈圈。咨询师除了要找到情绪之外，还要提高自己的觉察力。下面对朱迪斯·贝克（2013）提问技巧进行了整理[①]：

---

① ［美］朱迪斯·贝克：《认知行为疗法基础与应用（第2版）》，王建平等译，北京：中国轻工业出版社，2013年。

1.常用的问题：

刚才您的心里出现了什么想法？您在想什么？

2.还可以这样问：

您想象/预测/回忆了什么？这个情景对您意味着什么？

在这个情况下，最糟糕的是哪部分？

3.可以首先通过让他们识别并聚焦身体上的情绪反应，然后检查他们的想法，帮助来访者更清晰地聚焦于想法：

情绪上您觉得怎么样？

您身体的哪部分感觉到了（这种情绪）？

4.咨询师可以基于对来访者的概念化，提供一个多项选择题：

您觉得您可能是在想……或者……吗？

5.咨询师也可以从来访者报告的对情绪的解释中寻找突破口：

您感到伤心，是因为您在想……？

6.咨询师也可以提供一个与来访者实际的想法相反的内容。

7.咨询师还可以用自己可能会有的想法，给来访者提供各种可能性。

8.咨询师还可以提供其他人可能会有的想法。

第二节　聚焦情绪和身体感觉

当咨询师不知道如何提问时，可以询问来访者和情绪相关的感觉，加强他们对感觉的认识。聚焦可以用来强化来访者的情绪，比如，咨询师可以说："您一定非常地难过，这让您很伤心"，在咨询师点明"难过"这个情绪词后，如果这就是来访者的热点情绪，其负性思维就会跟随着自动出现了。

比如咨询师问来访者："这件事情对您来说意味什么"，这名来访者答："我觉得糟透了，生活一塌糊涂，感觉我就浸在冰冷的水里，我孤立无援，没人能帮助我"，通过理解这种隐喻的方式，咨询师能更好地认识来访者的心理状态。在这个例子里，来访者觉得自己像是浸泡在冰冷的水中，咨询师便可以与来访者进行共情，来访者的孤独感就如同冰冷的体验一般。这样的隐喻不仅能够帮助来访者更好地表达自己的心境，也能让咨询师通过意象和隐喻去看到来访者内心的情绪和感受。

有时咨询师需要在会谈当中去注意到来访者情绪转变时的问题，当然这个情绪转变不一定完全是负面的转变，它也可能代表着包括了正面的转变。咨询师还可以通过让来访者描述问题情境，更加详细、深入地了解来访者的情绪。

第三节　角色扮演

在来访者遇到人际交往中比较困扰的场景时，角色扮演能帮助来访者更好地了解自己的想法，这个是非常有帮助的方法。

角色扮演可以使情境和自动思维之间产生关联，识别自动思维就是在具体的情境中进行的，这种情境里边不光是一件事情，还包括一系列事情。情境里还包括思想流，有时，自动化思维是一个接一个的，一些想法无法引起来访者足够的情绪，这样的想法很难被认识到。这时咨询师可以继续问来访者一系列与这个想法相关的问题，自动化思维就会不断地去展示更深层次的中间信念和核心信念。

第四节　意　象

除了自动思维以外，咨询师还可以把目光放在意象上，比如询问来访者的梦。有些来访者会主动讲自己做过的梦。即使没有学过释梦，咨询师也可以让来访者根据自己的梦去领悟背后的想法。

咨询师可以去注意一些意象记忆，或者闪回的意象。举个例子：一名来访者坐在屋子里突然打了个冷战，咨询师问："您刚刚这个部分是想到了什么吗？"来访者说："我想到了一个事情，那事情太可怕了。"这时，咨询师就可以继续问："是什么会让您觉得可怕？"这样就可以引出来访者的意象。

咨询师还可以通过情绪和行为引出意象。举个例子，来访者生气地举着拳头时，咨询师可以问："这个部分您在想什么"，包括来访者生理或者心理的体验，看到其脑海中的意象。

想象也是咨询师可以使用的技术，比如让来访者想象，"如果回到了那个时候，您现在能想象到是什么样的一个场面？"

如果这些方法都没有起到很好的效果，那么咨询师可以尝试使用下面的几个小技巧：比如用来访者能够明白的语言让来访者猜测一下："您觉得您在想什么？"如果来访者实在想不出来，就可以举出两个可能性，或者咨询师问来访者："您是不是想到了可能会发生什么？这一情景对您来说意味着什么？"当然还有一种方式，例如故意反其道而行之，给来访者一个反面的例子，让来访者对其进行反驳。

中间信念技术中经常用到引出假设，很多时候也可能会以自动思维的方式表现出来。当然咨询师也可以提供具体的主干，比如说使用这种应对的策略，会发生什么好事，或者这个好事对来访者来说意味着什么？引出核心信念最常见的是垂直下降技术，也就是直接询问来访者这样意味着什么？如果是这样会怎么样？即询问来访者想法的意义。假如是这样，意味着什么？这个情境当中可能出现的最坏的是哪里？是什么会让您的语气那么糟糕？然后咨询师再对这一部分进行检验，识别表达为自动思维之后，看来访者表达下的核心信念是什么并找出背后根深蒂固的、高度概括的，给来访者带来很大影响的信念。

第五节　问题应对

引出自动思维中可能会遇到一些问题，咨询师可以参考表4-1。

表4-1　引出自动思维常见问题应对

问题	应对措施
来访者的回答过于理智	咨询师一定要有鉴别力，也就是询问细节："关于这一部分您可以多讲一点吗？""那么您说到这一部分，这个事情是什么时候发生的？" 如果来访者问："您能告诉我生命的意义是什么吗？"咨询师可以问："是什么时候想到了这个问题？发生了什么事情会让您想到这个问题？"之后，咨询师就可以进一步具体化了。
来访者的回答过于完美主义	咨询师需要对来访者进行心理教育、告知或者是讨论。
来访者只报告表面的自动思维	咨询师可以问来访者应对想法之前的自动思维。
来访者表现出认知（或情绪）回避	可以考虑是不是关系不到位，来访者是不是自愿来做咨询的。咨询师需要对来访者做进一步的评估，如有没有精神方面或其他方面的问题。当这些都没有问题的时候，就可以采取暴露的方式。
来访者赋予想法特殊意义	咨询师可以问来访者："这样对您来说会意味着什么？"关键是咨询师能觉察出来，但是一定要注意伦理。
来访者害怕咨询师反应	咨询师可以去共情理解，在共情理解的基础上直接去问来访者："您是在担心什么吗？"
假如自动思维是真的	从问题解决策略角度，咨询师还能做什么，再去确定、识别核心信念的问题。 有的来访者害怕体验负面的情绪，所以会聚焦在表面的思维上回避进一步的讨论，这时咨询师一定要小心地处理，使用渐进的、温和的方式进行探索，咨询师需要有这种敏感度。

第五章　苏格拉底式提问

第一节　苏格拉底式提问概述

咨询师将来访者的自动思维引导出来后，如果来访者觉得自己很失败，那接下来咨询师应该如何去引导呢？该怎么矫正来访者的自动思维呢？这时就需要咨询师学习使用苏格拉底式提问，它是认知行为疗法最重要的技术之一。

苏格拉底式提问既可以用来评估、检验想法，又可以作为认知调整的技术用以调整负性认知。在咨询过程中，咨询师需要去"问，而不是告知"，这说明咨询师应尽可能地多提问，而不是直接去告知。咨询师在做咨询时可能会发现，当来访者存在一些非理性的负性认知时，咨询师会特别想直接告诉来访者不合理的地方，特别希望能直接帮来访者解决问题。但是，直接告知后，来访者下次也有可能在同样的问题上为难。通过提问来让来访者自己探索，就是不断启发的过程。

苏格拉底式提问是认知行为疗法的基石，在咨询和日常跟人交流的过程中，苏格拉底式提问都会对咨询师的工作和生活有很大的帮助。

苏格拉底（Socrates）是古希腊思想家、哲学家、教育家，与柏拉图（Plato）、亚里士多德（Aristotle）并称为古希腊三贤，是西方哲学的奠基者。

柏拉图的《理想国》是一本以对话的方式记录苏格拉底言行的书，和《论语》相似。书中写到，苏格拉底非常博学，他每次提问总是十分在理，并且每一次都能把人说服。除此之外，苏格拉底对人也十分谦虚，他常说："我知道我什么都不知道。"（这也是苏格拉底的一句名言）苏格拉底不仅拥有这些高贵品质，还有一身傲骨。被判死刑时，他其实有逃跑的机会，但他拒绝了这个机会。苏格拉底坚持不断地对人们进行启发，其目的是扩大其知识疆界，哲学的终极命题就是回答人生的意义到底是什么。[①]

知识像一个圆圈，它的外周越长，面积就越大，知识就会无限延展，也有人认为知识正在呈螺旋式不断上升。从这个角度来说，哲学家们确实伟大。后现代的咨询思想关于合作对话这一部分提到，知识是我们不断创造的。

苏格拉底的妈妈是一名助产士，苏格拉底从小便跟随妈妈做一些简单的工作。苏格拉底曾说："我要追随母亲的脚步，母亲是一个生理上的助产士，我是一个精神上的助产士。"

生理上的助产士是帮助妈妈们接生，精神上的助产士是帮助别人产生自己的思想。由此可见，苏格拉底助产士的核心思想是用剥茧抽丝的方法，让对方逐渐了解自己的未知、发现自己的错误、建立自己的观念，通过自己发现真理。

苏格拉底曾经向众人提问"到底什么是正义？"他把正义分为两个部分：正义的与非正义的。苏格拉底问："偷盗是正义还是非正义？当然是非正义的。撒谎是不是非正义的呢？当然是非正义的。但是如果长官为了鼓励士兵的士气，撒谎说我们马上就要把敌人给消灭光了，那么这是正义的还是非正义的？"苏格拉底让人们明白，正义要分不同的情景、时间以及对象。加入空间和时间的概念后，人们原有的认知便会得到一些调整。

[①] ［古希腊］柏拉图：《理想国》，郭斌和等译，北京：商务印书馆，1986年。

第二节　苏格拉底式提问步骤及内容

四大步骤

苏格拉底式提问有四大步骤（如图5-1）。

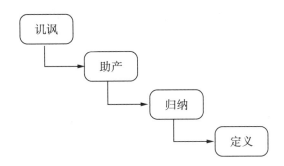

图5-1　苏格拉底式提问四大步骤

　　第一个步骤，讥讽。通过不断地怀疑和提问使对方陷入自相矛盾中，承认自己对这个问题一无所知。苏格拉底曾经在辩论中让《理想国》中的国王在最后承认苏格拉底说得是对的，苏格拉底让对方失去了对于知识的掌控感，有时人的知识正是在痛苦中或者是挣脱舒适区的过程中产生。

　　第二个步骤，助产。即怎样帮助对方抛弃谬见，找出正确的、普遍的东西。在古希腊，哲学家们看似无所事事，讨论着抽象的概念，实际上他们是在寻找普世性的价值观念。

　　第三个步骤，归纳。即从个别事物中找出共性，思考如果这个理论用到其他方面可不可行。认知行为疗法有一个重点叫实证性，即基于一个实证去寻找通用的知识，这也是归纳的核心。

第四个步骤，定义。即把单一的概念归纳到一般的内容中去。

苏格拉底式六问

在认知行为疗法中，有经典的苏格拉底式六问。

第一问，有什么证据能够证明这个想法是正确的？反面的证据又有哪些？比如，来访者说："我觉得在人群中，我的人际交往能力不行，大家都不喜欢我。"咨询师就可以提问："哪些证据证明您的想法正确？"来访者答："我觉得我是一个特别不幸运的人。"咨询师可以提问："能说出您不幸运的证据是什么吗？"来访者回答说："我父母总是吵架，而且我改变不了他们。我很努力去学习，但是我成绩也很差。""反面的证据是什么呢？"来访者回答："我很努力，我有两个朋友，她们愿意和我在一起。"苏格拉底式提问有助于概念化，让咨询师了解来访者生活中的方方面面。

第二问，有没有看待这个问题的其他方式？即不局限于原有的知识上，增加新角度。这实际上是扩大来访者的知识疆界。当视野越来越宽广，选择越来越多，来访者就不容易拘泥于受困的局面中。

第三问，最糟糕的结果是什么？如果真的发生了，该如何应对？最好的结果是怎样呢？对于这个情景，最现实的结果是什么？最可能的现实通常是人们猜不到的，但是也不会是最坏的情况。咨询师可以尝试和来访者对可能发生的结果进行梳理。

第四问，相信自动思维会带来什么样的结果？如果改变想法又会怎么样？咨询师可以先和来访者先找出其自动思维，再和来访者讨论如果一直相信这样的自动思维会带来什么样的结果和益处。同时，如果改变了这样的思维又会怎么样。给来访者提供更多选择可能性，增加来访者的灵活度。

第五问，如果您的朋友遇到了类似情况，跟您有类似的想法，您会告诉他什么？大部分人都愿意帮别人想办法、出主意，但是事情轮到自己时，对自己的攻击往往会很强。尝试让来访者换一个角度——站到其他人的角度上看问题。咨询师可以提问让来访者思考："如果是朋友和家人正处于这种情况，和您有同样的困难，您会给他什么建议？"

第六问，怎么办？即回归现实——应该做些什么？如果来访者的想法不是认知的歪曲，而是一个客观事实，那么咨询时就要在强调行为的部分去讨论如何面对和改变。贝克认知行为疗法研究院有一个用于检测自动化思维的简易量表，这个表格对于帮助访问者制订行动计划或完成家庭作业非常有用，特别是对青少年而言。量表中的问题旨在帮助个人识别不合逻辑的自动思维，例如："发生了什么？我在想些什么，或者我脑海中浮现的是什么？我当前的感受如何？"它还有助于辨别情绪："有什么证据支持或反驳我的想法？换一个角度我会怎么看待这个情况？如果发生最坏的情况我该怎么办？我现在应该采取什么行动？最好的可能结果是什么？最实际的可能结果是什么？如果我改变我的想法，我的感觉会怎样变化？如果我的朋友遇到同样的情况来向我寻求建议，我会给他什么建议？我现在应该做些什么？"这也是苏格拉底式的探询法，将六个核心问题整合于一张表格中，可应用于自助规划。

苏格拉底式提问是国际上公认的认知行为疗法的基石。咨询师在做苏格拉底式提问时，要注意专注于来访者已经知道的，但还未仔细考虑的想法。咨询师需要通过灵活的提问去鼓励来访者用已知的东西发现不一样的观点和解决的办法，而不是直接告诉他们怎么做。

苏格拉底式提问不是用咨询师的观念、思想和来访者进行辩论。1996年，亚伦·贝克和全球36个知名大学的认知行为疗法项目负责人一起成立了国际认知行为疗法学院（Academy of Cognitive and Behavioral Therapies，A-CBT），因为他们发现，有一部分咨询师给来访者做认知行为治疗时，只是使用了其中的一点技术，而这个技术还并不专业，不是真正的认知行为疗法[1]。

牛津大学认知疗法中心的前任主任大卫·威斯特布鲁克 （David Westbrook）对苏格拉底式提问进行了总结。使用苏格拉底式提问时，咨询

---

[1]Aaron T. Beck et al., "Beck Depression inventory- II ," *Psychological Assessment*, 1996.

师不仅要来访者自己来回答，而且在回答的过程当中应展现出来访者新的观点、领悟。这个领悟的过程，便是苏格拉底式提问的意义。苏格拉底式提问的过程中也会遇到困难和挑战，比如来访者在会谈中无法获得关键的想法和意象，导致咨询师没有办法使用苏格拉底提问。[①]

关键步骤和要点

关于苏格拉底式提问的关键步骤和要点，主要有以下四个方面：

第一，建立良好的咨访关系。如果咨询师还没有和来访者建立好关系，就不要轻易使用苏格拉底式提问。

第二，倾听。咨询师需要认真听，听出来访者真正想要表达的言外之意后，与其产生共情理解，给来访者提供一个充分的情绪表达的机会。如果来访者还沉浸在自己的情绪状态中，是不会跟咨询师的节奏走的。

第三，引出关键的认知。关键的认知即来访者需要咨询的问题中导致主要情绪背后想法的认知。

第四，具体。咨询师做苏格拉底式提问的时候，不用着急。当咨询师真正理解来访者后，来访者自己就会有转变。

其实我们中国文化当中对智慧的理解也有和苏格拉底提问类似的思想和知识，但是目前还没有人研究。这种智慧和思想便是禅宗的思想。禅宗的思想里面有很多深邃的智慧也可以运用到心理咨询中，尤其是面对受中华文化教育的中国的来访者，所以，这样的可能性也有待未来的学者研究开发。

问题及分析

在练习过程中，主要发现了下面两个问题：

问题一：如果来访者找不出反驳的证据或者找出的反驳证据少于支持

---

①参见 C. Carona et al., "Socratic Questioning Put into Clinical Practice," *BJPsych Advances*, 2021, Vol. 27（6）：pp. 424–426.

的证明，应该如何处理呢？

分析：这是苏格拉底式提问中经常会遇到的。如果来访者找不出反驳的证据，咨询师可以有下面几种方式应对。

第一种，沉默。沉默可以让来访者继续思考，当咨询师看到来访者找不出来反驳的证据时，很容易激活咨询师的慌乱感，这时保持沉默，同时也有助于咨询师沉稳下来。

第二种，鼓励来访者继续思考。如果来访者还是没有想法时，咨询师可以尝试提出可能的做法，观察来访者对此的反应。

第三种，灵活。咨询师可以换一种问题，或者用另外一种方式再表达一遍问题，帮助来访者思考。

第四种，共情。如果来访者有很强烈的支持证据，那说明其情绪表达部分还有很多强烈的情绪，咨询师可以继续去共情理解这一部分。

第五种，个案概念化。如果来访者对一件事情坚信不疑，咨询师就可以换一种方式，比如提问："如果您的朋友遇到您这样的情况，您觉得您会怎么安慰他？或者如果您一直保持这个想法，会给您带来什么影响？"

这是反驳的证据少于支持证据时，咨询师可以做的一些技巧。如果困扰来访者的不是不合理的信念，而是真实存在的困难时，咨询师应该首选问题解决策略。

举例说明，来访者对上班这件事有一些不想面对的痛苦想法，咨询师询问原因，来访者回答说："我真的不想去"，这其实就是一个表面的自动思维。这时候咨询师就可以用苏格拉底式提问去探索更深层次的核心信念。咨询师可以问："如果您去了，可能发生的最坏的事情是什么？"如果来访者说："什么也不会发生"，说明这个部分还是停留在表面的。咨询师可以从情绪着手，问："如果您要想去工作的时候，您有什么样的情绪，您有什么感受？"如果这时还不能引出来访者的深层次自动思维，咨询可以选择慢慢地回到来访者的情绪中。来访者说："我觉得有点挫败感"，咨询师可以继续问："有点挫败感，这时候想到什么呢？"来访者回答："我觉得我要放弃工作的话，就没人会尊重我。"关键的自动思维就出现了。

有时候，来访者可能会过多的讲述一些内容，这也有可能是因为完美主义。完美主义指的是一般来访者都会有一个倾向于"咨询师可能帮不到我"，或者"我要是说出来这些可能不太好，我要给咨询师一些正确的回答"的想法，他们会讲很多的内容。当他们想要对自己想法进行总结时，会不断地去纠正这些想法。这时，咨询师可以对来访者进行心理教育。心理教育也是认知行为疗法里很重要的一项内容，这里指的是以科学的角度来告诉来访者，他们做的事情背后的科学解释。

关于完美主义，这其实也是来访者的一种讨好模式。咨询师可以告诉来访者："您听起来似乎特别希望给我一种很好很完美的感觉，是这样的吗？是什么会让您希望这样子？"找到他来访者真正担心的内容。所谓的完美主义，其实就是一个补偿策略，但是这个模式可以放到中后的阶段再讨论。

问题二：来访者知道自己的自动思维不是真实的、客观的，但是就是控制不住，而且会引发强烈的情绪反应，这种情况下怎么处理呢？

分析：

面对无法控制自动思维的情况，咨询师要对来访者进行系统评估，看看来访者是否有强迫症的症状，或者是强迫性思维。其次，如果来访者确实控制不住时，咨询师可以去跟来访者进行讨论，如怎么样从行为层面上去帮助控制自己，以前面对这种情况有什么规律，怎样去帮助自己减少不良的行为模式减少触发不良情绪的扳机点等。最后，当咨询中观察到来访者有一些身体紧张时，咨询师可以直接问："我看到您的身体有一些紧张，肩膀有一些发紧，是这样子的吗？您体会一下这种紧张，当您有这种紧张的时候，您自己是什么样的想法？"或者换一种问法，"您觉得您的身体这种紧张是您的身体在告诉您什么呢？"之后，咨询师便可以从来访者的回答中找到其认知和思维。

第三节 苏格拉底式提问案例演示

下面是如何进行苏格拉底式提问的案例，由学员进行扮演。

案例分享

如何进行苏格拉底式提问（Z：咨询师 L：来访者）

Z：最近怎么样呢？

L：这一周还是挺焦虑的。

Z：挺焦虑的时候，您心里面在想什么呢？

L：一边很着急想完成一件事情，但是又很拖延，总是感觉很矛盾。知道自己应该做什么，但是一直没有去开始行动，就这样总是在拖延，所以很纠结。倒也不是纠结，我很讨厌现在的自己。有时候就问我怎么是这样的人，为什么总是在拖延，就这样，很多事情都一直在拖着，但是又很着急，赶紧想去完成。

Z：（在这个方面我们就可以看得更细一点，比如关于拖延的部分是什么样子的，这时候用苏格拉底提问也可以，或者也可以走得更深一点）所以当您看到了拖延的自己，您会怎么看待自己呢？

L：能怎么讲？肯定是想改变。看身边的同学朋友，我特别希望能跟着一个很优秀的人学习，然后重新地规划自己。

Z：（这时苏格拉底提问的第6个问题已经出来了）所以您打算做什么呢？

在这一部分中，最后来访者经过被提问，把自己的需求讲出来了。所以苏格拉底式提问真正的精妙的地方不在于提问的技术，而是在于提问的时机。在咨询师问到苏格拉底提问的最后一个问题，也就是"您需要做什么"的时候，来访者的答案和心里的想法就已经出来了。

第四节　苏格拉底式提问案例督导

案例分享

苏格拉底式提问（Z：咨询师　L：来访者）

Z：您好，今天想跟我讨论什么呢？

L：其实我也不知道讨论什么……我觉得我想讨论的是好像我们现在都说要早睡早起，身体好，但是好像每天到了10点开始有点困，可是就是要特意熬到了11点，甚至12点，才去睡觉。我想把它给克服掉，但是就一直很困难。

Z：所以您想要早睡，但是一直不能去实现，是吗？

L：对。

Z：您可以讲一下您这一周就是印象比较深刻，或者是最近一次发生这种情况的时候吗？

L：前天我就看了一个电视，我想再看一集我就睡觉，结果看了这一集之后还是不会放弃，最终看到1点多才去睡。其实在这个过程当中，我心里会有点紧张，但是还是不会去关掉电视。

Z：所以您的情绪是紧张的，是吗？

L：对，好像我平时看电视，虽然脑袋不转，但是情绪是紧张的。

Z：如果要给紧张打一个分数，0分是一点都不紧张，10分是非常紧张的话，您会打几分？

L：8分。

Z：好的。您感觉到紧张的时候，您的心里会有什么样的想法出现吗？

L：就想电视快一点，所以我会快进，就一直快进。

Z：所以您的行为就是您会去快进电视剧对吗？当您快进电视剧的时

候，您的心里会想一些什么样的想法吗？

L：我要从明天开始早睡早起，今天就先这样。

Z：您回想一下，您回到了前天晚上，当您有紧张的情绪的时候是看电视剧到几点呢？

L：可能是看到八九点的时候，我就会有这样的情况。

Z：当您感到紧张的时候，您的身体会有什么样的反应吗？

L：我们刚吃完饭回来时，感觉心里面比较紧张，心不是平静的。

Z：您的身体的某个部位会有什么不一样的感觉吗？来感受一下，就想象一下您回到了前天晚上，当您有紧张的情绪出现的时候。

L：我好像想不起来。

Z：想不起来是吗？比如说我们假如现在就回到了前天晚上情景，然后您现在正在看这电视剧，对吗？然后您感受到了自己有8分的紧张，这时您感觉心里有什么样的想法冒出来吗？

L：如果说想法的话，应该就是说之后还是得要早睡早起，再这么熬下去，就身体要被熬垮了。其他的好像我觉得没有什么。

Z：所以您给自己的期望是希望自己可以早睡早起，不要让自己的身体被搞垮，对吗？

L：对。

Z：您可以猜测一下，您当时可能心里想到一些什么让您感受到了紧张的情绪？

L：应该说是一种自我的否定或者是责备，说怎么又看电视了，今天怎么又食言了，其实在回家的路上或者是说当天的白天，我已经决定说今天我一定要实现早睡早起。我设了一个闹钟，到了十点那时候我就应该放下手里所有的事情，直接去睡觉。

Z：所以您会想自己有没有完成计划，对吗？当您没有办法完成自己的计划的时候，您会怎么评价自己？

L：我又放过自己了，又对自己太放纵了。

Z：对自己的评价会是什么样呢？

L：说到做不到，觉得自己通常都是这样子。

Z：我们来看一下这个"我是说到做不到的"的想法。我们现在可以想一下有什么样的证据来支持这个想法？

L：比如说昨天晚上也发生了一样的事，虽然白天的想法是我今天一定要十点洗漱，然后早点休息，结果昨天还是看到十二点。

Z：昨天晚上又看到了十二点是吗？还有其他的吗？

L：比如说有时候是定了个很早的闹钟，说要起来跑步运动，然后闹钟一响就很困，又摁掉了，又放过自己了。

Z：还有吗？

L：比如说周六周天放假的时候说计划我要看什么书，或者是要看课堂回放，我欠了太多课了。结果虽然当时我都已经计划好我看多少节课，明天看多少节，最后又放过自己去看电视了。周末的时候也没有按照自己的计划进行。

Z：还有吗？还可以想到其他的吗？

L：其他的证据一般说是学习计划没有完成，或者是运动计划，或者是作息计划，其他的所以就好像没有什么了。一般都是工作生活学习，各方面没有按照计划完成。

Z：您想一下有什么样反驳的证据吗？

L：意思是说我平时做了些什么，其实是说明我还是说到做到的是吧？

Z：对。

L：谁说不联系我了，那我就真不联系那个人了，说到做到。

Z：在人际方面是吗？

L：对。

Z：还有吗？

L：还有一些时候偶尔有几次是可以做到。比方说我可能早上列了一个工作计划，或者是今日的一些安排，如果在没有看到电视的情况下，我是可以把它做到又罗列出很多条。其他的暂时想不起来了。

Z：比如说您的一个好朋友或者家人，他来评价您刚刚的那句话，说"我没有说到做到"，您觉得他们可以给出什么样的反驳证据吗？如果您现在站在您家人或者您一个好朋友的角度来评判您的话，来帮助您找这些反驳的证据，您觉得他们会给您什么样的评价呢？

L：比方说我说我不会回老家，我就真的不会回去发展。如果父母安排我觉得没必要的工作或者是其他类的事情，我不做就是不做。

Z：刚刚是说不回老家是吗？那就是站在朋友或者家人角度，还可以想到其他的反驳证据吗？您想象一下，当您跟您朋友说我没有说到做到，您觉得他会跟您说些什么来反驳这一句话？他们可以举一些其他的例子吗？

L：比方说大家说想吃蒸包子，我说我可以做，他们就不信我真的做了。

Z：您跟大家说您要做蒸包子，然后您真的做到了，给大家吃，是这个意思吗？

L：对。比如大家在开玩笑，或者是闲谈的时候说谁想要个什么东西，我说没事我送您。我第二天就真的会送他。

Z：就是说到要送别人东西，最后真的送了是吗？还有吗？没有的话也没有关系，暂时就这样。我们看一下您刚刚找到的支持证据有三条，反驳证据找到了七条，您现在看到这个结果的话，您是什么样的感受呢？

L：是说3∶7的比例什么感受吗？

Z：对。

L：确实是反驳的证据多。反驳证据是7条，支持的证据是3条，我还是有一部分是说到做到的，就是说我平时是以偏概全。

Z：很好，如果您要去修正您刚刚的想法的话，您觉得更实际的一个说法应该是什么样的呢？更贴近现实的说法，不是所有的事情我都能说到做到，但是有的事情还是可以的。所以我也不是一个说到做不到的人，因为在有些事情上还是可以说到做到的，对吗？当您这样想的时候，您刚刚紧张的情绪可以降到几分？

　　L：能降到5分。

　　Z：您降到5分的时候，您觉得您的行为上会有什么样的改变吗？

　　L：可能会稍微控制一下，我看电视就不要那么晚了，但是我还是没有完全克制说不要看。

　　Z：您觉得接下来可以用什么样的方法来改进这方面呢？

　　L：我以前读书的时候，在非假期期间，我可以做到不碰电视。因为我知道我一看就控制不住。但是如果是放假的话，我就真的控制不住，所以以前的方法是不去碰它。但是现在，网络很方便，这一看就控制不住了。

　　Z：以前有用什么解决的方法吗？

　　L：只能说我想到的就是控制不要去碰它。

　　Z：您觉得在控制不碰电视的这件事情上，您觉得有可能会有什么样的阻碍吗？

　　L：什么困难我不知道，因为看电视我也是只要一碰到它，就可能要熬夜看到一两点。平时的时候不碰倒也还好。真正的不碰它或者是真正对它不感兴趣。

　　Z：您觉得有什么样的方法可以让自己坚持这样子的习惯？

　　L：或许可以通过注意力转移。比方说跟别人组队学个啥，或者是每天周四定点来好好学习，找小伙伴来监督自己。

　　Z：对，也不完全叫监督，有点像抱团取暖。我们接下来这一周就试着用这样子的方式去实验一下，去找个团队或者是组织看效果如何，好不好？

　　L：好的，我们班有个群，我可以在群里去找一下，看看有没有人和我搭伙学。

　　Z：好，您下一次再出现这样子的想法——我没有说到做到，您觉得可以怎么样来告诉自己呢？

　　L：其实我是一个可以说到做到的人，这一次没有做到算是正常的概率，其实下一次我还是可以做得更好的。

Z：很好。这也当作一个家庭作业可以吗？当您下一次意识到自己出现这样子的想法的时候，用我们刚刚一起总结出的新的想法来告诉自己，您可以把它写下来或者记在手机里，可以吗？

L：好的。

咨询师分享感受

我感觉有些乱七八糟，特别是开始我一直没有找到自动思维，来访者也找不到自己负性思维的反驳观点。但此次咨询让我满意的地方在于用到了之前学过的一些咨询技巧，可以让我试图从各个方面去帮助来访者。

来访者分享感受

咨询师有耐心，很细腻，让我觉得很温暖，并且一直在推动我自己去思考。平时我不愿意考虑为什么会这样，怎样让自己变得更好，就会掉入坑里，老是埋怨自己。我没有感觉到咨询师很紧张，但是感觉他一直在想办法突破。

扮演来访者的状态是对于新手咨询师来说"最理想"的状态——既带一定的挑战性，但总的来讲又比较配合。这也是扮演来访者的角色的功夫，咨询师也很好地运用了之前已经学过的知识。虽然咨询师坦白自己在咨询过程中很紧张，但是实际上这种紧张并没有被他人觉察出来，咨询师呈现出来的是一种从容。

督导师分享

总的来讲，咨询师做得挺好，尤其是思路的逻辑线是非常好的。从询问来访者的事件到情绪，再引出认知，之后用苏格拉底式提问，调整认知，最后以行动为落脚点，这是认知行为疗法最经典的思路，也是最精华的思路。咨询师基本已经掌握了结构化，对概念化有了一定的理解。结构化和概念化的基石是关系。虽然苏格拉底式提问是认知行为疗法的技术，用于认知矫正，但实际上咨询过程中首要的是关系。咨询师在这方面做得很好，来访者的反馈也非常积极。咨询师提到自己认为咨询过程有些乱，督导师也观察到了这一点，这就需要我们平常牢牢掌握"概念化"这一关键。

第一，找准情绪。虽然书本上的知识我们已经学习过，可是当遇到一个真正的个案时，为什么仍会感到自己很"乱"？比如来访者说："我有点紧张。"咨询师很有可能就"钻"进来访者的紧张情绪中去了。紧张是一种情绪，但它是一个相对比较宽泛的概念。咨询师可以继续询问："您的紧张具体表现在什么方面？是怎么表现的？"

如果找不到情绪，咨询师可以把来访者的话在心里复述一遍，体会他的情绪，然后再反馈给他。当来访者说"我怎么又食言了？"的时候，如果您是来访者，这表达的是怎样的情绪呢？答案是自责，这是他的关键情绪。在此次咨询中，最重要的情绪其实不是来访者自己所表达的紧张，而是自责。当您找准自责，您就抓住了关键点。咨询师可以共情："所以您有些自责。那么在自责的时候，您心里面在想什么？或者您想到了什么？"他说："明天开始早睡早起。"这是他的真实想法，但这不是我们要找的自动思维。但他之前说到他感觉身体要被熬垮了，其中就有担心的情绪。自责、担心、紧张，但哪一个是需要聚焦的重点呢？根据他的表现——想要早睡早起，但又放过自己，对自己太放纵，说到做不到，围绕着这些行为的主要的情绪是什么？所以，自责是一个关键点。想要探知来访者问题的关键，不仅依赖于理性层面，更重要的是跟着来访者去体验他的情绪，单纯用"脑袋"分析是分析不出来的，哪怕分析对了也难以与来访者产生共鸣。找准情绪，这是认知行为疗法的一个奥秘。中国的许多治疗师都没有讲到这一方面，而是侧重于专病模型。

第二，找准情绪背后的想法——他自责背后到底是什么想法？这不是猜出来的，是需要咨询师去和来访者讨论。

第三，聚焦。实际上自动化思维需要由来访者进行选择，让来访者自己聚焦本身对他来说就是一种治疗，否则他也是散乱的状态。"我又食言，我一定要早睡早起，但是我又放过自己了，我对自己太放纵了，通常都说到做不到。"咨询师可以将来访者的回答记录下来。聚焦以后，咨询师再去评估在这一点上可不可以深入，如果不行，继续往下引导。来访者说："我又放过自己了，说到做不到，通常是这样。"我们还可以深入一点。当您感到问题的揭示还是流于肤浅时，也就是您感到有些吃力的时候，就可以反过来，继续问来访者："那您觉得哪一个想法是引起自责的主要原因？"假如他在其中选择了"说到做不到"，这时做苏格拉底的提问时机不是特别好，我们找思维的时候一定要回到他的本身上。继续深入下去，可以问来访者——这对您来说意味着什么？或者，意味着您怎么样？这时我们可以评估他的自动思维，推测苏格拉底式提问能不能矫正。这就需要很多经验以及评估。来访者说："我好失败，说到做不到。"也许在"失败"和"说到做不到"当中，您会更愿意就"失败"深入下去，对吗？但仔细思考就会发现，对"失败"的支持证据和反驳证据很快就可以找出来。而如果选择"说到做不到"这个思维，我们就可以根据这一话题继续深入。当您稍微深入一点的时候，您就会发现来访者的非理性信念。如果继续问他："这对您来说意味着什么？"我们怎么确定他的回答是自动思维还是中间信念呢？其实，关于这到底是自动思维、中间信念抑或是核心信念这时已经没有那么重要了，重要的是这是他的想法。区分自动思维、中间信念和核心信念只是为了让我们能有一个整体的认识，但是在我们真正做咨询的时候，并不用刻意区分，除非是您觉得他的核心信念很难矫正的时候。

当来访者的思维发生了一些改变，说"有的事情还是可以说到做到，我也不是一个完全的说到做不到的人"的时候，咨询师可以再引导一下："那么您是什么样的一个人？"既然他已经认为自己不是一个说到做不到的人，我们就可以借此帮助他更深入地总结提炼出他对自己的评价。"我只是有的时候难以说到做到，但是我有的时候也是可以做到的。"这样，来访者对自己有了一个较为积极的，更加地客观和理性的评价。

咨询的最后要落实到行动上来。咨询师在这一点做得不错，但是在有些方面需要完善。比如在看电视的问题上，要避免使用两极化的方式，咨询师在引导的时候要注意"平衡"。来访者看电视看得那么晚，说明他是很喜欢看电视的，但是又该怎么平衡来访者的爱好和休息呢？这个问题关键在于程度，咨询师要从这个角度去引导他，而不是建议来访者完全不看。要在考虑到来访者业余生活的情况下帮助他，让他去完成自己的计划。我们在刚才的过程中发现来访者对自己有些苛刻，比如一直说"我一定要早睡早起"。这时也许咨询师可以跟他讨论：早睡是几点钟，早起是几点钟？以前您是几点钟睡，早睡早起的限定度在哪里？从前面我们的演示中看来，来访者的心态中蕴含着一些补偿性，比如晚上八点睡或九点睡，但其实这是很难做到的。因为他的现实和他的要求之间脱节的程度相对较大，所以他会越来越感到自责。既然他给自己定的要求太高，那怎么样来进行妥协和平衡呢？认知行为疗法也是一种讲究平衡的艺术，而平衡也是中国文化的一个重要部分。所以从行为上来说，我们应该从如何让他减少对自己的苛刻要求这方面入手，同时平衡他的休闲和他的身体，从而帮助他拥有很好的休息。所谓平衡就是把握好这两个之间的限度。

第六章　行为实验

第一节　行为实验概述

行为实验是通过聚焦行为来带动想法和信念的改变，即认知的改变。有时候来访者在理智上知道自己的想法是没有帮助的，或者不确定自己的想法是不是错误的。在真实的具体情景下，那些假设和信念，尤其是那些比较深层次的信念，是很难通过咨询会谈来让来访者产生一些新的观点的。这就需要让来访者跳出自己的视野去看待问题，并且去反驳自己的不合理信念，一定要把这些问题带到日常生活中去行动、体验以及检验这些观点，这样才有可能去达到知行合一。

行为实验的定义是有计划的行为活动。有计划的行为活动，就是来访者和咨询师一起设计一个活动，来访者要在这个活动中去调研、观察，当他们做这些事情的时候会发生什么，是否符合他们先前的预期，以及他们和别人会有什么样的反应。

因此，行为实验是基于实验研究方法的观察，旨在让来访者在会谈中或会谈间进行实验来验证自己的想法。它的设计或构思基于此定义，并受到相关问题程序的指导。基于认知概念化，咨询师与来访者合作，设计相关活动并实施活动，其目的是获得新信息。

第二节　行为实验的内涵

行为实验的目的是要生成新的信息或者是检验本来的信念。比如，一个学生来做咨询，他的信念是：如果我和我的室友发生冲突，这个室友就会联合其他的室友来孤立我。那么这个信念是不是真的呢？我不知道，他自己也不知道，但是这有可能是真的。所以咨询师要做的就是检验这个信念到底是不是对的，一般情况下，当一个人对于情境有一些担心的想法时，就会刻意地去回避这些让自己担心的情境来保证其担心的事情不会发生。比如说像刚才的同学，他为了回避可能会被其他人孤立的这件事情，他就会在跟室友相处的过程中特别地讨好室友或者委屈自己。这样，从短期来看确实是可以避免冲突的，但是从长期来看是非常不利于身心的，他自己也会觉得特别不开心。当咨询师和来访者讨论时，可以说"我也不知道会发生什么，也许这个事情并没有像您想象得那么糟糕，您愿不愿意和我一起设计一个实验，来看看到底会发生什么呢？"

第三节　行为实验的设计

行为实验是认知行为疗法的一个独特的风格和特点。在西方，心理治疗被称为循证治疗（Evidence Based Therapy，也可以叫实证治疗）。这是认知行为疗法和其他流派最不一样的地方，尤其是与动力学的体系，当然包括跟家庭治疗体系也不一样。从认知行为疗法的角度，就会考虑到猜测有没有证据支持。如果找不到证据的话就需要做实验去验证猜测。这就是认知行为流派和动力学流派的一些理念不同的地方。

认知和行为其实就是认知行为疗法的两条腿，从认知不能调节，就可以从行为角度进行尝试。同时反过来，行为也是会产生想法或者验证既有想法的。比如针对来访者认为"我在工作当中没有信用，只会讲到但做不到"这样的一个想法。可以去设计一个行为实验。咨询师要去设计能够假设检验想法的实验。具体来说，实际上就是要去检验一个明确的假设。比如，对于来访者说自己做不到，或者害怕的某些结果，就可以实施这个行为，然后检验这个想法是不是正确的。或者让来访者产生一个替代性的想法。通过行为实验，来访者就能够发现一些不一样的信息或者替代性的想法。

在进行实验设计的时候，要使得这个结果更可能为替代性的认知提供支持的证据，这个是很重要的。比如，咨询师在设计这个实验的时候，为什么要设计成让来访者去问一个好朋友，而不是一个讨厌的人？这个答案是显而易见的，如果让来访者和讨厌的人谈一谈，那么来访者得到的答案很可能会验证来访者认为的自己说到做不到的信念。这就不是一个为替代性的认知提供支持的证据。

在实验设计的过程中，咨询师并不是让来访者尽管去尝试然后看能不能收得住。万一真的收不住，实验的结果很有可能就会验证来访者所担心的事情。所以在设定行为实验的时候一定要强调，要使得结果更可能为替代性的认知提供支持的证据。

还有一种实验是探索和发现型的实验，在没有明确的假设或者来访者还不能确切地表达自己的负面认知的时候，来访者设想的结果一般都不会真实发生。比如说像有社交焦虑的人，觉得可能所有的人都会在他们上台演讲或者举手发言的时候嘲笑自己，但是当他们在做这个行为实验的时候，可能会发现自己担心的情况根本不会发生。一些想法会让来访者在没有做好的时候感到焦虑，但是如果咨询师为来访者设计了巧妙的行为实验，就会发现效果会比想象中要好，可以验证他们的想法其实是过度担心、焦虑了。

咨询师要鼓励来访者去用行动验证他们的想法。同时作为观察者，咨询师的一个主要任务是收集信息，在设计实验的时候，不能把来访者置于险境，不能让来访者进一步强化很糟糕的认知和想法。同时，咨询师也可以去观察生活中的其他人，通过问卷调研或者网上或书本去收集信息，去更好地了解大众通常有什么样的想法。一个好的、巧妙的行为实验，在改变认知上的效果会是非常明显的。

第七章　行为暴露

亚伦·贝克曾介绍过他的一个博士后学生通过行为暴露来进行治疗的案例[①]。

有个来访者是恐怖症的病人，恐怖症的触发物就是大桥。有一天他就需要从费城去往新泽西，路上就要路过富兰克林大桥。他有很多原因要去新泽西，其中一个很重要的原因是他的孩子们非常想去新泽西的一个游乐场。事实上，他心里也答应了孩子，他也是很想带孩子去游乐场的。于是咨询师就安排了来访者和他的孩子们一起开车去新泽西，当时，咨询师和这位来访者一直通过手机进行实时沟通。

在开车的过程中，来访者就跟咨询师说："我现在已经开始感到越来越焦虑了"。当这个车开到桥中间的时候，他就说："不行了，我感觉到这个车它就要从护栏上面翻过去了，我们就要掉到水里去了。"这时，咨询师就跟来访者说："没关系，您可以看一下，您把头抬起来，重新把您的注意力拉回来。"这个来访者就把头抬起来，发现车并没有翻过护栏掉到河里。最后来访者成功克服恐惧把车开到了大桥的另外一边。他就说："现在我开始感觉好多了。"他的孩子们也开始为他鼓掌，经过这次事件，他对于桥的恐惧就好了很多。

---

① ［美］朱迪斯·贝克：《认知行为疗法基础与应用（第2版）》，王建平等译，北京：中国轻工业出版社，2013年。

第一节　什么是行为暴露

在咨询室里，咨询师可以通过意象的方式，让来访者想象自己正处于自己害怕的情境中。像上面这个例子，来访者对桥有特定的恐惧，那么咨询师就可以让来访者去搜索大桥坍塌之类的视频，从想象场景到看实况视频，让来访者身体放松后，不再那么恐惧大桥。

行为暴露指来访者主动接触能引发其焦虑的刺激，并且保持这种接触，直到他们认识到预期的负性结果并没有发生，这时他们的焦虑便开始减少。暴露是特定针对焦虑障碍的一个行为干预的技术，不同的焦虑障碍可能唤起焦虑反应的刺激不同。如果是特殊恐惧，诱发情境就是恐惧的对象；如果是社交焦虑，情景诱发点可能就是不同的社交场景。不管诱发情境是什么，一旦靠近这些情境，焦虑反应就会自动地出现，在心里不断地冒出一些关注的因素。比如患有强迫症的人，如果接触到一些不是很干净的东西的时候，会想到这个东西上有很多的细菌，同时除了思维之外，身体上也会有一些具体化的反应。再比如患有社交焦虑的人，跟别人说话的时候很紧张，声音会发抖，心跳会加快，手心上会出汗等。

安全行为。如果是有强迫症的人，安全行为就是各种各样的仪式，比如说反复检查，回避等。如果是有社交焦虑的人，就会回避会引发自己焦虑的社交情境。暴露疗法有一个非常重要的前提假设，即每一个成功的安全行为（成功回避或者是成功做到安全）都会强化这个行为背后的信念和认知。也就是说来访者越是想要保护自己，就会越害怕，就会越想要回避那些让他感到恐惧的事情，焦虑就越会持续，最后形成一个循环圈。暴露要做的就是打破循环，即当来访者焦虑反应发生的时候，主动地去接触能够引发焦虑的刺激情境，而且一直待在这个情境当中，直到焦虑开始减少。

焦虑减少的过程也可以称之为"习惯化"或者"适应"。习惯化其实是大脑在学习的过程，学习到可怕的结果其实不一定会发生，而且焦虑的水平最终会下降，不会一直涨，也不会一直升高到没有办法忍耐的程度。学习的情况不是危险的，不需要做出什么特别的行为来保证自己的安全，这就是一个安全的情境。哪怕有的时候威胁是真实的，比如社交焦虑的患者可能会担心有人笑话自己，可能这个笑话是真实存在的，但是真实的威胁所产生的焦虑也是不会永远持续的焦虑，这跟其他的情绪是一样的，会来也会走。

认知的过程会发生在不同的层面上，不同的层面就对应着大脑不同的脑区，可能在大脑皮层的层面上，个体知道这个情景不是危险的，也知道可能不会有这么可怕的结果，但是在更深层次的脑区，例如边缘系统，还是会把这些情景评估成危险的情境。所以虽然个体理智上想这个情景不危险，但是身体上还是会不由自主地紧张，不由自主地去做安全行为。所以暴露过程其实在大脑皮层以下更深层次的脑区发生变化，暴露其实是一个体验式的学习，通过亲身的体验，认识到自己对现实是有掌控的，认识到自己是有能力的，即通过暴露的过程可以增强自我效能感。暴露的过程其实还需要很多勇气，也需要很大的努力才能完成这个过程。如果来访者能够知道做这些事情的目的，他就会更愿意去合作，更愿意去完成这个过程。

行为暴露常见的类型包括：

1.现场暴露。即来访者进入真实生活的情景当中，与焦虑刺激直接接触。例：来访者怕蛇就可以使用现场暴露，当然不是说走到蛇窝里，要在保证来访者安全的基础上进行，比如去动物园。

2.意象暴露。来访者在自己的意象当中想象与焦虑刺激充分接触。其实是在咨询当中最保险也是相对好用的，效果也是很明显的。

3.虚拟现实暴露，即使用虚拟现实技术，电脑技术来辅助。比如恐高，利用虚拟现实技术来慢慢走到高处，和自己的刺激直接接触，但又是安全的。

这三种当中，咨询师最常用的是意象暴露，相对比较安全，也比较可控。现场暴露要考虑很多因素，一般咨询师可以鼓励家属带着来访者去做，在尽量保证安全的基础上循序渐进使用。

第二节　行为暴露的设计

在暴露的过程中，需要来访者真正地面对恐惧，所以咨询师需要在做准备工作的时候向来访者解释暴露治疗的原理，即为什么要进行暴露治疗，以及操作程序。当来访者产生恐惧的时候，会更倾向于采取像逃避这样的安全行为，这其实是让他们的恐惧被压抑、逃避，并不是真正地去面对恐惧。所以当下次再遇到类似的事件之后，来访者还会产生恐惧。来访者会一直处在这个循环里，这样的保证安全的行为模式就让恐惧维持到了现在。

咨询师在治疗计划的设定过程中，需要建立暴露情景等级表，通过这个工具，咨询师还要去识别它的诱发线索。诱发线索有内部的也有外部的。内部诱发线索是人们因为身体反应产生的联想，比如当身体突然感觉到刺痛，一些来访者就会突然开始想："我是不是得癌症了呢？"这时就会有恐惧的情绪出现。外部的诱发线索，比如说恐高的人到了高处就会开始感到极度恐惧。

第一步，咨询师识别诱发线索后采用0~100分或0~10分的评判方式对来访者的主观痛苦单位进行评估，然后对每项刺激线索引发的焦虑的程度进行评分，根据来访者的焦虑程度值对诱发线索从小到大进行排列，建立暴露情境的等级表，这是准备工作。

第二步，咨询师根据来访者的情况来制定出一个基本的暴露情境的等级表后，就要开始进行首次暴露。在首次暴露时，咨询师要选择激发来访者焦虑程度低等或中等的情节线索来进行首次暴露。当然在这个过程当中咨询师可以和来访者进行交流，可以询问来访者可以承受几分的恐惧。如果来访者说"我可以承受6分的恐惧"，那么，在工作过程中，当来访者恐惧达到了6分的时候，咨询师就可以叫停了。

首次暴露应当作为一次治疗性会谈，它不是一两分钟就可以结束了的工作，甚至有的时候为了充分暴露，会延长一次咨询的时间（60~90分钟）。当然，这些要根据咨询师观察来访者的具体情况来确定。在首次暴露中，来访者要面对能引发焦虑的刺激，并且要保持与刺激的接触，要让来访者跟焦虑、恐惧待在一起，这样才能帮助来访者面对恐惧打破焦虑，而不是使用安全行为回避而加强恐惧。

在暴露的过程当中，要让来访者定时采用评分表对其焦虑的程度进行评定。在暴露治疗过程中，咨询师要等到来访者对刺激的焦虑评分减半后才能考虑停止，比如，当来访者自评对蛇的8分焦虑降到了4分的水平时，才可以考虑停止。否则，暴露的刺激和来访者的焦虑反应之间的联系可能会被强化，而不是被削弱。如果来访者表示自己太害怕了不想再继续下去时，咨询师不能让来访者轻易地采取安全行为，比如逃避，因为逃避会刺激来访者的焦虑反应，从而加深焦虑感。这时需要注意，咨询师要让来访者真正地在暴露的过程当中焦虑，让他们自己慢慢忍受这样的焦虑，让身体慢慢放松下来。这样来访者才会觉得原来焦虑也没有那么可怕。

重复暴露是在首次暴露之后，以家庭作业的形式安排来访者自行完成每天的重复暴露。家庭作业一定要跟治疗主题相关，推进治疗的深度。咨询师需要重复地让来访者养成习惯，不断地练习，直到暴露刺激激发的焦虑程度降至不影响来访者的社会功能。一旦已经进行的暴露刺激情境等级不再能引发来访者显著的焦虑，就可以进入下一个等级情景来进行暴露，这就是重复暴露。

值得注意的是，每次暴露以后一定要去结合认知进行工作，要注意行为暴露不是为了暴露而暴露的。在暴露以后，咨询师需要询问来访者怎么看待自己这一部分焦虑，以及从这个过程当中学到的内容，当来访者表达没有想象得那么糟糕的时候，说明来访者的痛苦焦虑程度可能减少了50%到60%。

暴露的目的，无论是减少焦虑或者是恐惧，都不是减到0。暴露治疗不代表要减少到一点焦虑和恐惧都没有，而是要把来访者的恐惧或者焦虑降到一个尽量不影响其社会功能，或者是不那么痛苦的程度。关于这一点，咨询工作也是一样的，咨询师不需要把来访者所有的症状、问题完全解决掉。

其实在这个过程中，咨询师有很多需要具体进行考量的因素。第一，暴露的类型，是采用现场虚拟情景还是其他的形式。在工作过程中会发现暴露得越真实，它的效果越好。暴露得越真实即鼓励咨询师在做暴露的时候，将咨询室内的想象暴露和现场暴露相结合——尽管在国外有很多进行现场暴露的案例，但是这当中有很多的风险性和不确定性，所以这一部分没有办法一概而论，而是需要根据来访者的情况做出全面的考虑后决定。比如说来访者恐高，不能直接把来访者带上高处进行暴露，甚至这会起到反作用。

第二，暴露的强度，暴露更倾向于循序渐进。也就是说，个体更倾向于从恐惧程度从低到高，循序渐进地进行暴露。还有暴露的时长更长的，相对更短的来讲的话，会对个体而言更有收获。一般来讲时长的选择是先长后短，时长设定在40~60分钟，尤其是在咨询师接触真实的个案的时候，会发现时长是影响暴露效果的变量。

第三节　行为暴露的关键点

咨询师在实施暴露有以下几个关键要素。

第一，对来访者做好全面评估。找到来访者害怕的原因，第一次出现症状的时间。比如说怕蛇的来访者，恐惧背后都会有一段创伤的历史。

第二，对来访者的精神状况做好评估。比如有些来访者可能会存在共病的情况。

第三，对来访者的身体有特别的了解。因为暴露的时候有可能会引起来访者的血压升高，假设来访者有嗜铬细胞瘤，有严重冠心病，或者是有严重高血压，这种情况下咨询师是不能给来访者实施暴露的，咨询师需要考虑到来访者在情绪激动的时候会容易出现身体问题。

在暴露事实的过程当中，咨询师要面临很多不确定因素。在暴露的关键要素里面，很重要的一点就是咨访关系。来访者对咨询师的信任程度会很大一部分影响治疗的结果。所以，暴露并不会设置在咨询的初期。在暴露治疗开始之前，咨询师要做访谈评估了解，要去全面建立关系，要倾听、共情和了解，比如说前面讲到的一名来访者怕蛇怕老鼠，对于这样的情况，咨询师需要去了解形成这种恐惧的过程是什么样，以及这样的恐惧持续了多少年。我们要去理解来访者，去建立足够的关系来让来访者有一个对治疗的思想准备。如果来访者没有事先了解过暴露的过程，没有足够的思想准备，这个事情就有些危险。尤其是在当下的环境中，如果咨询师在做暴露咨询的过程中出了什么问题，后果是很严重的。《中华人民共和国精神卫生法》第二十三条规定了"心理咨询不能做心理治疗"。这里的规定就涉及了两者之间的界限究竟在哪里的问题。还有第七十六条的最后一个条例，"因此引起的民事责任要有相关的民事责任赔偿"[1]。所以咨询师在做暴露时一定要谨慎，对来访者负责。以前没有做过暴露的咨询师先可以自己先练习，去感受、去体验。在这个基础上，再循序渐进。例如从社交焦虑等一些简单的、一般的小恐惧开始，进行到更加严重的问题上去。

当来访者感到特别不舒服时，咨询师需要询问来访者的身体感受。让来访者体验身体的感受，是做暴露时非常重要的一个技术。当来访者不知道怎么回答的时候，咨询师可以问其焦虑或者恐惧反应在身体的什么部位，以及具体的感受。

---

[1]《中华人民共和国精神卫生法》，北京：中国法制出版社，2012年。

在这个过程中，不断评估是非常重要的。除了直接询问，咨询师的观察也十分重要。咨询师需要观察来访者的眼神，身体的姿势，恐惧的程度等。

同时，接纳也是非常重要的。咨询师需要共情来访者的难处，也要以接纳性的、非批判性的态度面对来访者。咨询师还要考虑怎么设置暴露以及如何对过程进行评估。对于来访者可接受的焦虑程度和暴露开始的程度，新手咨询师要十分慎重地选择。暴露只针对特定的焦虑障碍，比如像前面讲到的社交焦虑、特定的恐惧症、强迫障碍和一些安全行为（如因为害怕染上病毒而不断洗手）。如果暴露过程中出现了安全行为，咨询师可以在认知层面上进行工作，这个也是很重要的。

如果向来访者告知了行为暴露的原理后，来访者还是不愿意尝试怎么办？对于这样的情况，咨询师首先要了解来访者不愿意采用暴露的原因是什么。其实，不愿意尝试行为暴露是正常的。咨询师首先要对来访者的选择正常化——人有趋利避害的本能，其实动物也是如此，因为在暴露的过程中会感到威胁，所以来访者不愿意尝试是很正常的一种反应。

如果来访者还是拒绝，咨询师该怎么办呢？这样的情况下，咨询师可以先尝试心理健康科普，要向来访者解释行为暴露的原因机理——行为暴露并不是咨询师的强制要求，而是基于国际上多次反复的科学研究验证的，针对来访者情况的最有效的治疗方式。如果来访者实在不愿意，咨询师需要引出其恐惧背后的念头，多做认知层面上的工作。这样的来访者中，有许多人会有灾难化的想法。

下面我将会分享一个相关的例子，促使患者说出他最害怕的极端意象，然后通过讨论引导他，让他认识到即使是最不好的情况发生了，也没有想象的那么严重。

有一位患者说自己一直有心脏病发作的迹象，当被咨询师问到"看到心脏病发作后发生了什么"这个问题时，他说："我看见自己即将死去，很无助"，这就是他看见的全部。"我认为这是我的第六感或者类似的一些东西。"咨询师说："您有这些意象，但事实上什么也没有发生。""是的，我一直有这些表现，什么也没有发生。"其实很多患者都有这样的表现，总是会有灾难化的想法，但是这些幻想很少真的发生，所以这时可以建议来访者仔细深入自己的想象，看看到底会发生什么？如果真的发生了，该怎么办呢？咨询师也可以进行引导——幻想总是比现实更糟糕。

笔者数年之前遇到了一次咨询：一名来访者拥有自己的业务，但总有一个可怕的意象。在他的幻想中，他的一名核心员工死了，于是他发现业务直线下降，而他自己不得不去做一些他不会做的事情。接着他病倒了，住进了医院。在他的幻想中，他丢失了业务和自由。六个月后，他的幻想确实发生了——他的一名核心员工死了，但他幻想中的灾难化事件一个也没有发生。他没有想到其他员工可以接过任务，而且他自己也比想象中的干得更好。在他的幻想中，他忽视了这些潜在的积极因素，也就是获救因素。当一件事情发生时，幻想几乎总是比实际情形严重一些。对于那个担心自己心脏病发作的患者，即使他的心脏病真的发作，也并不意味着他就将死去。当然，也不能完全排除这个可能性，不过咨询师的任务是去帮助他进行去灾难化。

行为暴露作为认知行为疗法的核心的技术之一，是行为层面上的治疗。实际上，行为暴露的核心在于当遇到了各种各样的诸如创伤、抑郁、焦虑，尤其特定恐惧等这样的反应的时候，帮助来访者脱离回避模式和安全行为。行为暴露是一个很好的途径去验证来访者害怕的事情是否真的会发生。

第四节 行为暴露案例解析

行为暴露案例示范与讨论

（Z：咨询师 L：来访者）

L：我比较害怕那种毛毛虫，肉状的，没有骨头的，然后蠕动的那种东西，类似于毛毛虫和蛇之类的东西，我都很害怕。

Z：是从什么时候开始？

L：很早。感觉从小的时候就开始了，而且我觉得有泛化，所有的小动物我都很害怕。对，也不是都很害怕，都有一点点害怕。所有的小动物，蚂蚁、蜗牛，但是特别怕那种蠕动的。

Z：那么毛毛虫或者其他虫当中有一个特定的对象吗？

L：没有。

Z：您刚才所讲的虫子，包括毛毛虫，这些当中您最害怕的是哪一个？我看到您刚才讲到蛇的时候，眼睛有些发红。

L：对，一想到就觉得要起鸡皮疙瘩，好可怕的那种。

Z：看起来真的是挺害怕的。

L：但是也不是全是。虽然我想到就会觉得很恶心很害怕，但是我又觉得我是人，它们只是动物，所以我不用怕它们，我可以拿一把大刀砍死，我就不怕了。面对一定要让我跟它们面对面的活动，我也没有那么怕，可以跟它们干，但是想到它们我也觉得很可怕。

Z：所以对于您能想到"我是人而它们是动物"的时候，尽管您有恐惧的一面，您也体现出了理性的一面，当然您去想象用大刀怎么跟它们对阵的时候，这个其实就是我们讲的一种安全性行为。您刚才说到蛇的时候，我看您其实是有恐惧的反应。那么，我们讲0~10分的话，10分代表特别恐惧，0分代表一点恐惧都没有的话，您对蛇的恐惧会是几分？

L：蛇的话应该是8分。

Z：以前有过什么特殊的经历吗？

L：我觉得在我的记忆中，好像我看到过吧？走在路上，好像小的时候遇到过。我们小的时候，在村里面小朋友会到处去玩，在草丛里面，某一家房子的背后有很高的草丛，我们在那玩的时候，虽然我好像没有任何的画面的印象，但是记忆中好像遇到过什么大蟒蛇之类的，我也不知道是不是看什么纪录片带入了还是什么，所以有些模糊。

Z：关于这一部分有清晰的比如被蛇伤害，或者目睹过这样的经历吗？

L：在电视里面目睹过。看到电视里面的那种纪录片，自然频道里面那种蛇喷毒液，或者在热带的那种时候咬一口人，一滴毒液就可以让人瘫痪或者死掉的那种感觉，还是怕死。

Z：所以您看，您有了一个重要的领悟：您怕的不仅是蛇，而是怕蛇带给您的死亡方面的一种教育和恐惧。

L：其实因为现在大家都生活在城市里面，我就觉得没有蛇的栖息之地，我感觉蛇必须要在那种草丛中、树木中才能够生长和生活。就感觉在这种城市里面还是比较安全，而且感觉说多了过后有一种，蛇好像就是一个很平常的词，不像我刚开始说的时候，光想就觉得很可怕，说多了就不过是个词语而已。

Z：所以其实您也能意识到，当表达和面对跟蛇有关的恐惧时，其实您就会发现也许跟您想的不一样，说出来的感觉和当时的恐惧不一样，是这样子的吗？

L：对，但是我也不知道那种感觉是恐惧。我记得我之前看一些有蛇的图片的时候，就觉得好难受，我就会闭上眼睛。然后晚上睡前一定不能想和看，感觉更多的是一种恶心，也不知道是不是恐惧。

Z：反正就觉得那种东西，觉得您这样讲的时候，您就有一种恶心的感觉。

L：一点点，4.5分。

Z：恶心的感觉是4.5分。

L：对。

Z：好，您刚才讲到了，虽然我们现实中是很难看到蛇了，但是关于蛇的图片或者是它的意象，其实是导致您恐惧的一个很重要的原因，是吧？您可以来给自己排一下序吗？比如说0～10分恐惧，哪些蛇的图片会让您的恐惧的分数会增加，哪些是到了什么样的一个等级？

L：我最害怕那种拍的照片写真类的。然后是大蟒蛇，很粗的，然后上面还有那种斑点的，就是花色的，还有那种比较瘦的，会吐舌头张开嘴巴的那种。然后是照片，照片里拍出来的，最恶心的是舌头。还有比如说之前看的电影里面，一条特别小的蛇吃鸡蛋然后把壳吐出来这个过程，我就觉得不能接受，只要是真实的画面，我就觉得就可以达到9分或者9.5分。如果是那种黑白简笔画，那可能就是6分，我对简笔画不会那么地恐惧，不会带入。

Z：好，一个简笔画是6分的恐惧。

L：简笔画的时候感觉也没6分，感觉简笔画可能就5分，是那种用铅笔画，但是画细节，要画蛇的鳞片的那种，应该是六七分。

Z：画蛇的鳞片是六七分。

L：6分。我觉得铅笔画得还好，因为它没有颜色。

Z：这是6分。您刚才讲的一个小蛇吞鸡蛋是几分？

L：8.5。

Z：8.5分，剩下那两个大蟒蛇和吐舌头都是9分？

L：对，就是那种毒蛇，它会吐舌头，吐毒液，然后咬人的那种，还有两个尖的牙齿。

Z：毒蛇吐舌头，露牙齿，是吧？

L：对，我也不知道蛇有没有牙齿，但在我的小时候听到的蛇的声音，也是9。

Z：9分。

L：对，这两个就感觉好像见过。

Z：还有吗？还有让您最恐惧的跟蛇有关的。

L：看视频，动态的。

Z：什么样的视频？

L：那种自然科学类的纪录片，电影里面的也觉得很可怕，只要它是动态的，就比静态的还要可怕。

Z：动态的蛇的视频，那个时候会是几分？

L：10分。

Z：10分，好，您看刚才我们做了一个简单的分类，我们看到了您的恐惧的等级，跟蛇的什么样的意象有关系的，您能承受的恐惧是几分？

L：能够看的就是六七分铅笔画的。如果遇到真实的图片和在视频中看见这个，我就会闭上眼睛，我就会不看，就算会错过剧情我也不会看。

Z：所以您觉得我们如果来做行为暴露，这几个当中您希望是从哪一个开始？

L：我们一定要开始吗？

Z：对，但您这样说是想表达觉得不想看，太恐惧了吗？

L：对。但是既然来了，就想要尝试的话，肯定是从看简笔画开始。

Z：从简笔画开始。

L：对。

Z：好。您做好准备了吗？其实在这个过程当中，如果您确实觉得特别不舒服，您是可以停止的。您可以告诉我，然后我们也可以停下来，刚才您在描述这个过程当中，我看到您的躯体反应，包括恐惧那种恶心的感觉还是蛮强的。所以我们可以试一试比较简单的，可以吗？

L：可以。

Z：好，我们就从简笔画开始，好吗？您能够承受的恐惧是几分？

L：简笔画的蛇是5分。

Z：我是说您整体的恐惧，比如0～10分，您心里面能够承受到的恐惧是有几分？

L：怎么说呢？恐惧它只是恐惧而已，它会让我不舒服，但是就算看到了10分恐惧的蛇，也并不会怎么样，但是我会选择逃避，我会感到难受。但就算现在我也不好说，可以看到照片类似9分，但是可能看视频的话，今天晚上睡眠质量就可能会有所影响，其实影响还蛮大的。

Z：好，我知道了。我们今天可能要去做到那一步，但是也许我们都不一定做到。您看您是需要睁开眼睛还是闭上眼睛去想象。

L：对简笔画的那个蛇的话，我可以看我的桌面，把它想象在我的桌面上就好了。

Z：好，您现在去想象一下，简笔画的蛇。

L：我突然想起来，我这两天在玩贪吃蛇。我感觉一开始我还不喜欢这个游戏，但是后来玩了两天我就觉得还行，因为我就觉得蛇很恶心，然后就长长圆圆的在那儿扭来扭去，但是玩起来好像也没什么，我现在眼中的图片就是贪吃蛇里面的蛇，就觉得还好，就四五分的样子，不喜欢，但是没有太大的恐惧。

Z：好，您跟贪吃蛇的意象待一待。

L：好。我在想象简笔画的时候，都加了一些很可爱的表情，我也不知道为什么就要给它们加那么多动作和表情。

Z：这是我们人的一种本能。给它加表情其实也是我们的一种安全行为。好，如果没有加表情会是几分？

L：4.9分，感觉比最开始要少那么一点点，但也只是一点点。

Z：这种恐惧在身体的什么地方？

L：喉咙。

Z：包括您前面讲的恶心，也是跟咽喉这部分有关系。好，您可以继续跟自己的4.9的恐惧多待一会儿。

L：去盯着简笔画的蛇的意象，我感觉不太好。我觉得如果那个蛇不是长两颗尖牙，而是像我们这样长一排牙齿，它就没有那么可怕。

Z：所以您害怕的是长两颗尖牙的那种意象。

L：感觉只长两颗牙齿而不是尖牙的比较安全因为有尖牙的都会咬人。

Z：所以现在您呈现的两颗尖牙带给您的恐惧是几分呢？

L：我一定要画蛇的原型，不能够给它加表情，改变它的牙齿，或者说其他的吗？

Z：对，其实就是去看一看。

L：4.5分。

Z：所以您的恐惧再下来，您继续跟自己的4.5分的恐惧待一会儿。

L：是这样越想我的恐惧就会越低了吗？

Z：不一定。当您去跟4.5分的简笔画的蛇待一起的时候，您的恐惧是几分？

L：我跟那个蛇在一起的时候，它不是静静地跟我待在一起，它也会动，有的时候我就觉得反正是我画的，然后也就那样，就没啥了。但是当我又想一下，然后它突然就卷成一坨或者变成很长，又要朝我爬过来，就觉得很烦。

Z：那个时候您的恐惧是几分？

L：如果它要朝我来的话，很烦。5分。

Z：您整个人感到很烦，但也才5分。

L：对，它就张着嘴，然后一大坨的朝我来。

Z：因为您刚才跟我讲到的那种动态的画面时候，您很害怕，是十分的恐惧，可是您现在讲到那种蛇卷成一坨然后朝您过来的画面，只有五点几分。

L：但是我现在想的是简笔画，我没有想真正的图片。

Z：好。所以我们还是可以继续停留在简笔画的这一部分。我们再想一下，您的意象里面它卷成一坨朝您来这个过程。

L：对，就是蛇蜷缩在一起，然后这个头对着您，张开嘴巴朝您来的那种。

Z：那个时候您会有几分？

L：这时6.5分。

Z：好，您继续看着它。什么也不需要做，就看着它。因为您也知道这只是一个意象，它只是暂时的，所以您看着它在那里张着嘴，您看它乱动的时候，似乎您没有那么恐惧了。

L：本来它张嘴很可怕，然后突然之间我就想到小的时候的一种玩具，那个时候我会意识到这是假的，它嘴巴一直摇过去摇过来。

Z：所以当您想到它这样摇过去摇过来的时候会是几分恐惧？

L：3~4分，因为它是个假的，特别搞笑，只能重复把嘴巴张开闭上这样摇过去，而且它没有牙齿。

Z：所以您从刚才的这段经历里面学到了什么？您看是什么让您从5~6分降到了3~4分？

L：因为它的攻击对象不是我，它开始自己在那表演了。

Z：对，这是一个方面，其实还有一个方面是当您真正去面对它的时候，您会发现这个意象没有您想象的那么恐惧。

L：我会发现好像刚想到它的时候觉得很恐惧，然后刚想到它的前几秒也很恐惧，然后就觉得很恶心，很讨厌，然后我想起了它是一幅画或者说会动的一个图，它的攻击对象不是我，它也不是真的。

Z：所以您就会发现您的恐惧一开始会增加，但是到一个阶段以后它自己下来了，看到没有？

L：是这个意思吗？好像有点。

Z：反正就要熬过您最开始最不喜欢的阶段，然后好像它就会好一点了。但是一般在现实生活中出现，刚开始那几秒您就选择直接逃避了，采取一种逃避的安全行为。

L：对。

Z：所以您看这就是为什么我们要反其道而行之，要做暴露，去面对。因为当您逃避的时候，您看其实您的恐惧还在那里，但是当您面对的时候，那恐惧会增加一点，但是您看它后面慢慢就下来了。

L：是这个意思吗？

Z：好，所以您看这是我们从简笔画里面学到的。简笔画的事您还可以再挑战一下吗？

L：……

Z：看您的表情好无奈，当然我们也可以停在这里。您希望选择哪一个？小蛇吞鸡蛋8.5分，大蟒蛇9.9分，路上见到蛇9.9分，动态视频10分，还有画蛇的鳞片是6分。

L：挑战小蛇吞鸡蛋。

Z：看来您开始有反应了。

L：对，觉得很恶心。

Z：有几分的恶心呢？0～10分的话。

L：因为我看电影看了很多遍，然后那个场景我第一遍看到了很完整的过程。然后一想到它吃进鸡蛋，然后又把那个壳吐出来的过程，我就觉得我的恶心能够达到9分。

Z：好。原来您的恶心其实是跟您看电影带给您的创伤体验在一起。

L：对。就是那种恶心的感觉或者是一种糟糕的体验。

Z：好，您现在想一想蛇吞鸡蛋的话，意象是什么样的一个意象？

L：就是在一个玻璃缸里面，然后下面是一些草坪的土，然后一条只有我指头这么粗的蛇吃了一个鹌鹑蛋，它把嘴张成它的身体的两三倍大，把蛋一口吞进去。鸡蛋往下滑的时候，它的身体就会鼓起来，特别地恶心。它就把身体卷起来，把鸡蛋给碾碎，之后又把那个壳全部吐出来。

Z：您描述得很详细。

L：对。

Z：所以当您现在在描述这个过程的时候，有几分这种恐惧？

L：想分享给您的时候，恐惧感会减少，因为我就是要表述的那个过程。但是恶心感并没有减少，恐惧感可能只有六七分，但是就觉得很恶心。但是这个跟动态的表演又不一样，因为此时动态的表演我在描述这个意象，而不是静静地去感受它，所以就是说的过程跟想的过程不一样，说的过程没有想的过程可怕。

Z：好。我们可以挑战一下，再去想一想这个过程，小蛇吞鸡蛋。

L：吞的是鹌鹑蛋。蛇都没有排便的地方，它所有的排便都是从嘴巴。

Z：我对这个没有研究。好，我之后再百度一下，看是怎么排便的。

L：我刚刚想到最后的时候，因为它是在一个玻璃缸里面，于是我想象中玻璃缸就变成了鱼缸，它就在水里面含着鹌鹑蛋，特别搞笑地游。它用嘴巴含着鹌鹑蛋也不吃，它就游来游去。

Z：您刚用到了搞笑这个词，那个时候您的恐惧是几分呢？

L：刚想到它会游泳的时候，恐惧就骤然上升。我就觉得下一次万一我想去潜水，我去游泳，就很恐惧。然后我就觉得这种东西它怎么这么厉害，哪都有，它可以去到很多场所。但是当我想到它含着蛋又不吃，在那游来游去的时候，就特别像刚刚想到的那个玩具，一直在那张嘴巴，重复某个动作，就觉得有点搞笑。

Z：所以那个时候您的恐惧是几分？

L：感觉那个过程还是会先上升，然后又下降。那个时候当我看到它也不吃，而且鹌鹑蛋也变小了，没有把它整个头都撑大，肚子撑大，刚好就像它正常的嘴巴那么大，然后含着摇来摇去。这大概有个5.5分。

Z：所以您的恐惧是从8.5分降到了5.5分。从刚才的这一段暴露里面您学习到了什么？

L：我觉得跟刚刚差不多的发现，因为我在刚开始想这吃蛋的画面的时候，它在我的脑子里吃了好多个蛋。就是一个动作，它重复很多次过后，搞笑性就会上升，恐惧性就会下降。对，然后感觉还是熬过那一关过后就习以为常了，然后就会把它想成一个假的东西，因为它一直在那重复。

Z：所以当您去面对的时候，其实您会发现就是一个好玩的意象，假设一样的。

来访者分享感受

一开始需要想象的时候我是有一点点排斥的，因为我觉得我只要不看相关的电影和纪录片，我也一直生活在城市里面，遇到这些东西的可能性也不是很大，除非我要去草原森林这些地方游玩的时候会有可能。

日常生活中我也没有刻意地去解决这种恐惧，想着遇到的时候逃避就好了。但是今天有这样一个机会，于是我就挑战了一下自己。在暴露的过程中，我好像发现了一些规律，那就是恐惧会随着想象发生变化。刚开始的阶段会比较持续地和恐惧待在一起，然后会经历一个先上升再下降的过程。这种体会好像泛化到了其他方面，很多时候我们都是被恐惧本身给吓到了。无论是生活中面对的困难也好，悲伤也好，痛苦也好，恐惧也好，当我们直面它的时候，肯定更痛了更难了更苦了。但是当我们跟恐惧多待在一起一段时间，可能几分钟几小时几天过后，就会发现我们不会被它本身所吓倒，就有机会觉察被自己构想出的恐惧究竟是什么样的。但这不是一件容易的事情，而且非常需要他人的引导和陪伴。毕竟自己跟自己做这么艰难的挑战还是很困难的。

咨询师分享感受

这段来访者的体验感悟非常具有参考价值，有很多恐惧其实就是我们的头脑建构出来的，可能每一次遇到的时候我们都会选择逃避，把它想象得很恐怖，这样的恐惧会在逃避中被一次次地加强，越来越成为一个未知的东西。所以通过暴露的这种方式去直面我们心里的恐惧的时候，在这个过程中会发现很多变化，会创造出一种新的可能性。

关于这个行为暴露，还有几个具体的问题我们可以探讨一下。首先第一个，在暴露的过程中恐惧降到几分就可以停止了呢？一般来讲恐惧降到来访者最可以掌控和面对的范围内，而且在中偏下的程度，比如说最开始被评为10分的恐惧，可以降到3～5分或者是5分以下的程度都是可以接受的。当然咨询师还是要跟来访者进行沟通，我们不光是要看来访者主观评价的分数，还要看其身体和情绪的反射是不是真的到了这个程度。比如来访者明明很痛苦，并不像其描述的，恐惧只有两三分，这时咨询师要根据来访者实际的反应进行判断，在这时停下来就可能会对恐惧再次产生强化的作用。询师需要看到来访者真的有轻松、通透和领悟的体验的时候再停止行为暴露。

第二个问题，我们把暴露设置在第几次咨询中是比较合理的呢？首先，我们最好不要一开始就让来访者进入恐惧中，在这之前可能需要做大概五次咨询。前面的过程可以是小蛇吞鸡蛋这样程度稍微低点的恐惧，再慢慢逐步往前加强。当然咨询师也要根据具体情况进行具体的分析，例如来访者已经强调了好几次恶心的感受，那么也许这个本身就是我们需要去讨论的。或许这样的感受和来访者在现实当中的，或者曾经的一些记忆有关系，就比如来访者说到蛇的尖牙就好似鬼的獠牙，这一部分恐惧背后究竟是什么？包括跟死亡恐惧焦虑相关的这一部分又是什么？

第三个问题，如何在暴露情景中保障来访者的安全。首先，在暴露的过程中要让来访者自己有掌控感。所以咨询师的现场观察是特别重要的。在很多暴露的过程中，我们要让来访者有对自己的掌控感，让来访者去决定是否继续。如果不尊重来访者的意愿，就很容易造成创伤，导致最后来访者不愿意再来进行咨询。在暴露过程中我们要去使用一些窍门让来访者明白这是在掌控当中的。

同时，暴露过程一定要在一个安全的环境里面进行，比如在对蛇的恐惧进行暴露时，现实中并没有真的找一条蛇放到来访者的面前。但是我们可能在后期会逐步走到现实中，比如说动物园，让来访者尝试着去直面蛇。紧接着的问题是我们要考虑来访者的恐惧是否和死亡恐惧有关。一个人如此害怕一个东西的时候，这个背后可能会跟死亡恐惧有关。所以如果来访者呈现出对死亡的恐惧的话我们可以就此进行讨论。当然，除此之外还有很多心理的困扰，比如恐惧、强迫、焦虑，当咨询师走到最深处就会发现很多都跟死亡恐惧有密切的关系。

总而言之，在暴露的过程中来访者首先要面对的是自己的恐惧情绪，此后再向下深入就会有很好的效果了。

第五节　行为暴露注意事项

咨询师在做行为暴露的过程中，经常会产生一些疑问，这里我选择了几个比较有代表性的问题为大家做解答。

提问一：

关于行为暴露分数的问题，有的时候来访者对恐惧已经评分到9.9分了，还需要继续问有没有最恐惧的吗？是一定要评出一个10分的范例吗？

解答：

其实是不一定的，几乎在每一个阶段都会问到来访者，"您还有什么要增加的内容吗？""您除了我们讨论这一两个方面之外，还有什么其他想讨论的吗？"

评等级也是一样的，当评到9.9分的时候，咨询师可以问来访者是否还有其他的、更恐惧的内容。这样有利于咨询师知道来访者的界限在哪里。

认知行为疗法其实特别强调合作，它强调的是一种合作的同盟关系。不管是评级，还是做情绪评估，在结构化的过程当中，关于内容的讨论都是灵活且发生着变化的。比如在第一次或者之后的咨询中，咨询师在了解来访者情绪以后，对来访者一周的情况进行询问，再检查来访者的作业（自主计划）完成情况，以及和来访者确定今天讨论的问题，最后进行总结、反馈以及家庭作业的讨论。这个过程中，"有什么内容需要被加入进来的吗？"是我每次都会问到的问题。

关于这个问题，既然来访者已经评到了9.9分，那么咨询师也需要去了解来访者有没有最恐惧的，这个是不是已经到恐惧的顶点了？是不是一定是10分？甚至有些来访者说自己最高的恐惧是12～15分。作为建立同盟，建立合作关系的彼此，咨询师要引发来访者的思考，让来访者去想一想，还有没有什么更深入的想法。

提问二：

了解来访者恐惧的起源对行为暴露有什么帮助？为什么在行为暴露之前，咨询师需要去了解来访者恐惧的原因是怎么维持的呢？

解答：

实际上这个是我们的一种评估。咨询师需要了解到底是什么原因导致了来访者的恐惧以及恐惧是一个正常人的恐惧？特定的恐惧症？还是精神障碍或者是幻觉体验。

咨询师了解恐惧的起源，有助于更全面更清晰地去认识来访者的恐惧。我们也能理解是什么原因导致了这样的恐惧。便于咨询师在行为暴露中可以进行有针对性的策略，比如有一个女孩有幽闭恐惧症，她害怕电梯，这时当咨询师去询问她恐惧的起源是什么的时候，她可能会说是在小的时候她有过被性骚扰的经历，所以她才害怕坐电梯。知道了恐惧起源，知道了她为什么会害怕电梯，就可以知道这原来是一个创伤体验。咨询师在制定咨询策略的时候，除了行为暴露，对于这种类似案例还需要处理来访者的创伤。

在行为暴露之前，咨询师总是会去评估，了解。行为暴露不是说一开始咨询马上就去进行暴露，如果咨询一共有十次的话，前面两三次咨询要做的事情就是评估。在咨询师和来访者建立信任关系的基础上，再去了解来访者恐惧的起源。咨询师要去共情，理解，给来访者支持，在这种基础上，咨询师还要给来访者做一些心理健康方面的教育，让来访者意识到这样的恐惧可能是一个自我的本能保护。

在来访者做好了充分的准备，也愿意准备的基础上，就可以开始进行暴露工作了。如果来访者害怕，也可以找来访者更信任的人。比如，小孩害怕时就会找爸爸妈妈，因为小孩会自然而然地认为父母是能保护自己的人。所以，前几次建立的工作，包括心理健康的教育、共情、理解，以及提问，其实就是咨询师跟来访者建立信任关系的同时，让来访者意识到："原来我可以用更好的方式去解决我的恐惧"，而这个方式就是行为暴露。

这样一来，来访者会对行为暴露目标更清晰，也能让咨询师的治疗会更有针对性，更有方向。

提问三：

如果来访者不愿意暴露，是不是也有可能是这个行为其实并没有对其生活造成影响？

解答：

来访者有权利不愿意暴露，在这个方面，咨询师一定要和来访者做好沟通，并不是要强迫来访者必须暴露。也有可能是这个行为其实并没有对来访者的生活造成影响，这种情况下，咨询师当然不需要去暴露。

咨询师需注意，并不是所有人都会产生需要治疗的心理问题。比如，有些人怕老鼠，可是在城市里，很少会有老鼠存在，那么当然没有必要对害怕老鼠的人进行治疗。咨询师需要来访者愿意，并主动地接受治疗。但是这个里面会涉及一个现象就是，未成年人的父母可能会要求他们强迫执行。在这个过程当中，我们也需要找到一个平衡，如果孩子真的不愿意，即使做效果也不一定特别好。心理咨询可以移除成长的障碍，但是这并不代表着说我们必须一定要强制要求别人来做咨询。

提问四：

如果在暴露的过程当中分数没有降低怎么办？

解答：

这也是有可能的。这个过程可能涉及很多个因素。第一，我们可以看一看是否使用了正确的暴露技术？关系建立的效果怎么样？第二，是不是还有其他的因素？第三，如果暴露过程中分数没有降低，这就会很快会激活咨询师，尤其新手咨询师心里的恐慌感，有恐慌感的时候，也会激活咨询师的图式：是不是我做得不好？所以，这种图式和心态也会干扰到我们做暴露。第四，在暴露过程当中，我们要把没有降低的部分进一步的概念化：是因为我们暴露的难度太大了，还是因为这个问题太严重了而我们现在时机还没有到，还是因为我们自己在暴露的时候过快等。

那么面对这种没有降低的情况我们要怎么处理呢？这时我们可以换一种方式，既然行为暴露这方面解决不了，可以从认知入手，可以问来访者："关于刚才的暴露过程您是怎么看的呢？"还可以强调此时此地，问来访者是怎么看待目前的状态的。我们可以用苏格拉底式提问的方式，启发式引导："您暴露过程当中这个分数没有降低，您觉得这个原因可能在什么地方呢？"同时也可以说："那在以后我们的暴露过程当中，您有什么建议吗？您觉得可以怎么做更好？"我们要做到的就是坦诚地跟来访者沟通。

我们一定要去建立好咨访同盟。如果来访者否定咨询师的暴露治疗，让咨询师觉得有点受伤时，咨询师也可以坦诚说："对不起，可能是有一点快。"所以，不要介意去跟来访者道歉，也不要觉得这是一个很丢人的事情。很多专家都提到，其实有的时候咨询师坦诚地去沟通、道歉，本身就给来访者树立了一个榜样。而且咨询师也不是万能的，比如说我在咨询过程中就经常会跟来访者道歉，有的时候不得不调整咨询时间，或者在某些问题上自己确实有一些困扰的时候，也可以和来访者坦率地进行讨论。这也是深化咨询师与来访者关系的一种方式。

第八章　行为功能分析

　　所有的行为不是孤立发生的，它不仅会受到前因的控制，也会受到行为带来的结果的控制。行为首先是对环境刺激的反应，一个人在这个环境中看到了什么，听到了什么，会有什么样的情绪体验，这些体验都会促使这个人做出相对应的行为。举个例子给大家展示这个过程。

　　在新冠疫情停工停学期间，很小的孩子既不能去上幼儿园，也不需要上网课，父母也待在家里办公，这对孩子来说会是一个什么样的体验呢？假定孩子觉得无聊，父母一直在工作，没人陪自己玩，于是这个孩子就去找父母，问父母："你们可不可以陪我玩一会儿？"父母说："宝宝乖，等我们把工作做完就陪你玩。"过了一会儿，这个孩子又去问父母"能不能陪我玩一会儿"。父母还是在工作，让孩子再等一下。孩子就又等了一会儿。这时，孩子等待的忍耐极限已经到了，就开始一边哭一边对父母喊："你们现在就要陪我玩。"父母无奈，只有放下手头工作，陪孩子玩耍。这就是行为的功能。

第一节　行为功能分析概述

　　在上述例子中，孩子孤单无聊的情绪体验会促使孩子做出哭闹的行为，同时，孩子做出的哭闹行为也会带来一些后果，比如对父母以及孩子自己的影响。对父母来说，哭闹让他们不得不停下工作陪孩子玩耍。对这个孩子来说，通过哭闹的行为，孩子获得了关注，获得了陪伴，之前感到的那些无聊等负面情绪也就没有了。如果这样的情况多发生几次，孩子过一段时间就会在感到孤单无聊的时候直接地用哭闹这种方式去寻求父母关注，上面说的过程就是行为的强化。如果我们的行为可以让我们的一些需求得到满足，比如说获得关注的需求，获得权利的需求，奖赏的需求，这个行为它就会得到一个正向的强化。如果有些行为它是会让一些负面的事件消除，比如我做这件事情本来应该受到惩罚，但是我做出来的一些行为可以让我避免惩罚，或者说那些让自己不舒服的负面情绪可以暂时地离开，这就是一个负强化。

比较典型的例子就是拖延。大家都知道拖延是不好的，但是当下不去做这件事情的时候，那么至少在当下，不用去面对那些会感到为难、感到焦虑的事情。如果从行为理论的角度来看，所有的行为，哪怕是一些极端的行为，比如说像自杀自伤，它都是有功能的，都是想要解决问题的一种方式。行为可以帮助我们实现目标，也可以帮助我们释放一些积压的情绪，满足内心的一些需求或者渴望（比如说对安全的需求，对掌控的需求，对关系的渴望等）。

再比如都知道晚上如果睡得太晚会对身体不好，但是还是会有很多人晚上的时候就想晚睡。这是因为在晚上那个时间，可以做自己想做的所有的事情，那一点点时间是自己可以掌控的，所以想通过晚睡满足对掌控的需求。

还有像青少年的网络成瘾也是同样的，它的功能可以说是让他在虚拟的世界里获得一种满足感，而这种成就感的满足在现实世界里没有的。大多时候，强化过程的功能不一定是在意识层面的，咨询师可能不能觉察到这个功能，而这个行为是为了满足这样的一个功能的，所以，这个过程很多时候是在潜意识的层面发生的。

一般情况下，来访者会带着他们现实生活的问题来到咨询室，而他们往往看到的就是行为对自己造成的困扰是什么，影响是什么，而不会是这个行为的功能。咨询师如果想要对这个问题行为进行干预，它一定是建立在对这个行为的理解的基础上的。对这个行为的理解，不像精神分析里面的那种理解，而是说这个行为它发生的过程和所有的细节。

比如：它是在什么情况下发生的？具体做了什么事情？在这个行为发生之前，思维是什么样子？有什么样的想法？情绪是什么样子？有什么样的身体感受？做出了这个行为之后，具体又发生了什么？在这个情景当中其他人又做了什么？做了这件事情之后，想法又有了什么样的改变？情绪发生了什么样的改变？身体感受又发生了什么样子的改变？……下面评估的过程其实就是行为功能分析，它其实是一个评估的技术，咨询师可以用来理解这个行为的后果。

当理解了这个行为的前因后果之后，就可以对这个行为链上的任何一个环节进行干预。比如说知道是某一个因素所触发的行为后，咨询师就可以在前因的基础上去干预；如果知道来访者做出行动之后可能会发生一些结果，某种程度上会维持行为，以后碰到类似的情境中会持续发生，这时也可以对结果的部分进行一次干预。所以如果咨询师把这个目标行为概念化为前因和后果，就会帮助咨询形成对来访者使用的问题解决策略或者干预策略。这个干预可以中断行动链的发生，阻止这个行为。

一般来说，行为功能分析的目标行为大致可以分为以下三类：

第一类，行为过度。即咨询师想要减少或消除来访者的一些非适应行为，比如像酗酒、暴力打人、拖延、网络成瘾等问题。

第二类，行为匮乏。即有些行为是适应性的，它是可以改善来访者的生活质量的，但是这个行为在暂时的当下是缺失的。比如，很多人都知道锻炼身体是对自己有好处的，但是可能一直都没有去，这就是一种行为匮乏。再比如社交焦虑的来访者，可能会有一些人际交往的技能缺乏，这种技能的缺失也可以归结为行为匮乏。还有一些行为可能会影响到咨询效果，比如有一个来访者从来不会完成所有需要记录的家庭作业，但是突然有一次这个来访者把之前从来都不做的、需要记录的觉察日记都做出来了。这种情况下，咨询师可以对这个行为去做一次行为功能的分析，看发生了什么让来访者愿意去做之前不愿意的事情。

第三类，错误刺激控制。在咨询室里，咨询师会教给来访者一些人际交往的技能。比如像辩证行为治疗里面的角色扮演技术，在咨询室里面做角色扮演的时候，来访者可以把这个技能很好地呈现出来。其实来访者的技能已经学会了，但是离开咨询室去到真正的工作环境当中时，这些技能并不能完全呈现出来。这说明在适当的情景中技能是缺失的。还有一些特殊情境，比如说比较好动的小孩子，在公园的环境里没有任何问题，但是到了教室的环境中，如果小孩依然好动，可能就会带来一些后果。

行为功能分析的行为链包括易感性因素。易感性因素包括环境的易感性因素和个体的易感性因素。

环境的易感性因素。如果一个人从一个工作调到一个新的工作地方，环境发生了变化，这个变化可能会给这个人带来一些压力，这可以称为环境易感性因素。在适应新工作的过程当中，这个人可能就处在一个比较易感的状态。

个体本身的易感性因素。比如一个人身体状况不是非常好，或者说一直都会觉得比较累，当这个人觉得很累的时候很难去控制一些冲动性的行为。这种情况可能还会附带一些偶然性因素，比如睡眠不好，或者受药物影响，这些可能也会对这个人身体状态造成影响。所有的因素都可能让这个人处在对事件刺激比较敏感的状态。当某个事件刺激、引发了这个人一些情绪反应之后，情绪反应可能就会比平常更加强烈。易感性因素就是这个行为的触发事件了。

在一些青少年来访者中会看到比较极端和突然的情绪爆发，或者是自伤的行为。在这个行为发生之前，可能会发生和家人争吵，或是和朋友之间的冲突。但这并不表示冲突吵架马上就会导致目标行为，因为与人有冲突是一件非常正常的事情，不是所有人有了冲突后就会导致情绪崩溃，或者发生自杀行为。咨询师需要去了解，在冲突之后还发生了什么，让来访者认为自己必须要做出这样的行为。来访者可能会说："我只有做出这样的行为，才可以解决眼下的这个问题，没有别的办法去解决这个问题了"。这时咨询师一般要问："接下来发生了什么？这时您有哪些想法会冒出来？您身体会有什么样的反应？可能会心跳呼吸加速，身体的肌肉紧张，同时会有什么样的一个情绪的体验？"所有的这些因素都会引出这个目标行为。

如果咨询师想要减少来访者的问题行为，或是增加适应性行为。这个行为的发生会有一些结果，比如短期上会有情绪的改变，长期上会有态度的改变。需要注意的是短期结果，可能较短时间内，来访者看不出来自己的行为是否能够实现任何功能，或者产生"我就算做了，我的情绪也没有变好"的想法。当人的大脑一旦学会了行为和功能的联系之后，它还是会指挥着个体做出对应行为，并且会一直期待这个结果的发生。

第二节　行为功能分析具体步骤

行为功能分析对于拖延、自杀自伤行为、成瘾行为、进食障碍中贪食、暴食或厌食等来说，其实是一个非常好的技术。具体步骤如下：

第一步，识别目标行为。在识别的过程中，咨询师需要去让来访者描述细节。如果来访者对蠕动的生物感到恐惧，这时就会聚焦到目标行为，咨询师要勾勒出画面，去理解。这个过程中既有外显的行为，也有内在的发生。咨询师要注意理解来访者的目标，做行为功能分析一定要找准"点"以及来访者背后的意图。咨询师要认真倾听，倾听分四个层次，听内容，概括性倾听（归纳概括），听情绪，听来访者实际想要表达的言外之意。

第二步，探究发生情境。当咨询师选择了目标行为或靶行为，咨询师要去了解它发生的具体情境，即在什么情境下会发生目标行为。

第三步，开始分析。咨询师需要了解来访者的易感因素——评估睡眠、饮食、身体状况等，这些行为的发生时间，发生之前有没有服用过药物酒精（评估来访者的物质依赖）。可能其中的一个方面值得咨询师去深入，了解来访者的行为有什么样的前因，其结果又是怎样加强来访者的行为。

第四步，在倾听的过程中倾听来访者的情感和思想。咨询中，咨询师可以去了解来访者的行为在什么场景会被触发，以及行为发生的时间、地点、人物、在做什么。行为前的因素了解得越仔细，就越容易全面了解来访者。咨询师代入来访者的视角，包括来访者想说的、想法和感受。任何一个行为，即使是看似不健康的行为，都有获益的功能。比如，来访者短期的行为可能会使焦虑变得更加强烈，长期就会出现逃避。了解完来访者的易感性因素以及前因后果，咨询师就可以形成假设，比如是什么原因让来访者的拖延行为持续下来？对于问题行为，咨询师要去了解其前因后果，再在这个基础上进行分析，同时，让来访者在了解这些的因素的基础上去做更理性的决定。

第五步，确定目标。咨询师要先确定目标再去进行干预。比如，在做心理咨询时经常会遇到失恋的来访者，对于失恋的来访者，咨询师可以去了解来访者在什么时候情绪最糟糕。假设是孤独的时候，咨询师就需要了解来访者什么时候独处，以及如何减少其独处的时间。如果来访者快要出现伤害自己的行为，咨询师就需要从思维、情绪和行动的角度进行干预，特别是当来访者的情绪特别糟糕的时候，可以帮助来访者思考："除了伤害行为外，我们可以找什么行为替代？"哪怕是打枕头，也是一种良好的替代。或者找其他的方式来转移来访者的注意力，咨询师可以就这个问题和来访者进行讨论。同时，在结果层面上，咨询师也可以做改变，比如可以询问："你希望自己的问题行为变成什么样的行为？"当咨询师让来访了解到，自己的行为可能无法达到一些结果，就可以消除一些不合理的期望。

第三节　行为功能分析案例解析

案例分享

来访者是一名患有社交焦虑的大三女生，她即将竞选学生会干部，但是她性格内向，在准备上台的时候，一想到台下会有一百多个人，她就感觉焦虑、紧张。

在她的记忆当中，别人对她的评价总是批评居多，认可少，因此她感到台下的人都在等着自己出丑。这是前因。她的想法是别人在等着看她出丑，再嘲笑她的笨拙，当这样的念头一出现，她就开始紧张，产生心跳加速、呼吸紧张等生理反应。每当这时，她就会怀疑自己是否有心脏病，而躯体反应又加深了她的负性认知，进而加强了她担心心脏病发作的灾难化想法。最后，她逃避了。但是当她的生理反应和情绪稳定下来以后，她又对自己的逃避行为很失望。

于是，逃避行为引发了第三层的认知——觉得自己很无能。她陷入了一个负性循环。

案例解析

根据案例，首先来分析她的易感性因素。在这个案例里，易感性因素包括性格内向敏感，其触发事件便是当众上台演讲。这个事件连接到的想法就是观众等着她出丑，所有人都会嘲笑她的笨拙，这样的想法引发了紧张焦虑的情绪以及生理反应，进而触发了来访者怀疑自己会心脏病发作的念头。最后，她的目标就是逃离会场。逃离会场会对她的回避行为有一个负强化——逃避之后，她的紧张焦虑马上就会下降。她从这个行为中获益了，从情绪和身体反应中解脱了出来，但是长期下来会导致负性的自我认知强化，使得不到一个学习锻炼的机会，缺失了技能，最终形成一个长期的回避图式。

对这个来访者做干预策略的时候，咨询师可以针对她的负性想法做认知重构，去寻找曾经带给她爱、温暖和支持的重要人物，在探索这些人物的关系和历史事件当中去发展积极的身份认同。

针对她的焦虑情绪和生理反应，比如怀疑自己心脏病会发作，咨询师可以让她去做身体检查以确保身体是健康的。针对焦虑和身体反应，应当提高对焦虑情绪的耐受，进行行为暴露、认知重构，还包括正念，觉察自己的状态和整个过程。因为来访者在这种情境下会有一种对失控的恐惧，但当她开始觉察时，她会获得一些掌控感。

在做行为功能分析的时候，咨询师需要注意以下几点：当得到有关的信息，不要假定自己已经了解来访者。咨询师的目标不是把这些信息直接传递给来访者，而是要带着来访者让他们自己看到这个过程。通常来访者在报告有关前因的信息的时候会遇到困难。所以，为了获得关于前因的更多信息，咨询师可以和来访者一起重建认知，共同合作地去进行行为功能分析。同时，咨询师可以去探讨在会谈之外，生活中来访者可以怎么去使用这些策略。少一点预设和评判，多一点理解和关怀。

在咨询中，咨询师可以利用标准的行为功能分析表进行咨询流程。比如，首先可以寻找要分析的问题行为是什么？有些来访者的行为可能是自我伤害、暴饮暴食或者网络成瘾等不良行为。找到问题行为后，咨询师需要了解来访者是什么时候冲动的？在哪个时候开始的？在冲动发生以前，周围正在发生什么？当然，在这个过程中，咨询师也要去评估来访者的睡眠、进食、酒精药物的依赖以及身体反应等。对于行为分析，咨询师需要找到来访者行为的前因后果，这时咨询师可以和来访者进行探讨："在这种冲动出现和最终的问题行为之间，还有其他什么行为吗？"在这之后，可以继续询问来访者，在问题行为被实施之后出现了什么样的结果？下一次还可以怎么做来达到目的？以便降低来访者将来从事问题行为的可能性。

第九章　问题解决技术

　　问题解决技术是认知行为疗法的一个重要技术。心理治疗进入到科学时代，实证是需要有证据的，实证还代表实事求是。当来访者讲的内容是一个事实，是真真正正、真真切切面临的问题时，就要如实地去讨论来访者现在面临的问题，以及如何去解决，而不是专注于讨论和改变来访者的想法。

　　认知行为疗法基础应用的几大原则当中特别强调，以实证作为基础，认知行为疗法不是一种辩论，也不是一种游说，而是实实在在、真实客观地、实事求是地去评估来访者情况。例如，一个学生偏科，咨询师可能会问："对于偏科您的想法是什么？"这里咨询师是为了讨论想法而讨论想法，但是事实上可能学生是真的偏科。如果学生是真的偏科，那么就算让学生换一种想法来看待这个问题，偏科的情况也不会改变。咨询师要做的是，尊重来访者被现实问题所困扰，并和来访者讨论出解决方案。

第一节　问题解决技术概述

　　问题解决，是咨询师与来访者需要共同去探索解决的方案，并实施和执行，从而使问题由初始状态到达目标状态的一种技术。在心理咨询的实践当中，很多来访者面临着各种现实的生活问题，如婚姻、孩子教育、职场压力等问题。

面临问题的来访者首先会寻求帮助和解决方法，大多数问题其实都是现实的，是真实存在的。举个例子，一个运动员的表现非常优秀，但是最近的比赛却表现得非常糟糕，运动员表示是自己不适应现在比赛的场地。所以并不是运动员的实力不行，而是这个运动员正在面临一些问题。但是之后的一场比赛运动员打得非常好，并表示："之前我是因为换了环境，所以感到焦虑甚至有些抑郁，我在心理方面出了问题，现在我才意识到我心理健康是多么重要。所以我专门找了队里的心理医生聊了聊，我就感觉好多了。"

有很多的来访者是真的在现实当中存在着很多问题、困难。其实问题解决是咨询当中的一种很重要的理念，咨询师不能忽视来访者的问题，来访者的焦虑又是跟现实当中真真切切存在的问题是有关系的。

表9-1对常见的阻碍问题解决的偏见进行了大致的梳理。

表9-1　阻碍问题解决的偏见

误区	观念	产生原因
	自己不行	人们会更容易地注意、记住和相信对自己有利的证据，而忽略相反的证据。当来访者产生"自己不行"的认识偏见，其认知取向也就集中在"自己不行"那一部分。即使自己已经很优秀，比如取得了98分的考试成绩，那么他可能会想——为什么没有考到100分呢？这说明自己还是连一些简单的问题都没搞清楚。当来访者关注的是这一部分，这对有效解决问题是一个极大的阻碍。
心理定式	/	尽管有可能使用更简单的替代方法，但人们更倾向于使用他们已经习惯的方法。这一现象与大脑的纹状体有关。在日常生活中，这种现象也很常见，比如习惯在某一家饭店吃饭，即使这家饭店的饭菜并不是十分地可口，但是总是会自然而然就再次光临了那家店。
功能固着	/	人们了解物体的常规功能，而无法解决问题。功能固着限制了人们精确地解决问题的能力，使人的思维方式狭窄，在最坏的情况下，功能固着可以完全阻止一个人实现问题解决。在咨询和现实生活当中，其实一个问题本来可以非常简单地解决，可是当我们处于功能固着的状态时，往往绕一大圈才能解决问题。

误区	观念	产生原因
自我设限	我做不好别人可能不会喜欢我	人为自己设置了一座"心理的监狱",妨碍自己过更好的生活,取得更大的成功。当我们认为自己不行,遇到新的问题的时候,脑袋立马就会蹦出——"我做不好""别人可能不会喜欢我"。自我设限是人的自我意识的一种阴影。人之所以为人,就是因为我们有自我意识,但从另一个角度,它就像灯一样,灯光照不到的部分就是阴影。影响问题解决的障碍还包括但不仅限于以下内容:情绪与情感,比如性格比较偏激的人在问题解决时可能会面临更多的困难;缺乏技能,比如缺乏逻辑思维能力,或者缺乏人际沟通的技能。

如果遇到了以上的一些障碍,应该怎么办?下面是一些常见的解决办法。

咨询师可以对来访者进行启发式的引导。当咨询师也不知道对来访者的问题该怎么办的时候,不要慌,也不要觉得沉默很尴尬。这时候咨询师可以掌握一下时间,沉默地等待几秒钟,或者鼓励来访者。当咨询师在这时能够坚持沉默一两分钟,对于来访者来说,或许就是一种引导和压力,这时来访者或许就会开始思考具体的解决方法。在这个过程中,咨询师要不断地去思考如何进行启发式的引导。

如果在一段时间的沉默之后,来访者仍然想不出解决方案,这时咨询师可以询问来访者,过去遇到类似的问题时是如何解决的?用了什么方法?再用启发式的引导,比如问:"在以前的解决问题的方式当中,您学习到了什么?领悟到了什么?"当来访者真的不知道怎么办的时候,咨询师要送去鼓励。其实当我们遇到问题的时候,很可能产生焦虑的情绪,这时脑袋一片空白其实是正常的。咨询师可以告诉来访者:"没关系,您可以去想一想。"要鼓励来访者自己找到针对问题的解决方法,如果实在难以实现,可以问:"如果您的朋友遇到类似的问题,那应该怎么解决?"通过以上几种方法大概就能够帮助到大部分来访者。

如果还是没有起到很好的效果,那么我们就可以进入到问题解决步骤。

第二节 问题解决技术具体步骤

图9-1是辩证行为治疗关于问题解决的七个步骤，具体如下：

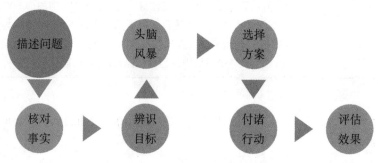

图9-1 问题解决七步骤

第一步找到并描述问题。咨询师需要和来访者清楚、准确，具体地找到问题，目的是专注于解决认知，因为对于过度怀疑的情况，使用问题解决方法就无法落到实处，再和来访者一起做出决策。在众多方案中选择一个符合目标、有可能行得通的解决方案。找到目标以后，就要制订计划、付诸行动，进一步评估，在评估的基础上进一步描述他的问题，核对事实。其实这是一个循环。当咨询师描述情境时，要不带主观色彩，关注具体的事实到底是什么，收集有关问题的信息——到底是什么样的问题，问题有多严重，什么样的后果会给来访者造成困扰。可以引导来访者在五个不同的层面上描述他的问题所造成的困扰：情绪的影响，如焦虑或抑郁；行为的变化，如行为受阻；认知层面的影响，如持续的忧虑、悲观的期望、自责；社会功能的影响以及程度；躯体症状，如食欲不振，睡眠紊乱。咨询师要去了解解决问题的障碍，比如可以询问来访者："现在请描述让您难以解决这个问题的障碍是什么？"比如社交焦虑，大多是因为来访者很在意他人的评价，这可以作为解决问题的一种方式。

第二步，核对事实。来访者所陈述的事实是否正确？这个情景到底给来访者带来了多大的痛苦？有些来访者会虚构事实，夸大痛苦的感觉。要了解来访者所描述的冲突是否反映事实，比如心脏突然猛地一跳难道就等于得了心脏病吗，这需要做系统的检查。

第三步，辨识解决问题的目标。首先目标要简单清晰且可实行。解决问题的目标是要能通过努力达到的，如果达不到就要重新评估。咨询师的终极目标是减少来访者的痛苦情绪。确认目标以后，就开始头脑风暴。

第四步，头脑风暴。即咨询师尽可能地想出解决问题的新奇点子，越多越好。咨询师可以告诉来访者开放自己的大脑去尽可能地想象什么样的点子可以帮助解决问题。解决方案可以是达到目标的一个或多个行动。需要注意的是不管它是多么荒诞，对于所有来访者想出来的点子都不要予以评价，因为咨询师的评价容易把来访者的讲话打断。在这个阶段可以问来访者："您以前遇到过类似的问题吗？当时您是怎么处理的？以前见过其他人成功地处理过这个问题吗？他们是怎么处理的？您的父亲母亲、兄弟姐妹会怎么帮助您？您最好的朋友会怎么处理这类问题？您喜欢的老师或者喜欢的某一个的明星会如何处理您遇到的问题？如果能够抛开所有的顾虑，您会如何处理这种情况？假如您突然拥有了神奇的力量，有了一个水晶球，水晶球会告诉您什么，可以做些什么来处理这些问题？展望未来，当这个问题已经解决，那时候会有什么不同？会有哪方面的不同？"

第五步，选择一个符合目标且可行的解决方案。将提出的解决方案按照优先级排出顺序，排除明显不会奏效、存在危险以及根本不可能实现的方案后，进行优缺点的分析。咨询师需要分析，如果采用某一种方案，来访者会有什么样的获益？又会有什么样的代价？在这个方案中，对生活中的其他人会产生什么影响？对和重要他人的关系又会有什么影响？当然还有一种方式，询问来访者心中最为智慧的那一面，让它来做决定；或者，让来访者假设心里有个智者，让智者来选择。

第六步，将解决方案付诸行动。确定了解决方案以后，就要开始付诸行动。在这个过程中常见的挑战就在于人的惰性，比如在来访者的认知中会认为自己没有时间；或者因为恐惧而认为这样肯定会失败，是没有用的。当来访者偏执地认为自己没法改变，不要一头栽在这个问题中，而是要采用当初经过缜密思考的解决方案付出行动。咨询师可以问来访者："您能不能预估会遇到什么问题或者困难？在解决方案当中，最难的部分是什么？在这一周可以做什么，能够让您较好地迈出行动的第一步来？您可以做些什么来让自己保持冷静和专注的状态？"

第七步，评估使用该方案的情况。在下一次的咨询中可以问来访者："您的问题解决有了怎样的结果？您满意问题解决的结果吗？"如果他回答自己不满意，咨询师需要知道来访者为什么不满意，怎么进一步讨论、确定问题、核实目标、头脑风暴，就像是一个循环。咨询师还可以继续询问："您比以前更满意自己的处境吗？是否对自己或他人造成了任何负向的结果？您从这一周的问题解决当中学到了什么？"我们要注意，即使是最完美、最缜密的计划也有失误的时候，计划的实施不完全在咨询师的掌控当中。所以咨询师在做评估的时候，在关键步骤需要检验行动的成效。很多咨询师会害怕遇到在问题解决的过程中失败的情况。其实关键在于如何解释这种失败。这个问题的关键是咨询师要和来访者讨论应对失败的方式。咨询师可以告诉来访者，问题解决要发挥效果，可能需要尝试不同的解决方案，才会找一个确实能解决问题的方法。即使第一次的努力没有完全地解决问题，但至少能在一定程度上改善情况，之后在应用其他解决方案的时候，或许就能够完全去除或大幅减少此前几次遇见的错误，一次失败并不代表"我不行"。

涉及重大生活改变的问题，咨询师需要详细地去分析积弊，比如生活上的、工作上的，或者其他方面的改变。对于这样的决定，咨询师需要告诉来访者要对问题进行详细的分析，并给来访者一段时间进行思考（来访者需要有时间和空间进行自我消化），然后自己做决定。做了决定以后，怎么样能尽可能去增加它的利，减少它的弊，再坦然地面对选择的后果。咨询师需要注意，并不是所有的问题都能被解决，当遇到不能解决的问题，咨询师需要调整认知，改变对问题的反应，比如，让来访者接受现状，努力使生活的其他方面让自己满意。行动方面行不通，可以从认知入手，同时，咨询师也可以在认知和行动方面双管齐下，知行合一。

如何帮助来访者接受生活中的不确定性。咨询师可以告诉来访者，生活中有不确定的因素是一件很常见的事情。对于这种情况，咨询师可以帮助来访者识别和建立自己的外在资源，同时提高来访者的自我效能感。对于来访者在生活中遇到的挑战，解决问题的方法是非常有效的。当来访者遇到了挑战，咨询师要帮助来访者把目光聚焦到一个问题上，通过心理教育去激发其动机。有些来访者动机不强，咨询师就需要去增加其动机。增加来访者的动机，可以使用设定小目标和奖励机制、提供积极反馈和认可等方法，在解决个别问题和达成目标之间建立联系。来访者的个别问题和希望解决的目标之间，还可以去把这些问题分解为能够应付的几个部分，就把大的问题进行分解再分解成小问题，帮助来访者去评估自己的控制程度。当问题解决方法确实没有用的时候，咨询师可以改变方向，从认知、从情绪走等都是可以的。

问题解决技术在早年的时候是认知行为疗法的一个辅助技术，因为来访者在日常生活中多多少少都会遇到一些难题，咨询师和来访者通过共同合作解决问题可以让来访者获得自我效能感，以此提高来访者的掌控感和价值感。这些对于改变负性的自我认知是很重要的。随着问题解决技术在不同疾病模型当中的应用，比如说抑郁、焦虑、强迫症，同时也结合行为学和生物学的一些理论，慢慢演化出一个独立的概念化模型，以及一整套的干预策略。在近十几年，问题解决技术无论在研究领域还是临床应用领域，都受到了较多的关注，在国外也开始有一些专门的培训项目。下面就简单地给大家分享一下情绪中心的问题解决治疗方法的理论模型以及它评估和干预的一些方法，以及问题解决的注意事项。

第一，咨询师可以用理解压力源的方式去看待来访者现实生活中的问题。来访者的压力通常来源于问题会带来的一些后果。这个很好理解，比如来访者想要解决的问题是失眠，失眠的后果可能是第二天状态差，疲惫。当一个问题是悬而未决的时候，可能出现的后果是给个体带来更多的压力，即这个问题本身就是一个压力源，这个问题可能会出现的后果同样也是一个压力源，这种压力会带来一些负面的情绪反应，比如说担心焦虑。

第二，当情绪反应的强度达到一定程度时，个体通常会采取一些行为上的措施，让自己摆脱这种负面情绪造成的状态。比如失眠的人，睡不着时会想办法帮助自己入睡，短期来看肯定是有帮助的，但是长期可能会加重失眠问题，成为慢性的失眠。

第三，来访者可能会做出一些习惯化、自动化或者是冲动化的行为。举个例子，孩子不认真写作业家长就开始唠叨，唠叨可能是家长的习惯化行为，到最后忍无可忍，用暴力来解决问题可能就是冲动行为。这些行为可能都会导致问题没有办法从根本上解决，而且会让亲子关系变得更紧张，让问题变得更难解决，甚至变得更严重，所以负面情绪本身也会导致现实生活中的这些问题。

第四，现实生活中的问题常常会涉及多个个体。不同的人有不同的成长背景和三观，对待问题可能会有不同立场。涉及在现实生活中的、关于其他人的问题，与梳理逻辑问题对比起来会复杂很多，因为其中有更多的不可控因素。对于人际关系的问题常常会有多个潜在的解决方案，到底选哪种方案更好是比较难以预测的，这种问题的解决方式很大程度上是取决于设计问题的人和具体的情况。不可预测性和不确定性本身也会对个体造成一定的压力。

研究发现，解决问题的能力与身心健康是息息相关的。如果一个人自认为解决问题的能力是比较差的，那么对于同样的难题，同样的压力，相比其他人情绪反应上就会表现出更多的焦虑或者更多的抑郁。在其他人眼里的小事，这个人可能会觉得这是难以解决的问题。相比那些能够有效解决问题的人，这样的来访者在生活中就会报告更多的问题。如果来访者长期处在这样的状态下，心理和身体的健康都会受到影响，并且会出现一些生理症状。[①]

另外一个研究发现，如果个体倾向于以回避的姿态去应对问题，那么不管是在常规状态还是在压力状态，他们负性的心境，悲观负性的情绪体验都会更多，临床抑郁的可能性就会更高。最后就是问题解决技能的缺失，它与低自尊、绝望感、自杀风险、自我伤害、易怒、酒精、物质依赖以及生活满意度的下降等这些问题都是有一定的相关度的。基于上面的这些研究发现，情绪中心的问题解决治疗的方法，它的基本假设就是许多严重的情绪问题和行为障碍的问题，都可以视作长期以无效的应对方式来应对生活压力的结果。所以促进来访者自我引导和自我调节成为一个更好的问题解决者，能够解决或者是显著地减少行为问题和身心健康问题。所以问题解决技术特别强调的一点就是技能的学习和训练以及通过这种技能来提高来访者应对各种生活压力的能力。[②]

这些能力具体包括：其一，以积极适应的态度去解决问题。比如乐观，相信问题是能解决的，或者这个问题会朝着较好的方向发展。

其二，成长型思维。虽然现在的能力还暂时不足以很好地去解决这个问题，但是可以通过一些自我提升，学习后，慢慢地成长。这也可以包括个性，虽然性格比较内向，但是可以通过一些人际交往技巧的学习从而在社交情境中更好地表现自己，这些都属于成长型思维。

其三，有效解决问题的技能。即通过一些认知活动和行为去改善压力的情境。这个解决问题还包括解决情绪所带来的问题，也就是所谓的情绪聚焦的目标。在这里面技能就表现为情绪管理的能力，还有一些痛苦耐受的能力，通过这些技能的学习来作为管理生活压力的一种手段，从而减少

①参见 John M Malouff et al., "The Efficacy of Problem Solving Therapy in Reducing Mental and Physical Health Problems: a Meta-analysis," *Clinical Psychology Review*, 2007, Vol. 27（1）: pp. 46-57.

②参见 M. Arthur et al., "A Problem-solving Formulation of Depression: A Literature Review and Proposal of a Pluralistic Model," *Clinical Psychology Review*, 1987, Vol. 7（2）: pp. 121-144.

压力事件对身心健康的一个负面影响。

问题解决在评估上有两个维度，第一个维度叫问题取向维度，第二个维度叫问题解决风格的维度。第一个维度问题取向维度指来访者对于这个问题本身的认知、态度和信念，以及对于自身去应对这个问题能力的认知、态度和信念。问题取向维度又分为正性取向和负性取向，正性取向就是把眼下面对的问题视为一个挑战，相信这个问题最终是可以被解决的，对自己解决问题的能力是充满信心的，或者说即使现在可能能力不足，但是至少是可以通过学习让自己能力有提升的。相反的负性取向就是把这个问题视为对自己的一种威胁，视为一种危险。态度是认为这个问题是不能在根本上获得解决的，对于自身的能力也持一种怀疑的态度。

第二个维度问题解决风格分为三种。第一种有计划有理智，对问题和目标有一个清晰的界定，寻找并找到合适的方案，并实施这些方案。第二种回避，包括拖延，消极回避，依赖他人等，拖延很多时候是作为一个问题呈现在心理咨询的过程中的，咨询师其实要看到拖延是对于问题的一个应对模式。通过拖延可以回避，对于拖延，采取积极的态度可以帮助来访者去解决这个问题。第三种是冲动，冲动地做出一些暴力的事件或者自我伤害，伤害他人的事件。它的评估方法也会分成几种，比如可以通过在访谈的过程中去评估这上面的几个维度。

评估是非常重要的，因为咨询师只有基于评估的结果，才可以选择合适的工具来进行干预。ECPST把这些干预的工具分成了四个工具箱。第一个工具箱是问题解决的工具箱。它包括清晰地去给问题一个定义，树立一个明确的可以达到的目标，生成各种替代的方案，决策实施包括最后的评估。同时，咨询师还需要处理很多任务，因为很多时候问题的根源可能是来自需要同时处理很多任务。处理多个任务导致的压力过大、大脑过载等问题需要运用一些具体的方法去克服，比如用图表清单的方法，把数据整理出来。

第二个工具箱是任务的简化，把一个大的任务拆解成很多的小任务和一些任务管理的工具箱。对于一个问题取向是正向的来访者，也就是一个抱有积极解决问题的态度的来访者，第一和第二个工具箱会更加合适。比如来访者有的时候尝试过很多次后还是不知道如何去解决这个问题，或者说这个问题是来访者以前没有遇到过的问题，那么这两个工具箱里面的工具或者技能将会是一个非常好的选择。

第三个工具箱以及后面的工具箱可能会更适合负性取向回避性的来访者。它的目的是要克服动机的不足和无望感。这里面主要包括两列清单，如果来访者说"我不想去付诸行动，我不想去解决问题"，咨询师就可以问："如果我一直回避后果会是什么呢？如果我们一起想办法去成功解决这个问题了，那会给您的生活带来什么好处呢？"这就是一个两类清单的技能。

第四个工具叫做停一停慢下来，它的主要目标就是克服因为强烈的负面情绪而做出的一些不利于解决问题的行为。有的时候，为了解决问题，一些人可能因为急切地想脱离负面情绪而做出一些可以暂时性缓解但是不能从长期上解决问题的行为。这会导致他们一直维持负面的行为或者产生一些冲动性的行为，最后让这个问题变得更糟糕。这时就可以运用停一停慢下来工具箱的一些技能。比如说各种像正念一样的情绪调节技术，和自己的负面的情绪在一起多待一会儿，觉察一下会发生什么的技能。意象也是一个可以用于克服情绪障碍的工具。如果遇到生活中的挑战，咨询师可以让来访者聚焦于一个问题，通过心理教育激发来访者动机，在解决个别问题和达成目标之间建立联系，将问题分解为能够应对的几个部分，帮助来访者评估自己的控制程度，以及当问题解决方法没有用时改变方向。

第三节　问题解决实践

几乎每一个人在现实当中都会遇到一些问题，现在要进行探讨的是如何通过问题解决的方式去看待和解决这些问题。同时，把倾听、理解、反馈，引导等技术和这一部分内容结合起来，从而进行咨询实践。

有一个学生曾经跟笔者讲过自己对认知行为治疗的领悟和心得，笔者认为觉得非常有意义，在这里和大家做一个分享。她说："心理学真的好神奇，最近翻看了我两年多的记录，发现自己改变了好多。通过看记录，我被自己感动到了，忽然明白认知行为疗法的意义。有些心理体验领悟以后就像高空体验一样，行为里的每一个小小的改变被执行，被记录下来之后都会成为继续改变的一部分动力，被自己看到，被自己认可，我们要做的引导是来访者自己给自己希望和力量，自己成为自己的治疗师。"

就像这名学生的感言，当行为里的每一个小小的改变被执行和记录，到最后就能让自己看到行动的重要性，看到了每一个做出的改变的意义。曾经有一名来访者也有这样的领悟，他说，他做改变的时候，好像每天没有什么变化，但是有一天突然回头一看，好像这些小小的改变积累起来已经变成一个很大的改变了。当来访者看到了自己改变的过程，并被自己认可，就会发现原来自己是可以做到很多事情的。在这个过程当中，来访者会看到希望，会提升自尊感，还有对自己的力量感和掌控感。关键是要去行动，去尝试，去改变。所以认知、行为是密切不可分离的。

同样的，咨询师不能只专注于理论，要在实际的咨询过程中去进行运用。在实际咨询中，练习过和没有练习过的经历过程是完全不同的，甚至有可能练习过后比没有练还要痛苦，因为在练习的过程中会发现很多问题，而不练的时候反而没有问题。正因为这些问题，作为老师的价值才得以彰显。大家的每一个问题就像是一个个台阶，通过这样的台阶，回答问题，也就是一步一步攀登台阶。当咨询师走在这个台阶上的时候，每一步都会向最高点靠近，也会给予自己希望和力量，因为看得见自己正在慢慢靠近最高点。很多人了解了心理学后就特别喜欢，因为人们在学习心理学的过程中让自己看到了希望，看到了力量，慢慢去追寻生活的意义，生命的价值，自己成为自己的治疗师。

下面是这个学生说的第二段话："我的情绪比之前稳定了很多，自己都有些不适应了，对事情没有原先那么敏感，对自己没有那么多负面评价，对别人也有更多的理解。"她的情绪发生了转变，这种转变是一个从量变到质变的过程。而实际上，自己的领悟和对自己的帮助是学心理咨询、认知行为疗法最重要的一个原因。只有自己真的做出了改变，变得更好了，才能够和来访者更好地工作。所以当我们对自己没有那么多负面评价，对别人有更多的理解的时候，就可以让自己和来访者达到内在与外在的一个和谐统一的状态。

要进入到别人的世界，首先是去理解，去共情，去感受。在日常生活中，可以跟家人，领导，包括自己进行一个实验。比如，我现在很愤怒，那我去体验我的愤怒，我愤怒是因为什么？然后对自己进行理解。

这名学生第一段讲到了认知行为疗法的整体，第二段讲的是关于共情的最基本的理解，第三段她讲道："个案概念化的练习会更有助于自己理解别人。而且我们的工作是通过我们对来访者的理解来引导来访者理解自己，并为自己做出改变。"这句话说得很漂亮，理解是在认知上的改变，是在行动上的促进，认知行为疗法是西方的模式，它是基于病理模型，不管是抑郁、焦虑、强迫障碍，包括现在的双相精神障碍等的病理模型建立的一套治疗模式。但是认知行为疗法要在中国真正地生根，要在中国实现真正的中国化、本土化，不能仅仅凭借一个基于疾病的治疗，因为几千年来，不管是孔子、孟子、老子、庄子，还是王阳明，实际上都是在做一种修行。对别人更多地理解，自己的本心本性也会更客观，更尊重事实。

认知行为是从一般的治疗到"修行"的过程，从前期的理念，到后面的知行合一，需要不断体验修正自己的认知与行为。咨询师通过对来访者的理解，引导来访者理解自己，并为自己做出改变。这里的重点是：来访者自愿为自己做出改变。学习心理学的过程是从技术到疗法，即心理学领域，后面到了哲学的层面。

第四节　问题解决技术案例解析

在进行问题解决讨论时，咨询师和来访者头脑风暴的方法是在非常放松的环境下去做的，制造出了一个看起来是工作的环境，但来访者不愿意接受再放松一点的环境。

这个问题解决和头脑风暴的过程更像是讨论，这需要咨询师全面地进行评估，既要解决来访者的问题，又要去做认知层面上的工作，行为层面上有可能也会涉及。

接下来的案例演示，咨询师和来访者分别由两位同学扮演。

案例分享

问题解决技术（Z：咨询师　　L：来访者）

Z：我想首先了解一下，您今天是有什么问题想跟我聊一聊呢？

L：我有一个视频一直想要剪辑，但是一直拖延着没有去做这件事情。

Z：因为视频没有剪辑，所以您是拖延了有多久？这件事情让您感觉非常困扰是吗？

L：对。我本来是上个月想要做的，然后到现在一直还没有做。

Z：我可以跟您聊一聊，就是您的这段视频之所以一直没有剪辑，是什么原因？拖延有很大的影响吗？

L：我也不知道什么原因，我就是不想去做，没办法让自己行动起来。

Z：这种不能行动的情况，会让您有一些什么样的感受吗？

L：焦虑。

Z：还有其他感受吗？

L：情绪吗？

Z：对，情绪上的一些体验。

L：焦虑。

Z：非常焦虑是吧？

L：很着急。

Z：在焦虑和着急的情况下，您依然不想去剪辑。

L：对。

Z：我想了解一下这段视频对您来说是您的工作的一部分吗？

L：是我自己的兴趣。

Z：只是您的一个兴趣爱好。那么这段视频它的剪辑有这个时间期限吗？

L：对，一旦有期限的东西我就会去做，但是一旦是没有期限的东西，我会一直拖。

Z：像视频剪辑这件事情，它是您的一个爱好对吗？

L：对。

Z：您喜欢视频剪辑这件事情有多久了？

L：我做这件事情大概是两个月。对，我剪成功过一次。

Z：那一次成功的视频您用了多长的时间来剪辑？

L：就几个小时，当时得几个小时的剪辑。

Z：当时您是在一个什么样的状况下剪辑起来了？

L：就在我家。

Z：跟这次的剪辑有什么不同吗？

L：没有什么不同。

Z：这一次您的拖延对您来说，有什么不同吗？

L：我也不知道，我一直没有办法让自己行动起来。

Z：对于您不能开始行动的这种焦虑感，如果让您打分的话，您会觉得您的焦虑感是多少分？

L：可能7分。

Z：那么您可以告诉我，这次您的视频剪辑内容是什么吗？

L：我可以不说吗？

Z：您或者可以告诉我，这次跟上一次的视频剪辑内容有不同吗？

L：是同一个系列的。

Z：那么这一次跟上一次是同一个系列的，您自己对于视频剪辑有什么预期吗？

L：我感觉我就没有什么清晰的思路，然后可能对自己要求太高了，然后很不专注，我一旦开始，我就一直翻素材，也不知道要怎么做。然后如果还有其他事情要做的话，我会很开心，因为去做其他事情的话就不用做这件事情了。

Z：所以其实是这一次视频剪辑，您还没有形成一个完整的思路，可以这样理解吗？

L：对，但是主要还是没有办法让自己行动起来，虽然我知道该怎么做。

Z：您能具体告诉我您指的行动是什么呢？

L：我可能需要去问一些比较专业的人，或者去做一些帮助自己理清思路的事情，但是我行动不起来。

Z：您刚才稍微有一点含糊，比如说去找一些比较专业的人去问，对吗？还有一些什么样的行动使您觉得意味着您行动起来了？

L：我觉得可以去学一些东西，增加自己的能力，然后我也可以给自己制造一个工作的环境，或者是我不要去管我的想法，我直接去做。但是我尝试过，有的时候是失败的，有的时候是可以的。

Z：在您刚才提到的内容当中，我听到了这样一些内容，不知道对不对？首先您说到了可以去学习，然后找一些更专业的人向他们来询问一些专业的意见对吗？然后您还可以搜集一些素材。

L：对，但是终究我没有办法让自己去做这些事情。

Z：对。那么我想问一下，在您上一次的成功剪辑视频的经历当中，这些前面您说到的这些事情，您都做了哪些？

L：我没有做这些，因为上一次我没有这个困扰，我上一次没有拖延的困扰。

Z：所以上一次就是您的所有视频准备好了之后，一两个小时就剪辑出来了，对吗？

L：对。

Z：那么这一次跟上一次的素材相比的话，这一次会更难吗？

L：对，这些素材会比较多一点。但是太多了我看了，而且我已经拍了一段时间了，这些素材对我已经没有那么新鲜，就没有那种动力去做了。

Z：您是指这一期您需要剪辑的视频，素材的收集时间周期比较长了，对吗？

L：不是，距离我拍摄的这些素材时间已经过了一段时间了，我现在感觉对这些素材没有什么动力了，因为这些素材已经不新鲜了。

Z：所以您对它们产生了什么样的感觉吗？是不满意吗？

L：没有，我不知道，我没办法让自己去做这件事情。

Z：所以这个视频其实在我的理解，视频的剪辑是属于自己给自己的一个练习的手法，对吗？

L：对，就是我自己平时的爱好，我想做的一件事情。

Z：那么这一次的视频如果不剪辑，假如我们不剪辑这一段视频，对您来说又意味着什么呢？

L：意味着什么？我可能会有点自责。

Z：自责里面都包含些什么？

L：觉得可能我不适合做这件事情，感觉可能有点难，但是有点难度还是可以接受的。感觉我是不是因为我拖延也在其他方面，所以我感觉我是不是什么事情都做不好。

Z：那您的拖延还有在什么其他的方面呢？

L：很多，什么运动，还有很多其他的事情都会有拖延的现象。

Z：但是在我听来，您说的剪辑视频也好，运动也好，我是不是都可以理解为它们都是您的一个爱好。

L：对，如果比如说工作上事情，然后有一个截止日期的话，我肯定会去做的。如果是紧急必须做的事情，像这种不是必须得做的事情，我就会拖延。

Z：那么拖延的话，比如说剪辑视频的这件事情和运动的这两件事情，如果在您的生活当中，刚刚您提到都有拖延的现象，那么它对您的影响又有多大呢？

L：我觉得这个视频的事情对我影响比较大，因为这是我应该是要去做的事情。

案例分析

来访者其实已经讲到自己的目标了，咨询师也核查过是事实。这时可以进入第三步，头脑风暴。比如来访者已经讲到一些自己想出来的解决方案，但是后面又绕回到"我就不能行动"的这个信念上。这时咨询师可以说："那么您可以做什么来帮自己行动。"再在这个点上进行头脑风暴。来访者的感受咨询师也基本都问到了，但是只想出了制造工作环境，没有走到头脑风暴。

这时，就是要给来访者个人的建议，同时进行概念化："听起来似乎您习惯于向外面寻求帮助的一种方式。"这是第一种方式。第二种方式可以着重于共情。第三种方式是接下来又把球还给他，询问来访者觉得自己应该怎么帮助自己。如果还是十分困难，没有什么方法的话，又得评估，可能来访者的情况还不仅是一个简单的拖延，可能有其他方面，比如说"我什么事情都做不好"的信念，抑郁状态，或者创伤，正在影响来访者。这时咨询师要回过头来再重新去评估这一部分。还有一部分的可能性就是这个问题对来访者的困扰程度并不足以让其做出改变。接下来我尝试着演示三分钟，从头脑风暴开始把过程走一遍，让大家更清楚。

头脑风暴

（Z：咨询师　L：来访者）

Z：您刚才讲到您来做咨询最重要的目的是希望自己能够行动起来？

L：对。

Z：很好，让我们来看看接下来这周您可以做什么来帮助自己行动起来？

L：我能想到的都是之前已经想到了的，都没有用。

Z：有哪些您已经想到了？我们正在头脑风暴，想到什么都可以谈，矫正自己的认知。

L：刚开始矫正时还不错，但是后面就没有太大的效果。

Z：所以当您想到一个积极想法的时候，您还背负了一个负面的想法——可能会失败。

L：我还试过逼自己行动起来，有的时候成功，有的时候失败，目前就尝试过这两个。

Z：您是怎么逼自己行动的？当您让自己直接行动的时候，具体的目标是什么？

L：去剪辑，但也不知道要怎么做。

Z：所以实际上您所谓的剪视频这个活动也不能使您马上行动起来。

L：我希望让自己马上了结剪辑。

Z：马上？

L：也不是希望自己马上就去做这件事情。光看都不算是做，也算没有完成这件事情。

Z：当您没有完成这件事情的时候，您会对自己有一种不满和自责。您刚才说到了您有成功的一部分，您做了什么让自己成功？

L：可能要依据当时的情况，我没太注意什么时候成功，什么情况下失败的。

Z：好，您现在自己来想一想，回顾一下您是怎么成功，怎么失败的。

L：我可能想不到了。

Z：您所谓成功，是什么时候成功的？

L：有的时候会有这样的情况。

Z：可以再具体一点吗？

L：我想不起来耶。

Z：可以试着去观察一下。

L：但是我觉得并没有什么规律。

Z：这也是您混沌的地方是吗？正因为它没有规律？

L：对，我也不知道为什么有的时候可以成功，有的时候就失败了。

Z：如果在这种情况下，可以多多观察一下。

L：但是我觉得没什么用，应该不会有什么用。

Z：所以当您这样想的时候，马上就会有一个负性的想法出来——应该没什么用。它会影响到您，对吗？看来您的动力其实是跟您的负性想法有关系。好，我们再来看一看，这是第三个方面。还有什么方式来帮助自己？

L：没有了。

Z：您想一想有没有其他人遇到您这样的情况？

L：没有，其他人都没有问。

Z：其他人都没有与您相似的问题？

L：对。

Z：他们是怎么做的？

L：他们没有这个问题。

Z：那他们是怎么行动的？

L：没有观察过。

Z：他们为什么会行动呢？他们剪视频的时候会不会拖延？

L：我感觉其他人都很有能力，我的技术没有他们那么好，他们应该不会有这个问题。

Z：所以您认为别人没有这样的问题，看来您对自己的评价有些低的，就像您前面讲到的——您什么事情都做不好。

L：对，我也察觉到自己过于追求完美，所以我就会有"可能会失败"这样的想法，我也尝试过矫正。

Z：当您这样想的时候，当您拖延的时候，您真的就失败了。

L：这样想是指怎么想？

Z：当您想到"真的没什么用"，"什么事做不好"的时候，您就会没有动力去做，当您没有动力做的时候，您就会拖延，比如视频就真的没有剪。

L：是。我也尝试着去矫正自己的想法，但是一开始有用，接下来就没什么用。

Z：想一想，还有没有什么方式来帮助自己？我们发现导致您没有动力不想去做很重要的一个原因就是，您脑子里老是会有一些负性的想法。自己想做，但又会想——算了，没什么用。当这样的想法出现的时候，您是怎么去调整的？

L：我试图调整过，但效果没办法持续。

Z：好，我们接下来讨论一下是什么原因导致效果没有办法持续，可以吗？

L：可以。

案例讨论

咨询师在咨询过程中该问的问题都问了，但是对于成功和失败的情况没有详细地询问，因为来访者想不起来，接下来就让来访者自己去觉察。很多来访者在这个过程当中经常会以否定的方式（这就是来访者的图式，加工的机制）。咨询师想要讨论为什么来访者的矫正效果没有办法持续，就需要继续去了解其中的规律，比如举几个例子，观察它们有什么规律。谈话的目标从没有办法、不能行动起来，转化为怎么样让自己持续下去。去找找没有办法成功的那几次的自动思维，当然失败也可能有客观的因素。

在整个问题解决的过程中，并不是把步骤走完就可以，在这个过程当中，咨询师会发现来访者很多负性的想法、行为和僵化的模式。这些都会限制、影响到讨论。咨询师在解决问题的时候，既要共情，也要倾听，需要灵活地变化，还要做评估，把整体结合起来。

第十章　人际关系调节技术

第一节　辩证行为治疗有关人际关系调节技术

认知行为疗法第三浪潮代表之一的辩证行为治疗里有专门的改善人际关系的技术。玛莎·莱恩汉（Marsha Linehan）在她的《辩证行为治疗培训手册》里做了详细介绍①：在人际关系中，首先要优先考虑的顺序和内容，有三种不同的效能：

一是目标效能，思考自己想要从互动当中得到什么特定的结果或改变。二是人际关系效能，当有目标的时候，这个效能就还存在，即互动结束后，期待对方会对自己反馈有用的观感。三是自尊和自我效能感，即互动结束后，对自己的感觉如何。例如，如果在人际过程当中，个体一直是在一个低自尊的状态，要建立好真正的人际关系有些困难的，尽管低自尊的模式也有自己的价值。人际关系要从三个方面（即"别人对我的印象""我要达到什么目标""我自己的自尊"）进行考虑后，再决定三种效能的相对价值。三种类型实际上必须要全面加以考量。每一种效能类型的重要性都会随着情境而变动，而不是僵化的。

某个特定情境中的有效行为，取决于个人的优先顺序。例如，为了让上级对自己有好的印象，可能有些人的自尊感会稍低，相对而言，上级对自己的好印象高于自己的自尊，当这个人想实现某种目标而去讨好上级时，可能同事对他们的印象就不太好。在这个过程当中，有一种相对的价值，

①［美］玛莎·M.莱恩汉：《辩证行为治疗培训手册》，北京：北京联合出版有限公司，2022年。

人际关系需要这样的平衡。

在人际关系中，需要建立的目标是目标效能技巧，需要从以下这几个角度来考虑和评估：其一，获得自己合法的权利；其二，让另一个人去做你想让别人做的事；其三，解决人际冲突；其四，希望别人能够认真地对待自己的意见和想法；其五，对不想答应或不合理的要求说"不"。

在辩证行为治疗中，关于人际关系的目标效能技巧，可以用DEARMAN来简称：描述情境（Describe），描述整个情景，想要达到的目的；清楚表达（Express）；勇敢要求（Assert）；增强对方价值感（Reinforce），给对方更多的认可、鼓励和欣赏；留心觉察（Mindful），对方是什么样的反应；表现自信（Appear confident）；协商妥协（Negotiate）。

在怎样学习人际效能技巧中，辩证行为治疗中有这几个方面，简称GIVE：温和有礼（be Gentle）；用心倾听（I Act Interested）；认可他人（Validate）；态度轻松（Use an Easy manner）。

关于在人际关系中提升自我尊重技巧，辩证行为治疗里简称FAST：公平（be Fair）；不过度道歉（no over-Apologizing）；坚守价值观（Stick to Values）；真诚地面对自己和他人（be Truthful），诚实至上。

尊重自己的价值观和信念。以一种自己认为有道德，能体现出自己能力和效率的方式来行事。需要评估选项：（1）要求或者拒绝的态度强弱。对方的或者自己的态度强还是弱，究竟要很强烈地拒绝还是可以商量。（2）考虑因素：自己或对方的能力；优先的顺序；自我尊重；权利。有时候个体不一定会在领导前贬低自己；权限和关系。如果这个方面出现了困难可参考表10-1寻求解决方案。

表10-1 日常人际关系困扰及应对

人际关系困扰	解决方案参考
人际技巧缺乏	练习技巧；角色扮演
目标模糊	清晰目标
短期目标与长期目标相互干扰	询问内心智慧理性的一面
情绪影响	情绪调节技巧
担心、假设、迷思的干扰	苏格拉底六问
难以改变的社会环境因素	接纳，问题解决

给来访者选择用什么样的技术，一定要建立在清晰的概念化上，一个清晰的评估基础上。人际关系的理论，包括行为共性功能分析理论，都是步骤清晰、具有操作性的技术，但是需注意，步骤越清晰，反而越容易被步骤束缚住。

第二节 萨提亚视角下的人际关系改善技术

本书是有关认知行为疗法的专著，但认知行为疗法并不排斥与其他流派融合。维琴尼亚·萨提亚（Virginia Satir）在改善人际关系方面做出了很重要的贡献，胡雯博士梳理了维琴尼亚·萨提亚有关改善人际关系技术。维琴尼亚·萨提亚在家庭治疗中提出了人际关系理论，关于人际相互性，指的是人和人之间必然的关联性，彼此相连，相互影响。[①]个体作为环境的一部分，一定会受到环境中其他人的影响。同时在这个环境当中，个体也会反过来影响环境中的其他人，这就是所谓的人与人是彼此相连相互影响的。

环境对人的影响。比如，刚入职的员工本来打定主意要在新岗位上有

---

① ［美］维琴尼亚·萨提亚：《萨提亚家庭治疗模式》，聂晶译，北京：世界图书出版公司，2019年。

所作为，但是分配给这个员工的工作都是费力不讨好，可有可无的，一段时间后，员工的工作状态明显懈怠了。同时，员工的上级感觉到了员工的懈怠，更不愿意把重要的工作交给这个员工来做了。在上述例子中，员工和领导构成了一个小的系统，彼此之间相互联系，相互影响。

人际关系的相互性，可细分为互补性和竞争性。互补和竞争本身都不一定是坏事，比如说在团队中有一点良性的竞争，可以让团队整体的表现更出色。在互补的关系中也是，如果双方都能发挥自己的优势长处，可以提升彼此在关系中的满意度。但是在实际当中，人际互动如果陷入一种僵化的互补模式，或者如果这种竞争变成一种恶性竞争，就会引发很多的问题。例如，青春期的孩子处在一种生理上成熟，心理上半成熟的状态，会很想尝试一些在父母看来不太合适的一些行动，父母就会想要限制这些行为，往往是父母管得越紧，孩子就会越想要维护自己的主权，就越想要去做这些事情，相反父母就会越担心，越觉得自己管得是有道理的，也就管得越厉害。这样互动的代价就是比较僵化的互补性，这时亲子关系就会越来越糟糕。

系统中的人际互动依靠沟通，大多数家庭关系问题的咨询，多多少少都是沟通的问题，甚至很多来访者也知道自己和家人的沟通存在问题。沟通其实是一个非常复杂的信息的编码和解码的过程。大量的信息是包含在非语言的沟通里的，比如说面部表情、目光注视、身体动作，包括身体姿态、手上动作、人际距离等。其实非言语沟通的，小的动作姿态和目光表情都可以传达很多的信息。例如来访者有时候会说"我没事"，但是表情是落寞的，身体也是紧绷的，在咨询当中咨询师会特别留意这些信息，因为这些信息可能会给咨询去打开一个窗口。但是在日常生活中这些不一致的信息，会让信息的接收者感到困惑，甚至是不知所措，这是非言语沟通的部分。

言语沟通也是一样的，言语沟通有不同的层次，对方具体说了什么话，对方用什么样的语速、用什么样的语气、什么样的措辞说的话，在什么样的背景说的话，说这些话潜在的目的都会影响到沟通的效率。

在萨提亚模式的家庭治疗里面，维琴尼亚·萨提亚认为破坏性的沟通模式是家庭问题的核心之一。另一个核心问题就是较低的自我价值感，当一个人自我价值感很低的时候往往就会在关系中感到缺乏安全感，这时就会做出一些自我保护的姿态，这样就会导致在沟通的过程中变得防卫，就类似于压力状态下的一个习惯化的行为应对。维琴尼亚·萨提亚认为在沟通当中主要传达的是以下三个方面的信息：其一，关于自我的信息；其二，关于他人的信息；其三，关于情境事件的信息。①

在维琴尼亚·萨提亚模式中有4种压力状态下的习惯性的沟通姿态。（表10-2）

表10-2　压力状态下的习惯性的沟通姿态

指责	当双方意见不一致的时候，看不见、听不到他人的立场时，就容易在沟通中呈现指责、批判的态度。虽然表面上说话武断、要求服从，但内在其实是在寻求自我保护。指责是面对威胁的时候的一种战斗的姿态，表面上看指责很有力量，但是内心往往缺乏安全感，更多的是寻求一种自我保护。讨好和指责常常是成对出现的，因为讨好的被认可被接纳的渴望，如果不能够得到满足的话，心里就会有很多的委屈，这种委屈如果不能被及时地处理，不能被看到，长期下来压抑的委屈就会转化为指责被发泄出来。
讨好	讨好和指责常常是成对出现的，因为讨好的被认可被接纳的渴望，如果不能够得到满足的话，心里就会有很多委屈，这种委屈如果不能被及时地处理、看到，长期下来压抑的委屈就会转化为指责被发泄出来。
打岔	既找不到终点，看不到自己和别人真正的需求，也看不到情景的需求。人们打岔的时候，会同时想做很多事情，行动看上去飘忽不定，找不到重点。其实，这只是人们努力想把注意力从真正要面对的压力议题上移开。
超理智	就事论事，擅长说理和分析，而不太关心自己和他人的感受。但是与情绪隔离不等于理智，反而切断了大量非语义的信息，导致沟通很难成功。

维琴尼亚·萨提亚倡导一致性沟通，即在沟通的时候，沟通者可以同

---

① ［美］维琴尼亚·萨提亚：《萨提亚家庭治疗模式》，聂晶译，北京：世界图书出版公司，2019年。

时兼顾到自我他人和情境。维琴尼亚·萨提亚的"表里一致的沟通"具有这些特点：对自我独特性的欣赏和对个性的主张；愿意相信自己，相信他人；愿意承担风险，因为有的时候尝试不一样的沟通方法可能会存在一些问题；能够利用自身具有的内部和外部的资源；面对改变具有开放和灵活的态度。

一致性发展的三个层次：首先，一致性就是对自己的一致，了解自己的各种反应，自我接纳。其次，与他人和情境的一致，协调自己与他人和外界环境的关系。这时就需要对他人有一种同理心，对环境的发生保持一种不带评判的觉察。最后，上升到心灵层面，那就是与天地万物的一致，即所谓的天人合一。其中，一致性是维琴尼亚·萨提亚学习者要到达的四大总目标之一。

第三节　答疑解惑

提问一：

在人际关系演练中所遇到的问题。来访者认为丈夫总是贬低和否定孩子，这种沟通方式不正确，担心对孩子的发展有负面影响。来访者只要一提到期待对方改变的想法，对方的语气立马变为愤怒，最终发展为双方吵架不了了之。来访者会通过离开现场做其他事情，转移注意力来平复情绪。但是一旦在和对方再次地讨论这个话题情绪又会恢复到8—9分。根据故障排除表格上列举的内容，这个案例中来访者的情绪管理，人际交往的技巧目标都是没有问题的。这个案例是否只能从矫正认知和问题解决两个方面来着手？来访者的自动思维表达为："我怎么找了这么一个男人，怎么这么不理解我？我觉得错在他，没救了，这样的话题以后不要再跟他谈。"

解答：

这些问题其实本身不完全是算认知行为疗法的问题，某种程度上是一般的心理咨询的问题。

针对这个问题，要以来访者为中心，作为妻子和丈夫的矛盾最核心的是她认为丈夫和孩子沟通的方式不正确的。咨询师要提前做好评估，以及做好倾听共情等，在这些工作的基础上让她的情绪有充分的表达。从来访者的叙述中可以看得出来来访者的委屈和无奈，对这个方面的情绪咨询师需要和她多做一些讨论和沟通交流。

在交流的基础上要去讨论的是来访者自己可以做什么。在这个方面的关键是重心放回自己身上来，这是非常重要的。同时在讨论的过程当中要去理解丈夫是从哪个角度，为什么会这样来表达？咨询师可以问："您真的觉得丈夫所有跟孩子的沟通方式是错的吗？"一定要进行具体化，比如这一周什么时候具体发生的事情。

这个恶性循环中的关键点其实是妻子认为丈夫的沟通方式是有问题的，是不对的，然后就会在丈夫那里碰壁，他们之间的认知和行为的模式和沟通方式之间有着密切联系。做咨询的思路是在这个层面上，而不是教她怎么去跟丈夫更好地沟通。咨询师需要从不同的角度去找到一个共同的平衡点。

提问二：

对于害怕与异性接触的来访者，是不是应该先进行行为暴露，再角色扮演，最后进行行为实验还是选择其中一个就可以？

解答：

对于害怕与异性接触的来访者，首先要做的是评估，需要了解来访者是害怕具有某种特点的异性，还是害怕所有的异性。然后需要收集信息，包括什么时候开始害怕与异性接触？发生了什么事情让来诉者这么害怕同异性接触？这个里面有几种可能：第一种，性的创伤，来访者有过被猥亵的经历；第二种，看到或者亲历过父母离婚、吵架等；第三种，被灌输"远离异性"的观念。还可能有其他原因。

咨询师要去做的最重要的事情就是评估、倾听、共情理解。了解到他们的恐惧背后到底是什么原因引起的？是怎么样发展的？在这种基础上再去讨论，可能这个方面的讨论需要占据很大一部分时间。如果来访者有受创伤的经历，咨询师就要把受创伤的这一部分进行尽可能多的讨论，在认知上去进行调整，包括在体验上进行调整。在此之后，咨询师就会再去进行行为上的调整，不一定是行为暴露，可以先从行为实验开始尝试，然后做角色扮演等。这是一个逐步的过程。

提问三：

不太适合认知行为疗法的来访者的年龄和学历界限大概在什么水平？如何向认知水平较低的来访者委婉地解释这种治疗方法不适合对方？

解答：

学历对治疗效果是没有影响的，可能有些人会误解说认知行为疗法是不是知识水平越高效果越好呢？答案其实是不一定的。这个问题的关键不是在于认知行为疗法的学历界限，而是在面对不同的人群时怎么样去用他们听得懂的语言和思维方式，来进行交流和讨论。

关于年龄，一般来讲可能大概8至12岁，在他们的思维能力发展较为完善的基础上就可以进行工作。而面对年龄较小的儿童也是可以进行工作的，比如说在行为层面上的行为重塑和强化，还有在认知层面上，孩子的认知只是跟成人的思维方式不一样，所以咨询师只需要换一种认知方式来表达——比如利用形象思维举一些例子，面对3至5岁的儿童，可以通过意象的方式、画画的方式或者讲故事的方式进行启发，比如问："假如喜羊羊遇到了困难，他会怎么来面对呢？"利用动画形象就可以很生动清晰地和儿童进行交流和沟通。面对年龄比较小的来访者，认知行为疗法师只需要去调整一下自己的理解方式和表达方式。

这个问题中的认知水平低是什么样子的一种低呢？在咨询过程中可能会遇到向来访者解释时对方听不懂的情况，这时不用跟来访者去解释认知行为的科学道理，可以换一个说法："您是怎么想的，您是怎么做的？您看这些想法和做法会怎么影响您的心情？"类似于这样的沟通方式的转变是必要的。

的确有一类来访者可能不太适合认知行为疗法，例如老年痴呆，这种情况下咨询师没有办法在认知领悟上给来访者做太多的工作，但是并不代表说咨询师不能做，也许在行为层面上，心理健康教育层面上可以进行一些工作。比如说经常讲到的情绪温度计，大概几年前在四川跟一个老人交流的时候，我就问他："十分代表特别的郁闷，零分代表一点郁闷都没有，您的郁闷是多少分呢？"老人就会产生疑惑说："为什么十分会代表特别的郁闷呢？"老人其实并不能理解。那可以换一种表达方式，比如几个不同的心情，特别郁闷、有点郁闷、不怎么郁闷，可以从这几个方面来进行灵活的工作。从例子中可以看到，认知行为疗法是基于科学的艺术，在规范的、科学的、实证的基础之上，当咨询师能把理念与技术活灵活现地进行运用的时候，就会发现它就成了一门艺术。

同样地，认知行为疗法的学习效果也与学历的高低没有必然的关联。再给大家举个例子，同样是村医的故事，大概十年前笔者给一些村医进行过认知行为疗法的教学，而这些村医从来没有学过心理学，十几个村医当中只有一个村医有中专的水平文化，其他都是初中、小学这样的文化程度。这时从他们的认知视角入手，提出的问题是："您平时有没有什么烦心事？比如说您的亲人或朋友有烦心事的时候您会怎么去跟他们聊天呢？怎么去劝他呢？"然后就邀请了两个村医，一个扮演有烦心事的人，另外一个去扮演那个聊天的人。当然他们就像大家很多人一样，那就劝，"您要想开一点，您看您何必这样子折腾自己？"劝了半天，效果不好。笔者来试一试这个过程。然后就站到了他们所扮演的劝告者这一角度，在这个过程中逐步去共情，然后利用几个提问去指引。不是去告诉他，而是您去启发他。"我们的想法会受什么影响？为什么我们的情绪会是烦？"在这些启发中他们就开始感兴趣。六天时间以后，这些村医当中有三五个村医水平提升非常快，甚至做研究的时候发现，他们的水平甚至接近于国际认证认知行为疗法师的水平。比如说40分的话，他们能达到38—40分左右。所以最终的学习效果，关键在于态度和方法，所谓认知水平的起点并不能决定一切。

提问四：

来访者明确表示自己不认为丈夫都是错的，自己是对的，只是觉得他物质观念很难打动，但言语当中又说到对他的行为有歧视的态度，感觉自我矛盾。来访者表示理解丈夫沟通方式的这种原因和考虑，认同有积极的一面，也尝试过肯定他，但是丈夫反驳说"别忽悠我"，听不进好话。她询问咨询师有什么其他好的办法，来访者把注意力从改变丈夫变为自己。以前是和丈夫因同居导致自己情绪差，现在采取回避的方式，及时觉察到自己的情绪，并能妥善处理。但是丈夫说话的方式问题还是没有改变，这个案例如何处理？

解答：

像这样的案例，有可能她做了所有的改变以后，她的丈夫都有可能不会改变，也是有这种可能性的。因为丈夫的行为方式不完全在她的掌控当中。如果说这是一个事实的话，的确是有些困难。所以对来访者来讲，关键的点在于是去适应这个过程，还是去改变和调整。

咨询师的目的仍然是要聚焦到她的情绪，对她在婚姻当中的无奈，对丈夫的观念难以打动的无力、无助。这一部分其实对来访者来讲是很难的。在这个层面上是可以去做一些工作，她觉得没有用，也可能真的没有用。

咨询师仍然可以去从解决问题的方式尝试着去做，寻找还有没有什么方式可以尝试去改变。比如也许这是丈夫的沟通，但是也许背后有更深的原因，比如说情感方面的问题，或者是她的成长背景，父母的态度、对丈夫的期待、理解和现实丈夫的差距等。当然还有一种可能是他们性生活方面的矛盾导致了夫妻矛盾，其实这就是观念的差异。

综合这些方面的话，不是一个简单地说改变一下人际关系，沟通方式，而是说人际关系和沟通方式背后有更深层次的原因，而这些原因是需要咨询师更深入地讨论，而不仅是教给她人际关系的这样一些技术就能够真正地去改变的。要从一个全面的角度去理解，而不仅是从一个人际关系的角度出发。

提问五：

来访者的新经理对待员工不公平，对新组长的请求回应快，两人私下关系较好，对待自己和另一个组长的请求回应慢，要求多。一位已离职的组长和新经理反馈过他的行为，但是新经理坚称这是公司的规定。因此来访者觉得与其正面讨论的方式行不通，来访者与经理平时的沟通方式温和，沟通技巧没有问题，目标清晰，希望尽力公平对待，情绪调节方面没有问题，头脑风暴的所有问题都没有想出解决方法，这个案例该如何处理呢？

解答：

这个案例处理不了的时候，首先应该是让来访者去接受，尊重这个过程。因为他是经理，他在这个位置上是有这个权利的。说实话这不是心理服务的范畴。

但是如果来访者觉得经理的不公平影响了自己的态度和情绪，这个层面上咨询师是可以工作的。做咨询，不是说任何的人际关系咨询师都能去改变，做心理咨询的目的是助人，而不是去控制别人，也不是去识别他人的情绪反应，心理学有它的限制性。

认知行为疗法和心理咨询都有它的限制性。像这个案例，首先咨询要讨论的不仅仅是人际关系的问题，是治疗目标的问题。咨询师能够去做的是关注来访者的心理，因为新经理对员工不公平，所以让来访者很气愤。来访者目标是改善愤怒，改善对事情的态度，这是可以讨论的。一定要做好咨询目标的界定，因为新经理对员工不公平，激活了来访者曾经的那些成长经历当中受到的不公平的对待，这一部分是需要去调整的。

对于情绪问题，来访者在情绪分数降低后试图理性地分析发生的情境。

但一开始分析情绪又会恢复到高峰，这种情况下如何解决呢？情绪恢复到高峰这是非常正常的。情绪是一个上下波动的过程，它的波动本身是正常的。来访者情绪波动的过程中，咨询师可以继续倾听、共情，做澄清，然后可以试着去理解、陪伴，给来访者空间，让来访者进一步地讨论和思考。

第十一章　情绪调节技术

情绪是指人有喜、怒、哀、乐、惧等心理体验，这种体验是人对客观事物态度的一种反映。情绪具有肯定和否定的性质。

能满足人需要的事物会引起人的肯定性质体验，如快乐、满意等；不能满足人需要的事物会引起人的否定性质体验，如愤怒、憎恨、哀怨等；与需要无关的事物，会使人产生无所谓的情绪和情感。

积极的情绪可以提高人的活动能力，消极的情绪则会降低人的活动能力，例如，过度紧张导致运动员发挥失常，错失金牌。更大程度地发挥积极情绪的正向影响、降低消极情绪的负向影响是开展情绪调节的初衷。

第一节　情绪的功能

人类和一些高级动物都有情绪，所有情绪都有功能。从进化的角度来说，情绪在物种的生存和繁衍中扮演着很重要的角色。对来访者咨询工作中，咨询师重要的任务之一就是要让来访者认识到情绪的存在是有价值的。

咨询师的工作目标不是减少或者消除来访者的负面情绪，而是减少负面情绪带给来访者的痛苦。情绪的第一个功能是激发和组织行为，它是对特定情形的即时的、自动化的反应，通过激发相应的行为，快速地解决那些为维持生存而必须要去解决的问题。比如，恐惧所伴随的身体反应以及认知反应，都是为了让个体可以快速地逃离危险的情境。情绪的第二个功能是传递信息也就是沟通的功能——向他人传递信息，向自己传递信息。

理解情绪的功能非常重要。咨询师要学习的很多技术都是基于对情绪功能的理解，来访者如果想要在现实生活当中运用这些技术，也需要理解情绪的功能。我们来看看下面这个例子："前天晚上我带着孩子念一段英文课文，教了好几遍，但是他总是念不对其中一个词，因此我特别生气。"愤怒的功能之一是：当重要的目标受阻时，帮助个体去组织行动去控制局面。在这个例子中，"我"的重要目标就是帮孩子学好英语。这个目标受阻了，愤怒所对应的自动化的行为就是攻击。如果这时选择攻击，是不是可以帮助"我"实现目标？显然是不能的，那么"我"可以怎么做来帮助自己实现这个目标呢？这就是一个情绪调节的过程。

第二节　情绪调节要素

情绪调节技术主要有三大类，一是改变情绪反应的技术，即如何摆脱一种情绪状态；二是减少情绪易感性的技术，即日常说的泪点很低或笑点很低都属于情绪易感性；三是情绪管理的技术。

情绪调节技术来自辩证行为治疗，其基本观点为情绪问题是所有问题的核心，也就是说，一个人面临的问题，要么源于其不能够掌控自己的情绪，要么是因为方法不对，适得其反，让事情变得更加糟糕。认知行为疗法在家庭关系、青春期的行为问题、焦虑障碍、抑郁障碍等方面都有很好的效果。

波士顿大学戴维·巴洛（David H. Barlow）团队提出了情绪障碍的跨诊断治疗方案，其中也提出了类似的观点——情绪问题可能是所有问题的核心[1]。因为在包括抑郁症、广泛性焦虑障碍症、社交焦虑强迫症、惊恐障碍

---

[1] ［美］戴维·H.巴洛等：《成人情绪障碍跨诊断治疗的统一方案：治疗师指南》，王建平等译，北京：中国轻工业出版社，2024年。

症等这些情绪障碍中，个体都会体验到很多强烈情绪，这些情绪会让人感觉到不适，甚至会妨碍到正常的生活。

跨诊断治疗可行的原因有以下几点。第一，情绪障碍有着高概率的共病现象；第二，情绪障碍在症状上是广泛重叠的，比如抑郁症和焦虑障碍在临床诊断上都会有疲劳失眠、注意力难以集中等症状，因为它们在病因学上也有很高的相似性，它们都可能是因为边缘系统过度兴奋和皮层抑制控制的紊乱。[①]

症状的发生包括生物学易感性、早年的生活经历、心理易感性的三元易感性。不同情绪障碍的患者都有一些比较相似的习惯化的情绪调节策略，比如过多安全行为，过度的回避行为，过度的抑制行为等。所以，在情绪障碍的跨诊断治疗方案当中，干预主要聚焦在理解、面对和体验不愉快的负面情绪，学习以适应的行为方式对情绪作出反应，干预的目标就是要改变情绪调节的模式，减少适应不良情绪体验的强度和频率，最终提高患者的社会功能。

一般说的情绪其实是指我们体验到的心情，是一个感受，但是在认知行为疗法的情绪模型中，感受只是情绪的一个模块，而情绪还有其他模块，并且各个模块之间会相互作用相互影响，任何一个模块发生改变都会带动情绪的改变，这就是情绪调节的基本的思路。

在认知行为疗法的情绪模型中，首先，要注意触发事件。这个事件可以是外部的，也可以来自个体身体内部（如身体的感受和思绪的变化）。另外，同样的一件事情在不同的人眼中可能完全不一样，这就是对事件的解读，也就是认知。我们的认知会受到易感性因素的影响，比如生物易感性——五羟色胺信号传导通路上的重要调控蛋白突变，会让个体的边缘系统更容易被激活，在压力事件上更容易情绪化。心理感性，最近的生活事件的影响，都是一些易感性的因素，如果一个人经常失眠，那么失眠对其情

---

① ［美］戴维·H.巴洛等：《成人情绪障碍跨诊断治疗的统一方案：治疗师指南》，王建平等译，北京：中国轻工业出版社，2024年。

绪会产生较大的影响，在解读负性事件的时候，就更容易出现认知歪曲。易感性因素、对事件的解读、触发事件都有对应的调节技能。

其次，触发事件会触发情绪的反应，情绪反应包括生物学的反应和情绪的表达两个部分，生物学的反应包括大脑内部的变化和周围神经系统的变化。大脑内部的变化包括特定脑区的活动性的变化，脑区间连接性地升高或者降低；周围神经系统的变化包括骨骼肌的张弛度、身体松弛或是紧张、心跳的变化、呼吸的变化、体温的变化等。生物学的反应在个体层面上就表现为个体对触发事件的体验，包括心情、感受、思绪和行为等，比如愤怒对应的行为冲动可能就是攻击，恐惧对应的行为冲动可能就是逃离，这是生物学反应的一个部分。在认知行为治疗中，易感性因素、对事件的解读、触发事件都有对应的调节技能。比如，我们可以通过问题解决来改变情境，改变突发事件；我们可以通过修正认知来改变对事件的解读。

最后，情绪的表达也是情绪反应的部分，包括面部表情、肢体语言、言语。外显性的行为不一定和行为冲动一样。在情绪反应中，任何一个环节发生改变，都可以改变情绪和反应的强度。比如，如果一个情绪的强度很大，交感神经系统的活性就会很强，这时身体就会发热，脸就会发红，如果用冷毛巾或者冰块去敷一敷脸，或者敷一敷太阳穴，就可以帮助情绪强度降低。深呼吸放松法也是通过调节身体的反应以达到降低情绪反应强度的目的。当一个人感到沮丧的时候，他可能会耸着肩膀低着头，而如果这时候刻意做出昂首挺胸的姿势并且保持的话，也可以缓解沮丧甚至增强自信。另外，如果您保持微笑的表情一段时间，也可以增加积极情绪体验。

情绪调节还有一部分是对情绪的觉察和命名。在萨提亚模式中情绪叫作感受的感受；在认知行为疗法中情绪叫作二级情绪。二级情绪反应有时候会带来二级的触发事件，很多时候对关系的破坏不是来源于触发事件本身，而是来源于二级的触发事件。所以，在情绪调节的技巧中一个很重要的技巧就是对每个当下不带评判地觉知，去留意情绪的流动。

第三节　情绪调控技术

在此给大家介绍辩证行为治疗里情绪调控的技术。常用技术有情绪命名、检查事实、相反行动以及问题解决等。[①]

情绪命名

在咨询中，很多来访者觉得难受，但是在对情绪的描述上有困难，此时咨询师去澄清，无论是咨询师还是来访者都会发现澄清的过程本身就是一种进步。

进一步来说，情绪命名需要描述触发事件。咨询师需要了解是什么样具体的事件触发了情绪，再觉察来访者对事件的解读，描述觉察和描述生理变化和体验，最后描述出这种情绪到底是以什么方式来进行表达的。

另外，情绪会影响个体的思维以及身体反应，而在这个影响的过程中，也许又会产生更多的情绪，比如，当家长对孩子发火的时候，愤怒之余，在思维作用下家长还可能会感到内疚，这就是二级情绪。所以，咨询师在这个过程中需要将每个存在或潜在存在的情绪进行澄清，当知道了情绪的种类，对其有觉察和识别过后，下一步就是核对事实。

核对事实

核对事实就是检查对于情境或事件的解读是否与事实匹配。核对事实的意义在于咨询师需要确认来访者的问题是真实存在的，而不是大脑建构出来的。如果是真实存在的，咨询师的干预方式就应当更多倾向于问题解决策略，当然，咨询师也要注意核对事实，评估问题的严重程度是否与想

---

① ［美］玛莎·M.莱恩汉：《DBT情绪调节手册》，祝卓宏等译，北京：北京联合出版公司，2022年。

象中的一样；如果来访者的问题是"脑补"的，不存在的，咨询师将重点放在了解决问题的方式上，就会"牛头不对马嘴"。

核对事实本身就可以改变情绪。当来访者发现事情在事实层面没有想象中那么糟糕时，负面情绪就会缓解，这也是问题解决的关键步骤。接下来，在核对事实的过程中，咨询师应该覆盖的问题包括：其一，咨询中核对事实的步骤有哪些；其二，需要改变的情绪到底是什么；其三，是什么事件触发了这样的情绪；其四，关于触发事件，来访者有什么解读和想法，有没有其他的解释；其五，其他人会怎么看待这件事情；其六，来访者担心的最坏的情况是什么；其七，如果最坏的情况发生了，可以应对吗；其八，情绪体验是否与事实相匹配。这与苏格拉底式提问是一样的。咨询师从这几个角度去评估它到底是一个事实，还是事实引起的情绪。

相反行动

在认知行为疗法当中也强调反向行动。不管是焦虑、抑郁、恐惧，人类遇到负性情绪都有本能反应，要么战斗，要么逃避。恐惧的时候，相反行动强调的就是用与情绪化的行为冲动相反的方式去行动和表达。比如，当恐惧的时候，就去接近让您害怕的事物，而不是逃避去做您害怕做的事情。愤怒的时候，温和地避开让您生气的人，而不是去攻击；避免去想让您生气的人，而不是抱怨、一直陷在里面；尝试去倾听对方的观点，而不是责备。沮丧的时候，练习微笑的表情，接纳的姿态，学习不在情绪中做事情。嫉妒的时候，可以反向性地放下，把自己的感情分享出来。悲伤的时候，要做让自己感到自信、有力量的事情，增加有奖赏性的、能够让自己愉快的活动，而不是消极被动。这些都是反向行动的例子。

问题解决

关于问题解决我们在前面已经给大家讲过了这样几步：描述问题，核对事实，确定目标，头脑风暴。在头脑风暴的基础上，再做出决策，付出行动效果评估。

咨询师怎么去减少情绪的易感性？怎样缓解特别敏感的个体的高敏感带来的负面影响？辩证行为治疗里有一个叫ABC的方法①：

积累积极正向的情绪（Accumulate Positive Emotions）。当来访者特别敏感，经常被日常事件所触动时并引发负面效应时，来访者所积累的正向情绪就能够起到保护和缓冲的作用。

建立自我掌控感（Build Mastery）。比如，在流感盛行期间，有些事情是没有办法控制的。这时候要建立自我掌控感，当来访者认识到自己的可操控范围并进行掌控时，这一切对个体来说就会变得不再模糊和不确定，从而相关联的焦虑感等情绪也会随之降低。

预先去应对困难的情况（Cope Ahead）。当识别到一些可能的结果出现时，如果咨询师能够有一些预先的方案，就可以变得不那么惶恐和焦虑。其中，在对孩子的咨询当中，可以把这些困难的情况想得更加清晰一些。

积累积极情绪的具体方式。短期可以从当下开始，来访者每天至少做一件快乐的事情，运用问题解决技巧，规划正向的活动，练习相反的行动，避免回避的现象，全身心地投入正向的体验，忽略担忧的思绪。重点不是避免任何负面情绪的产生，而是减少对这一部分内容的过度关注，将注意力放到正向的体验上。避免回避，也是为了确立这项技术长期带来的效果，去确认重要的价值观。在这个过程中，可以看到对来访者有意义的、更重要的事。同时来访者需注意识别是否在做违背自己核心价值观的事情等。确认与价值观有关的一些目标，并选择一个可执行的目标，将目标去拆解，进一步确认迈向目标的行动步骤，以及下一个新的步骤。此外，耐心也是必要的一点，积累是需要过程的，因此在进行积累这项技术时，需要的是更多的耐心，同时也可以建立一个关于积累行为或活动的清单。

---

① ［美］玛莎·M.莱恩汉：《DBT情绪调节手册》，祝卓宏等译，北京：北京联合出版公司，2022年。

建立自我掌控感。建立自我掌控感意味着在调整当中，更多地去做让自己感到有能力、有自信、有掌控感的事情。具体实施操作是，每天做一件有掌控感的事情，计划成功突破舒适圈，逐渐增加难度，主动寻找挑战。在预见困难时，预先识别情况的发生，有哪些种类的情况会到来，然后去规划我们应对的策略，并且在这个想象当中提前去练习。所以即使看到困难到来，来访者心里面实际上已经有一个答案。

　　如何照顾身体，安顿身心。第一，治疗身体疾病，如果个体身体上真的存在疾病，要求专注正向体验是不现实的，因为身体的疼痛感就在那里，躯体上的疼痛或是其他反应也在提醒着个体优先处理这些情况，以此才能够进一步在心理层面进行更好的应对。第二，平衡饮食，个体的饮食构成也很重要，一些物质会起到改变情绪的作用，要注意避免去使用酒精等。第三，平衡作息，比如用读书和运动作为休息和调节的方式，都是很好的。

　　情绪管理。关键不是基于本身的问题，而是有选择地去关注。这首先意味着个体需要觉察情绪的起落，不带评判、不做行动，接纳允许情绪的存在，而不是试图改变或者是压抑。这一点如此重要的原因是，我们的心理过程和正常反应会使得自身在追求改变这件事上有背道而驰的效果，即我们在最开始越想去改变，就越容易陷入负面情绪旋涡当中，加重自身的不适。因此，我们可以尝试有意识地去留有一些空间，仅仅是带着觉察去看待情绪，在这个过程中我们就可以识别到现在正在经历哪些情绪，进而给情绪定性和命名，并聚焦当下，不去过多在意过往和未来的事件，将注意力放在当下正在做的事情中去。如果发现自身在归于当下的过程中遇到了困难，那么也可以通过正念的方式去辅助自身。

　　以前一个同学问到过一个关于情绪根源的问题，问题是"对于表现出恐惧的精神病性患者是不是要从控制恐惧情绪开始？"

　　关于这个问题，当来访者是已确诊的精神病患者的话，那可以探索一下他的恐惧是基于什么而存在的，有可能恐惧来源于他的一些幻觉、一些妄想体验，而非情绪。那么在这种情况下，要减少他的恐惧是很难的，首先要减少的实际上应当是他的幻觉体验和妄想这一部分，这一部分又是依靠给予药物来进行的。所以对于精神病患者的案例，一般来讲药物是作为治疗基础也是治疗主体的，在这个基础上辅以情绪这方面的调整，同时进行对多因素包括药物依从性等方面考虑，可能就会使得变化发生。

第十二章　创伤叙事

创伤叙事是认知行为疗法的一个分支——创伤聚焦认知行为疗法（TF-CBT）的核心技术[①]。主要以讲故事的叙事方式来进行心理创伤疗愈。

下面我们将呈现两个故事，请大家阅读时推测：两个故事里的主人公未来的人生走向可能会是什么样的？

第一个故事：一个在重组家庭长大的男孩，他在一个小城镇度过了童年，有一些要好的小伙伴，大家会一起玩耍。家里的经济条件不错，从小学到高中，他都就读于本地很好的学校。由于他的性格开朗又善于交际，长相俊美，在同学当中很受欢迎。高中毕业后，他考上了大学，去了一个很好的专业。

第二个故事：男孩不到一岁时，他的父亲就离开了他和妈妈。妈妈再婚后，继父带着一家人在一个很偏远的地方定居。读小学时，因长相特殊，他多次被同学嘲笑。妈妈和继父离婚了，他被送到了外公外婆家。上中学时，他是老师眼中典型的青春期叛逆学生，经常逃学，甚至还吸毒。后来，他勉强考上了一个很不起眼的大学。

或许很多人看完故事之后的第一反应是：第一个男孩的人生很顺利，而第二个男孩在成长的道路上遇到了很多阻碍，这些困难可能也会伴随在他未来的人生道路中。从咨询师的角度而言亦是如此，通常情况下，咨询师会认为第一个男孩比较有安全感，第二个男孩则会有很多挫折感。虽然

[①] J. A. Cohen & A. P. Mannarino, "Trauma-focused Cognitive Behavior Therapy for Traumatized Children and Families," *Child and Adolescent Psychiatric Clinics of North America*, 2015, Vol. 24 (3): pp. 557–570.

这两个故事的主人公看似是两个完全不一样的男孩，但其实他们是同一个人，这个人就是美国前总统奥巴马。因此，我们刚才看到的这两个故事是对同一人生经历的不同解读。

也许您已经发现了，不同角度的解读会对我们产生不同的影响。故事构建的过程也是一个认识自己、认识世界的过程。同时，在自己的故事当中，我们也在不断地思考：自己扮演着一个什么样的角色呢，是一个主动改变命运的角色，还是一个受害者的角色？这与我们的认知模式息息相关。

那么接下来，我们将主要从叙事的角度学习创伤是如何对个体造成冲击，以及怎样运用生命线技术来对创伤事件重新赋予意义——我们没有办法去改变已经发生的事情，但是我们可以改变那些事情对我们造成的影响，更好地活在现在。

第一节　创伤叙事概述

心理创伤从分类和定义上来看，创伤后应激障碍已经从焦虑障碍中分离出来，DSM-V诊断标准中的描述为：个体经历、目睹或遭遇的涉及自身或他人的实际死亡，或受到死亡的威胁、严重的伤害，或躯体完整性受到威胁后，所导致的个体延迟出现和持续存在的精神障碍。[1]

在面对创伤事件的时候，大脑也会发生相应的变化。在大脑中有两个神经网络参与情绪反应的调控，在非压力状态下起主导作用的是前额叶的脑区，前额叶的不同区域是各司其职的，比如腹内侧前额叶负责与杏仁核沟通，以调节情绪反应的强度，而外侧的区域主要负责和纹状体沟通，以抑制冲动性行为，背侧的区域主要调节注意力的导向和思维过程，以收集与外界相关的一些事实的信息，再基于这些事实的信息制定计划决策，最

---

[1]美国精神医学学会：《精神障碍诊断与统计手册（第五版）：DSM-V》，北京：北京大学出版社，2015年。

终去执行，也就是实现问题解决。在心理治疗中，即时调控的技术以及将要学习的正念技术的最终目的都是促进神经网络的激活。

在威胁存在或者在创伤事件的情况下，大脑前额叶整体的活性显著性地下降了，就好像是被关掉了开关。性能和整体的活性上调，就会启动恐惧反应，包括或战或逃或木僵的自动化行为。交感系统激活所带来的生理反应的过程就更复杂了，但是无论如何，大脑的最终目的就是帮助个体快速摆脱当前的危险。

关于应对威胁或创伤时的反应，木僵在人类或动物用于应对威胁的时候可能是无效的，如果应对无效，生命体可能就会面临死亡。当然，与动物不同的是，人类会主动地对事件赋予意义，我们如何看待行为反应应对无效这件事，对于创伤的体验会产生很大的影响。一般来说，创伤带来的最有冲击的一个后果，就是无力感和无助感。很多患者都会陈述自己只能眼睁睁地看着伤害的发生却无能为力的感受。虽然创伤事件已经过去也不会再发生，在当下是安全的，但是大脑还是会持续地释放一些相关激素，最主要的就是皮质醇。激素受体很多都位于细胞核上，它可能不会改变DNA的序列，但是它会影响DNA的表达，就好像是在细胞层面上留下了对创伤的记忆，并且记忆就会影响身体的各个系统，包括消化系统和神经系统等。

由此可见构建自己的故事以及赋予意义的过程是至关重要的，并且我们构建生命故事的素材是从我们的记忆里来的。在压力状态和非压力状态下，神经网络的激活是不同的，所以事件所留给我们的记忆也是不一样的。在叙事治疗中，记忆分为热记忆和冷记忆。热记忆包含的信息主要有感受，比如视觉信息、听觉信息、触觉信息以及情绪信息，同时也包括一些片段，也就是闪回。冷记忆在海马体或新皮层，它是与事件本身相关的一些事实性的信息，比如事情发生的背景、时间、地点、人物等，它会被环境中的暗示物自动激活。比如，如果一个人曾经被戴鸭舌帽的人抢劫过，鸭舌帽就成为了一个环境的暗示，可能他以后每次看到戴鸭舌帽的人，就会触发创伤记忆。而记忆包含的信息跟感觉相关，也跟身体反应相关。就好像一个人同时存在于两个时空中，患者其实生活于当下，但是他曾经受到伤害时，耳朵听到的，眼睛看到的，甚至身体感觉到的，都会再一次产生，好像过往时空的自己叠加在了当下的自己身上。同时，身体也会做出同样的反应，比如心跳加速、躯体僵硬等。换句话说，虽然患者生活在当下，但是他的体验还在创伤中，他还是在用受害者的身份和当下安全的环境互动。在创伤疗愈的过程中，我们处理的从来都不是事情的本身，而是处理当事人对事件的体验。对过去的理解和接纳，是为了更好地管理现在，活在当下。

在咨询中，有很多案例都与创伤有关，下面列举了几个例子。考虑伦理原因，隐去了个人相关信息。

案例1：

这是一名中学生来访者。他说在自己出生时被亲生母亲抛弃，出生后就和爷爷奶奶一起生活。但是，在他3到4岁时，爷爷奶奶相继去世，之后就和在外打工的父亲一起生活。到了中学阶段，他的父亲病倒了，他的成绩本来很好，但当他得知父亲生病的消息以后，成绩就直线下降，咨询时他的成绩已经到了倒数第二。咨询师在做咨询的时候，来访者到咨询室后就保持沉默，似乎很害怕很紧张。对于这样的案例，来访者不敢说话，很害怕很自卑，这个案例可能就与来访者的创伤经历有关。

案例2：

来访者有着情感创伤的经历。她离过一次婚，平时与男朋友分居两地，周末才住在一起。多年来他们感情都很好，直到有一次她发现男友出轨后，这个事件成为了她内心的一个创伤性事件。

案例3：

在来访者很小的时候，外婆叫她盯着患有抑郁症的妈妈，但她忘记这件事玩了一会后，突然想起去寻找妈妈，在阳台找到并目睹了妈妈跳楼自杀的过程。来访者长大以后不敢接近阳台，因为她害怕自己会跳下去，但是实际上她并不想自杀，只是这种感觉总是会出现。在这个案例中，妈妈跳楼对来访者来讲就是一个创伤性事件。

关于创伤的治疗，在国际上还有很多研究，其中最有效的就是认知行为疗法。而认知行为疗法中治疗创伤的最有效核心技术就是创伤叙事。创伤叙事的理论基础是，我们对某个事件的不同的解读方式、解读态度其实都是会影响我们接下来的思维、计划和行动的。

通过创伤叙事，来访者可以介入到一种渐进式的暴露当中。打个比方，在受伤时留下了伤口，如果我觉得太痛了，我会把它捂住，但是捂住以后并不代表伤口就会好，所以我们需要去医院。医生会对伤口进行处理，把伤口清洗干净。如果伤口太大还需要缝针上药，贴一块干净的纱布，等待伤口恢复。恢复的过程与伤口大小有关，在这个过程中，伤口可能会成功愈合，也有可能会再次感染。伤口在一个干净的环境里，有一个创伤刺激的时候，自我疗愈机制就会启动，伤口开始自动愈合。

心理层面上也是一样的，这是一种天然的能力。咨询师需要关注的不是创伤本身，而是来访者在遇到心理创伤以后所采取的应对创伤无效的行为，也就是回避。实际上这种无效的行为方式，就像我们面对伤口时只是用手遮挡住它，以确保它暂时不被触碰到。而我们需要做的是慢慢地通过叙述这个过程，逐渐去面对自己所遭受的这一部分伤害。

为什么如此痛苦？叙事依然是非常好的一种方式。因为如果暴露的进程过快过激，则有可能会给来访者带来二次创伤，就像一道暂时被遮挡住的伤疤在治疗时一下子被撕裂开来。而叙事是一种渐进式的暴露，咨询师不会一下撕开来访者的伤痛，而是轻轻地、一点一点地走到那里去，这也需要一个过程，有时无法一次解决所有问题，需要3至5次甚至是5至8次治疗才可以。而当暴露程度足够时，这种伤痛的感觉就不会再次袭来。

创伤叙事的目的在于两个方面：第一个方面脱敏。因为我们的伤口一直存在，所以在不小心触碰到的时候就会感受到痛苦，甚至不用碰痛苦也会一直存在。"一朝被蛇咬，十年怕井绳"，讲的就是创伤反应的状态。所以咨询师需要在叙事的过程当中逐渐地让来访者脱敏，增加来访者对类似事件的体验和感受。咨询师改变不了曾经创伤的经历，但是可以通过叙事的方式去减少来访者对这个事件的敏感度。在创伤叙事的过程中，来访者能得到逐渐的启发，并能够看到自己行为背后的意义所在。

第二个方面增强个体对自己心理状态的觉察。开展创伤叙事，可以察觉自己的思维、情绪。而在有能力承受这些觉察之前，对于创伤事件的讨论也可以帮助来访者纾解负面情绪（例如：恐惧、无助、羞耻感、无能感）。是暴露提供了将情绪得以被表露，让觉察得以浮出水面的机会，也提供了将来访者自己与这些创伤经历分离的机会。来访者在叙述的过程当中，并不是完全陷入其中的，而是从一个旁观者的角度来体验和看待这个事件。

在解离的过程当中，在若干次的治疗会谈的过程当中，咨询师会鼓励来访者详细地描述这个创伤事件发生前后的一些情景，越多越好，越清晰越好。但是要注意的一点是在做创伤叙事的过程中，一定要小心谨慎地去把握进程，每一步只比上一步难一点点。创伤叙事的具体操作技术并不难学，但困难的是逐步递进的限度把握。

第二节　创伤叙事实践

咨询师需要向来访者解释进行叙事的理由，即为什么要做叙事，具体的内容等。如果谈论痛苦，那么对于来访者来说，负面经历的讨论一定是非常艰难的，是来访者经常会回避的。因此通常情况下，咨询师会尽量选取曾经被刻意回避掉的，不愿意谈论的痛苦进行讨论。

此时也就引向了一个新的问题，很多人会怀疑，将悲伤的记忆再次带回来是不是一件好事？所以咨询师要告诉一些创伤的来访者，一开始可能会有点痛苦，但是随着过程推进，痛苦会越来越少。在讲故事的时候，尽可能用恰到好处的速度，这样就一直只有一点疼。如果进展得太快了，都可以请来访者指出来，那么咨询师会放慢速度。

创伤叙事的过程就是在暴露的过程当中去降低生理和心理的过度唤醒，逐渐达到脱敏后回到正常的功能，再通过反复的叙述暴露，仔细思考发生的事情，来降低心理和生理的紧张程度。

另外，咨询师要鼓励来访者进行创伤叙事。鼓励来访者在描述创伤经历的时候，说出自己的想法和感受，这样咨询师就可以不只是识别出创伤本身，还可以识别出在这个过程中正在形成的功能不良的思维以及可能对其情绪和行为造成不良影响的信念，并最终予以修正。如果仅仅开展创伤叙事，并不足以改善心理和身体的健康。所以一定要注意：不是为了叙事而叙事，而是要将与创伤事件有关的思维和情绪整合。创伤叙事至关重要的一点是将来访者的态度看法和他的情绪整合为具有一致意义的经验。

创伤叙事除了减少回避行为以及过度的唤醒，也能够帮助来访者将创伤经历彻底地整合到自己的生命当中去。创伤叙事并不是说通过叙事让创伤和疤痕消失，而是带给来访者不一样的意义，让来访者认识到什么样的情感，什么样的方式，对他来讲是更重要的。也让来访者因为这样的磨难，这样的创伤，让他的生命更丰盛。这都是将创伤整合到他的生命当中去的方式。在实践工作当中，建立创伤叙事和对创伤经历进行认知加工，是同时发生的，并且在某种程度上来说，这两点都是为了让受创伤者能够将创伤经历及其意义整合为一个更大更好的自我的概念。

叙事的过程也是一个结构化的过程。在叙事中，鼓励来访者为自己写一本自传，这可以用生命线的方式。尝试鼓励来访者先从对自己积极客观的描述开始，第一部分就可以从名字、年龄、学校、爱好等开始。并不是一开始马上触碰伤心的部分，而应该从积极的部分开始。具体的表达方式可以是多种多样的，例如用彩色的毛球代表一些积极事件，用不同的小石头代表一些消极事件，来帮助来访者进行回忆。在时间线叙事中，可以通过石头和毛球作为时间轴，再使用一些宽散的、宽泛的、开放式的问题去增加细节。这些细节包括，具体的时间点细节是如何发生的，当时或现在来访者的想法和感受是什么，当时或现在来访者有怎样的身体反应等。

一些性创伤的来访者，在创伤来临的时候的感受是很复杂的，实际发生的也许比大家想象的要复杂得多。叙事和认知加工结合后才能真正地增加创伤治疗的良性，再做澄清和思考性的问题，不断地暴露。例如咨询师可以问来访者，在这过程当中看到了什么，听到了什么，闻到了什么，感受到了什么？咨询师需要倾听，共情和理解，并且不做价值的判断。再接下去就是识别热点和最坏的时刻。热点即体验到负性情绪，例如恐惧、愤怒或有情绪张力的时候。在这个过程中，还要去评估来访者痛苦的等级。一般来讲，来访者能够忍受的，大概是中度压力，评估的目的是把握来访者是否有能力或是否已经准备好去回顾压力事件。有时在开始阶段，也许来访者完全没有做好准备，并不想要去开始或是做这件事，往往会导致咨询停在那里，那么此时要再进行咨询过程中的及时调整。

此外还有很重要的一点，就是在连续治疗当中，每一次咨询都要回顾整个叙事，在回顾中由咨询师读给来访者听，这也是不断地暴露过程当中不可或缺的一部分。如果是多次的创伤记忆，也可以按照令人不安的程度，按从低到高的顺序去做。

在创伤叙事结尾的时候，要注意以积极的话题结尾，这也涉及详细地去描述这个过程。从时间上来界定，若每次咨询为50分钟，那么最后几分钟就是结尾的段落了，咨询师要把话题引向积极意义的一面。这可以是以问问题的方式来进行，一些可能的问句包括："您从这个创伤里面学到了什么？""如果您将要给其他人建议，您可以给些什么建议？""您现在站在客观理性的角度，给自己的这段过程起一个标题？"

整体而言，这就是创伤叙事的结构。一般来访者在叙述的时候，咨询师就在电脑上把来访者说的内容记录下来，再读给来访者，让来访者反馈，去补充，然后继续共情理解，再在共情理解基础上去记录，再读给来访者。所以这样的过程就是不断地让来访者在暴露当中进行思考，而这个暴露本身又是一个可控的过程。

第三节　创伤叙事案例督导

案例分享

来访者，男性，23岁，大专，未婚。困扰来访者的是工作一直不顺利，不能和同事处理好关系，和父母关系也不太好。到现在他也没有一个真心朋友，平时也没有可以说话的人。

来访者认为自己工作效率特别低，每天工作时很茫然，不知道该干些什么，又频繁地产生"我想换工作"的想法。来访者主要想治疗的是失眠（他每天晚上都失眠，到了早上六七点钟能睡着一小会儿，紧接着就要起床上班了），主诉是社交恐惧（心情导致和异性以及同事直接沟通时有障碍，他渴望表现自己但每次都失败）。他进行了两次咨询，咨询师感觉他做任何事情都瞻前顾后，半途而废，特别容易记住别人对他的负面评价。

例如来访者领导让他翻译一个文件，他弄好后没有向领导汇报，领导问："你做完了为什么不告诉我？"就是因为这一句话，他又睡不着了。来访者说自己非常要面子，脸皮也薄。之前有一个女孩追求来访者，他认为对方条件好，自己配不上，于是拒绝了她，但是当这个女孩谈男朋友后，他就开始疯狂去追，到现在这件事情还让他辗转反侧睡不着，对此，来访者说不是因为失去了女朋友辗转反侧，而是觉得失去了这个女孩身边的资源，他说他接触人是有目的性的。来访者还存在失眠时频繁发信息给咨询师寻求帮助的情况。

案例督导

这个案例非常有挑战性。案例中有几点非常重要：第一，做好评估，因为这个案例是复杂的。来访者表示自己失眠，工作效率低，又有人际的问题、社交恐惧等情况。咨询师需要考虑：基于工作效率低和失眠，这个来访者是否存在抑郁的可能性。抑郁在评估中有两大核心标准，情绪低落和兴趣降低，在这个基础上还有其他的标准，例如在认知层面觉得自己没有价值，行为层面有自杀、自伤、失眠等。同时他又有焦虑状态，比如说瞻前顾后的处事方式和人际的敏感的相关问题存在，所以也要怀疑来访者有没有人格方面的问题，如果存在相关的问题，这已经不是一个单纯的认知行为疗法就可以解决的困扰了。失眠就像咳嗽一样，它可以是很简单，但是也可以是比较严重。所以应当从多因素考量，最关键的是要去弄清楚它背后的原因，评估可以理清现在失眠到底是怎么引起的，是由于精神方面的疾病，比如双相障碍还是严重的抑郁症，是因为工作压力大的问题引起的这样一个焦虑，还是说他就有广泛性的焦虑障碍，引起的经常出现的这种失眠或神经衰弱。这些都是通过系统评估来进行的，但是这个评估对于新手咨询师来讲可能比较困难，我建议在初次接案例的时候，可以接一些例如职场的简单的人际问题等的这些案例，很多问题杂糅在一起的话处理起来就会有些困难。

第二，伦理方面的问题。在这个案例中，如果是随时给咨询师发消息，这时就要注意边界。一般来讲，心理机构的从业人员不会去给来访者自己个人的手机号。但是如果是咨询师自己给的，比如是尤其危急的情况下是可以的，但一般的情况下，是需要屏蔽自己的朋友圈的。如果来访者给发了信息被咨询师看到了，其实是不一定需要回复的，除非是紧急情况。咨访之间要保持一个界限，不然来访者半夜三四点钟睡不着，给咨询师发信息，咨询师同样也会睡不着，双方卷入得都特别深。

第三，从认知行为疗法的角度出发。认知行为疗法有一套专门针对失眠的治疗干预技术，只是说对于新手咨询师来讲有点超出能力。给大家推荐一本由张斌老师主译的《失眠的认知行为疗法：逐次访谈指南》，里面讲到了失眠的睡眠卫生，比如睡前尽量不饮酒、不喝茶和咖啡，如果确实睡不着，15分钟或30分钟以后需要离开床去进行一些别的活动等。[1]这也映照出了现代人当下面临的与失眠有关的问题。这也是我们系统的评估，需要去了解睡眠的卫生的原因。

第四，这个案例可能存在人格问题。认知行为疗法针对人格障碍的认知行为治疗有一套模型，这套模型也体现了认知行为疗法模块化的特点，在后期的临床应用的部分会专门针对社交恐惧、抑郁，以及诸如此类的有针对性的问题进行详细的讲解。

---

① ［美］迈克尔·佩利斯：《失眠的认知行为治疗：逐次访谈指南》，张斌译，北京：人民卫生出版社，2012年。

第十三章　意　象

第一节　意象的机理

曾经有一组研究人员对意象之于大脑的影响做了相关的研究。研究者们发现，如果一直让被试者看特定的意象，以此来主动地让意象在被试者脑海里停留一段时间，在这段时间里，就会有越来越多的，更高级的脑区被激活，这里就包括了前额叶脑区的变化。并且这个意象也会随之产生变化，会有更多的细节加进来。这就好比我们想到了一个很远久的记忆，刚开始的时候记忆可能比较模糊，比较片段化，如果我们允许自己沉浸在记忆里，这个记忆就可能慢慢地更清晰更连续，随后就有更多的细节被回忆起来。[①]

荣格在很早的时候也提出过，当人专注于意象的时候，画面的细节会慢慢地丰富，意象就会流动、发展。卡尔·荣格（Carl Gustav Jung）讲的"沉浸于意象可能会带来顿悟"这一结论的神经科学基础也基于此。因此，意象暴露的过程可以给来访者创造一个机会，通过沉浸在发生过的事情中，去反思和整合可能之前忽略到的一些信息。[②]

对于负性的意象，常用的方法是在意象暴露之前进行意象修正。比如引导来访者想象魔法棒、水晶球等物品，把负性的意象改变为正性的意象。

[①] E. Formisano et al.,"Tracking the Mind's Image in The Brain I: Time-resolved fMRI During Visuospatial Mental Imagery,"*Neuron*,2002,Vol. 35（1）: pp. 185-194.

[②] C. G. Jung, *Jung On Active Imagination*,New Jersey: Princeton University Press,1997.

意象修正可以用于治疗创伤后应激障碍、社交恐惧或者双向障碍等。意象修正的基本原理是，来访者产生意象对应着一个弱的知觉反应，如果引导来访者创造积极的意象可以帮助来访者明确目标，激发行动力；如果用中性的意象去引导来访者的话，也能够帮助达成一个相对更加客观正性的解读。比如说对于同样的一半杯水，悲观的人会说水已经少了一半，乐观的人说水还剩一半。通过意象重构，可以引导来访者去做一个正性解读，进而培养乐观的思维方式。

20世纪90年代，因为功能性核磁共合成像的发展，研究人员发现知觉和意象会启动视觉皮层。随后的很多研究也印证了这一点，视觉意象与在刺激物的作用下产生的视觉反应有着密切的关联，同时也发现了这两种情况所产生的大脑皮层的神经表征现象有大量的重叠。用更具体的语言来进行解释的话，就是眼睛看到了一个物体，这个物体会先在视网膜上成像，然后再通过视神经一步一步在丘脑中转，在视觉皮层就可以找到与物体相关的一个叫神经表征。但是如果视觉刺激物是不存在的，我们只是闭上眼睛去想象它，同样地也可以激发视觉皮层。这两种神经表征，一个是视觉刺激物触发的一个神经表征，一个是想象触发的一个神经表征，在很大的程度上是重叠的。基于这样的发现，可以总结出意象在本质上是当刺激物不存在的情况下，一个弱的知觉反应。这个意象不局限于视觉，还包括听觉、嗅觉和本体感觉，很多时候多感官的感受是同时存在的。同样的，意象的神经表征和当刺激物同时存在的时候的神经表征现象是大量重叠的。[①]

感觉器官接收到的信息会在大脑的额叶区和枕叶区进行整合。知觉是一个整体，将各种感觉信息整合是在额叶区和枕叶区完成，我们不可能仅仅对周围的环境一个物体地去进行单一地感受。那么意象作为弱的知觉反应与真实的知觉反应相比，在比枕叶区和颞叶区更高级的整合区域所对应

---

① Z. W. Pylyshyn, "Mental Imagery: In Search of a Theory," *Behavioral and Brain ciences*, 2002, Vol. 25（2）：pp. 157-182.

的神经表征会有更多的重叠。这也高度说明了意象和一个真实的知觉反映，它在发生机制上也可能是共同的。

除了在现实层面让来访者观测意象以外，意象练习往往和想象相关。想象中的意象练习是邀请来访者在想象中去练习某个技能，进而达到提升某一技能水平的目的，并且在可能的预见中对未来事件进行提前应对。通过想象中的练习来提高克服焦虑的技能。比如说明天就要演讲了，可以提前在想象中去练习一下演讲内容。或者在其他的压力场景中，通过想象的过程去提前应对一下，这样就可以提升自己在这样场景中的一些表现。这里面的神经科学基础也是当在意象中运用某个技能时，比如说是一个运动的技能或者是一个演讲的技能，产生与在现实中真实地在运用技能的过程中高度重叠的神经表征，个体会感到两种情景是高度相似的。

我在督导老师基斯·多布森教授（Keith Dobson）指导下，花了十年时间建立了一个叫基于意象的认知行为治疗的模型，在个案研究方面做了一些有效性的发现，但是我们从科学的角度都还需要进行更深入的对照研究探索。

第二节　中国文化视角下的认知行为疗法

我的前一任督导香港大学黄富强教授，曾做过一篇针对认知行为疗法在中国的文化适应性元分析，把在中国开展认知行为疗法的研究进行了一个荟萃分析，发现认知行为疗法在中国文化下确实有效[1]。

当然，认知行为疗法和中国文化其实是有一个更深入的体会，中国文化真的是博大精深。比如，正念是2600年前佛陀提出来的，在中国经历了2000多年时间的传播，现在把它作为认知行为疗法的技术使用，成为第三

[1] T. K. Ng & D. F. K. Wong, "The Efficacy of Cognitive Behavioral Therapy for Chinese People: A Meta-analysis," *Australian & New Zealand Journal of Psychiatry*, 2018, Vol. 52（7）: pp. 620-637.

浪潮的代表。还有禅和道，大家如果去了解禅和道，也许就会发现，其实在中国，禅和道是一种更高级的认知行为，但不叫治疗，而是一种修行。怎么修行？怎么专注？怎么活在当下？怎么让自己清醒？怎么行动？怎么样的生活？这是一种非常高的境界，是一种修心修行。其中修心就是调整认知，修行就是调整行为模式。道家老子在讲道的时候，会通过意象的方式来呈现，如"上善若水"。还有庄子提到梦蝶、庖丁解牛等，都是通过故事、意象来激活人们的领悟，传递背后的道。

实际上，古人在几千年前走得比禅和道还要远，几千年前的巫医同源，中医的祝由等。中国文化博大精深，研究认知行为治疗中国化是需要一些深层次的探索的。

在这个过程中，选择意象是因为在中国的文化和整体过程中，意象都是一个非常重要的切入点。亚伦·贝克在1979年谈到，认知在临床上有两种呈现的方式，一种是思维，一种是意象①。在国际上，当提到认知，主要会关注思维，尽管现在已经逐渐开始关注意象，但是仍然不够体系化。实际上，意象在认知方面中的运用非常广泛，比如在演讲之前或者准备上台之前发现自己有社交焦虑的人，他们焦虑的真正原因也许就是一个意象浮现在他的脑海中，可能是别人嘲笑他的样子或是别的场景等。

关于意象认知呈现的方式，实际上，2500年前孔子就已经讲道："书不尽言，言不尽意，立象以尽意。"在中国文化当中，最早在汉代"意象"这个词就出现了，"窥意象以运斤"，指的是高明的木匠师傅在工作以前，脑子里已经有一个意象，在雕刻物件的时候，就根据这个意象不断地对手中的材料进行修正完善，而在这个过程中他只是用手把意象呈现出来，这就是艺术家。如今，在我们的生活当中，意象也是非常常见的表达方式，比如过年时贴门神。将历史的视角再往更早以前推进，大概在8000年前，在内蒙古（巴彦淖尔）阴山一带，就有很多很多画。

意象对情绪的影响很大。认知在很大程度上可以以意象的方式来作用，

---

① Aaron T. Beck, *Cognitive Therapy of Depression*, New York：Guilford Press, 1979.

意象作为形象思维方式，在整个儿童期间都是非常重要的表达方式。孩子们可通过画画等各种方式表达自己的情感。很多家长也会通过意象的方式来教育孩子，像童话寓言故事都是通过寓言传递了很多重要的信息。

意象是中国文化重要的载体，也是中国人最早和最基本的认知方式。意象是我们心灵表达和整合的途径，这种整合的方式有很多。早期没有文字，人们通过图画、舞蹈传递信息，比如，像重庆大足石刻里的《十牛图》，里面讲到了修行的十个途径，即寻牛、见迹、见牛、得牛、牧牛、骑牛回家、忘牛存人、人牛俱忘、返本还源、入廛垂手。后面发展出成熟的文字系统，在运用中我们也能够感受到，每一个文字背后都有非常重要的意义，都是非常重要的意象。

巫乳日

图13-1　汉字意象示例

如图13-1，先以"巫"字举例，上通天，下通地，中间两个人一男一女，是一个天地人合一的字。卡尔·荣格曾说："每一个汉字都是一个刻度的原型。"文字就是一个原型、意象。上有天下有地，这是一个原型的体现。而"乳"字模仿的是一个孩子被母亲哺乳的过程。从甲骨文的形态，再到小篆，然后再到隶书，这个字是由一个孩子和一个妈妈斜躺着的样子组成的。再如"日"，最早是仿太阳的形式，然后逐渐成为现在的样子，这就是演变的过程。汉字在逐渐地演变，意象也在慢慢演变，演变成了一种高级的认知方式。伏羲的先天的易经八卦通过一张画的意象，蕴含着天地万物的规律。

说到意象，还有一个很重要的呈现形式，就是梦境。梦可以呈现出一些想表达的东西。我们可以试着在今天晚上就做一个实验，当您清醒以后，不要马上睁开眼睛，先回想一下自己做了什么梦，之后可以用笔把它记下来，或者用手机录音。您看看您的梦表达了什么。

实际上意象也可能会给我们带来负面的影响，比如，侵入性的意象就会起到负面作用，在抑郁期间侵入性的儿童创伤可能会加重个体的内心负担，再如确诊为进食障碍、强迫症、蜘蛛恐惧症、体现障碍、精分双向等的患者可能体验的那样，这也是我们在与意象工作时需要加以注意的。

第三节　认知行为疗法中的意象运用

意象像是迷宫里面的一扇门，通过门找到一条或许可行的通路，允许来访者和咨询师进一步探讨和思考接下来又会发生什么，可以怎么去应对等。目前认知行为疗法针对意象的工作主要是在意识层面上对觉知进行修改，没有真正从意象本身来进行工作。意象的应用范围是很广泛的，比如高考焦虑就可以通过意象暴露的方式治疗。

卡尔·荣格的《红书》里面记录了他对意象的探索。卡尔·荣格讲到了意象是如何能够被记录下来的，他所叙述的过程是，个体需要专注于情绪困扰的状态，直到一个视觉意象出现。在这个过程中，个体自身必须把情绪状态作为基础的起点，对自己处理的情绪要尽可能地有意识，毫无保留地沉浸其中，并把出现的意象和影响记录下来。除此之外，在不离开其客体以及相关思维轨道的前提下，意象可以有被尽可能发挥的空间。①

在发挥意象的这个层面，卡尔·荣格特意用积极想象的方式来呈现这部分内容。卡尔·荣格告诉我们，关于意象个体可以怎么做——"找到隐藏在一起的意象，然后允许意象自己说话。个体可以通过积极想象的方式主动进入意象，在这个过程中，如果个体感到了倾诉的欲望，那就唤醒启动，然后

---

① ［瑞士］卡尔·古斯塔夫·荣格：《红书》，林子钧等译，北京：中央编译出版社，2016年。

让一时的自我和无意识达成协议，实现认知层面的整合。"①这段描述中看到了卡尔·荣格的智慧，他能够看到如何实现认知层面的整合，进而形成了新的人格的一部分。朱建军老师曾经说过，他从卡尔·荣格的书中获得了更大的灵感，甚至在某段时期他非常认同这套体系，要允许意象同自己说话。朱老师在1998年发表了一篇文章，正式创立了意象对话技术②。

基于意象认知行为疗法模型，通过意象，尝试在中国文化和认知行为结构的基础上去整合心理分析，这其实是在做中国化的探索，也是认知行为的扩展和深化。谈到具体的做法，首先依然会通过关心、温暖、共情，关注来访者背后的情绪感受、思维和意象，然后允许意象出来表达，并在现实中去理解他们，寻找替代客体，进行物化体验和表达，从而转化为内部整合。

第四节　答疑解惑

提问：

来访者童年目睹了母亲和上司的性行为，导致现在靠近异性就会浮现当年的画面。那么我们可以对于这个意象做相关的工作吗，如何去做呢？

解答：

在回答问题之前，我想先回顾一下意象和认知的关系。前文谈到意象时，提到了个体的一种认知倾向，即大家一提到认知，如要想到的是思维，但是实际上我们的认知包括了两个方面，一个是思维，另一个就是意象。所以我们也可以说意象是认知相关的意象。

那么面对意象的时候，到底怎么办呢？实际上，我们有很多种办法，

---

① ［瑞士］卡尔·古斯塔夫·荣格：《回忆、梦、思考——荣格自传》，于玲娜译，上海：上海译文出版社，2020年。

② 朱建军、孙新兰：《意象对话技术》，《心理卫生杂志》1998年12月第5期。

归纳起来可以被分为七大类，分别是：悟、主动处理、画、积极想象、暴露、动、内观。

第一种方式叫悟，去领悟。领悟的过程就是去识别脑海中冒出来的意象，或者是梦境中出现的场景（梦也是一种意象），然后就跟所处的现实环境做一些联想和关联。思考一下，这个意象会联想到什么？也许是现实中正在发生的一些事情，也许是曾经的某一个经历，也许还和文化层面上的某个因素相关等。这样思考的目的，是去领悟当下的这个意象带来的意义。这也是精神分析中对梦和意象的解析里最核心的一个部分。回到这个案例的话，会发现有一个触发点，只要碰一下就会浮现那个画面。那么可以让他允许自己停留在意象出现的状态里，思考一下，自己母亲跟上司之间性行为这个不断出现的场景，带给他的意义是什么？可以由此去和来访者做更多的讨论和深入的分析。

第二种应对意象的方式是主动处理。这个案例，他的行为，是一个典型的创伤后应激障碍（PTSD）闪回。会给他的情绪、行为、生活、情感和异性的接触都带来非常大的影响。此时可以尝试请来访者主动处理，即可以在意象里面做一些应对，比如说把意象模糊化，或者把它定格等。北京中医药大学刘天君老师创了一种移空治疗的技术，也是把定格以后把意象放到一个来访者自己想象的容器当中，然后就在想象中挪动这样的一个容器，比如说向前方挪动到距离自己五厘米、一米、三米的位置，直到更远，最后这个容器会到达一个空白的，也就是个体不再能够看到的位置，这样的位置我们也可以认为是具有空性的。来访者可以通过这种方式来主动拉远自己和这个意象之间的距离，从而在一定程度上减轻负面影响。

第三种方式是画。当我们意识到有一些意象存在时，我们可以把它画出来。尽管很多画家其实就是把自己的意象画出来的，但是我们不一定要把它画得特别的美，没有人是天生的艺术家，所以将绘画的这个过程为自己所用就好。实际上，表达性艺术治疗就是这样的一种形式，在这样的治疗模式下，来访者可以把意象画出来，或是用沙盘把它具体呈现出来。卡尔·荣格当年脑袋里面不断地涌现出了很多的意象，他也是通过不断地绘画或是以其他的创作形式完成了《红书》。[①]当然，在卡尔·荣格的红书当中，除了画作以外，也包括了文字，卡尔·荣格把心中所想的感受记录下来、回看、反思，这就是意象叙事的方式。

卡尔·荣格还为我们提供了一种和意象工作的方式，即积极想象[②]。积极想象意味着加深意象的深度，个体必须要赋予意象生命注意力，让意象"活"起来，面对这样一个更加灵动的意象，就能够进行更加广泛的探索。要关注的不仅是那个场景，还要望向"画布"之外的部分，去关注来访者没有提到的，但是也与这个意象密切相关的部分，即试着去看到来访者在这个意象中的处境，以及那个过程当中的感受。像树木人格测试，房树人等，应用的也是相似的原理。

第四种方式是暴露。即直接去体验，在暴露体验中能够真切地在某一个特定场景当中自我的感受，且逐渐减少对特定感受或是特定意象的敏感性。同时也需要注意到的是，暴露是可控的，且暴露的程度应当是逐级增加的。那么回到问题中的案例，对于当下的他来说，让他感到不适的已经不再是真实的体验经历，而是这么多年一直停留在他内心的意象，是记忆。同时会发现当来访者碰到这个意象浮现出来之后，就会有主观地逃避，这是这么多年他已经非常习惯的一种无效的行为模式。所以去选择暴露的治疗方式时，就在反其道而行之，帮助来访者去面对他一直想要逃避的那段曾经的经历以及他的记忆。暴露对于来访者来说绝非易事，在来访者选择面对的过程中会有很多情绪相继向他涌来。所以在这个过程当中，咨询师的陪伴、共情和理解是极为必要的。

第五种方式，动起来。这里的动指的是个体需要主动介入到一种类似修行的状态。中国的很多修行的方法，以太极为例，太极的每个动作都可

① ［瑞士］卡尔·古斯塔夫·荣格：《红书》，林子钧等译，北京：中央编译出版社，2016年。

② ［瑞士］卡尔·古斯塔夫·荣格：《心理类型·荣格文集（第3卷）》，储昭华等译，香港：国际文化出版社，2011年。

以被看作是一个圆，除了身体上的动作形成的圆以外，精神也能够在修行当中达到完满的状态。这和在意象中所达到的状态非常相似，当主动进入意象中时，或是和它一起工作时，也能够达到一种像中国文化中经常提到的"天人合一"的状态，一种更高的精神境界。

最后一种方式是内观，内观也跟正念很相似。在内观中去深入觉察并观测意象的每一个细节。因为个体采取的是观察的位置，即从一个类似他者的角度去进行内观，因此就意味着此时个体不再将自己置身于意象当中，杜绝了被意象吞噬的可能，并和意象之间形成了一个合理的距离。

第十四章　正　念

正念被引入认知行为疗法过程中后，第三次浪潮正式开启，并诞生了正念认知治疗、接纳与承诺疗法和辩证行为治疗等疗法。

在讲正念之前，先通过文字带着大家来做一个体验，这是正念的一个三分钟的呼吸空间练习，也叫三步呼吸空间（可以请身边的人帮自己用适当的语速念出下面的引导语）。

现在大家可以调整一下，将我们的身体调整为挺直庄严的姿势，让觉察把自己带到当下的此刻。如果可以的话，闭上您的眼睛。想一想，您此刻体验到了什么，有怎样的念头、情绪、身体的感受、各个感官接收到了怎样的信息等。

接下来，请轻轻地将注意力全部放在呼吸上，在交替不断地呼与吸的过程中，注意呼气与吸气。此时，可以延伸觉察，从呼吸到觉察整个身体，包括您身体的姿势，面部表情等。尽您所能将此觉察带到当下。此时，可以逐渐睁开自己的眼睛，带着觉察来进一步讨论正念。

在刚才的正念体验当中，您也许能体会到自己在平静状态下的觉察力，或许也会听到一些很微妙的声音。有时即使是在一个非常安静的环境下，听觉也能够捕捉很多的信息。这是因为在正念中，个体对于自我及整个环境的觉察力都在增强，这也是正念的奇妙之处。

如今，正念有着极为广泛的受众，苹果集团的创始人史蒂夫·乔布斯（Steve Jobs）就是其中之一。在他的自传里面会提到跟正念相关的一些内容："当平静下来的时候，心里就有空间去聆听更微妙的东西，直觉开始发展，看事情会更加透彻，也能够更好地感受到现实的环境，我们的整个世界会极大的延伸"。

欧美国家对于正念的重视程度以及学术研究成果都在逐年上升，现在，正念也延伸到了企业管理以及领导力的部分。

第一节　正念起源

正念的概念其实是源于佛教的禅修，在起源阶段，佛教的禅修很大程度上强调的是个人的领悟过程。在这个过程中，个体可以通过自己去觉悟，也可以去阅读一些高僧写的书籍，或者去跟高僧的学习当中去得到一些智慧来完成领悟，进而实现修为修行方面的提升。但随着西方的国家对禅修本身关注度的增加，逐渐地就将正念引入到了神经科学的部分，目前已经有很多神经科学领域的研究证实了练习正念的积极效果。正念减压疗法的创始人乔·卡巴金（Jon Kabat-Zinn）教授所做的也是这个方向的研究，他把东方灵性的修行慢慢地转化成为了一整套的关于减压静心的规范练习。

究竟什么是正念？乔·卡巴金引用了佛教禅修，并将其定义为一种精神训练的方法。在正念中，乔·卡巴金特别强调要专注于此时此刻，以有意识的、客观且不加任何评判的方式去觉察，用五感去接收环境中的信息，同时如实地留心事物出现时内心的觉知反应。[①]

正念的角色其实是在不断地变化的。一开始它是外显的，是一种治疗的技术或者工具。之后，正念逐渐发展出内隐的性质——觉察内在的精神力量的理念，或者是一种思考的模式，要不去评判、活在当下、一心一意。

这强调咨询师是正念的实践者和展现者，正念是一个外显和内隐的一

---

① ［美］乔·卡巴金：《正念：此刻是一枝花》，王俊兰译，北京：机械工业出版社，2015年。

个综合体，在治疗当中所展现出来的就是正念的部分，咨询师要专注于此时此刻，不评判。同时也要加强自我觉察，觉察到我们的平时的情绪表现，自身的感受等。

为什么我们会在讨论认知行为疗法的时候去思考正念的作用呢？一般来说，认知行为疗法是一个"自上而下"的治疗模式，而正念实现的则是一种"自下而上"的改变。可以通过理解以下两种过程给大脑带来的不同改变去思考这样的说法。

"下"指的就是脑干的部分，脑干是管理呼吸、体温的部分，通常认为脑干代表着人的觉醒中枢。在脑干中，还包含着我们大脑里最原始的部分，即爬虫类脑。由于爬虫类脑进化完成较早，较为原始，因此是一个比较低级别的一个脑区，位于大脑比较偏下的位置。

"上"指的是上传到大脑的其他皮层。脑干中的爬虫类脑在正念时帮助人们调整呼吸，并从爬虫类脑所在的脑部较下的位置自下而上地将信号传达给大脑的其他皮层区域进行认知上的调节。更加具体来说，当个体觉得恐惧或是焦虑的时候，呼吸会变得非常的急促，杏仁核也会被激活，此时大脑接收到相应的信号后，可能就会直接认为个体正在面对一种威胁，从而激发个体产生更多与焦虑相关的认知或者是信息加工。当正念时，脑干的边缘系统，如杏仁核等比较低级别的脑部功能区域会对前额叶造成相应的影响，从而产生变化，这也是一个从下而上的正念练习。

由于研究者们对正念和神经科学之间关联的多元发现，对正念的研究深度也在不断增加着，这包括了探索正念是如何通过自下而上以及自上而下两种途径调节整个大脑的功能。同时，在持续的研究中进一步建立新的正念与认知行为方面相结合的疗法模型。

认知行为治疗将正念引入其中后，发展出了正念认知治疗、辩证行为治疗和接纳与承诺疗法。这里主要介绍正念认知治疗。

第二节　正念认知治疗

从根本上来讲，正念与认知行为治疗是在认知行为疗法已有的基础上进行创建的，可以从认知行为疗法的发展来讨论它的原理和应用。

从历史的角度来看，认知行为疗法有三个浪潮，第一个浪潮是行为主义和行为治疗，这个阶段非常强调刺激和行为改变之间的联结，其基础是探究我们的现实生活当中所观察到的经典的行为主义和操作性的行为之间的关系，但是并不太在意信息加工的黑盒子里面的机制。同时，第一浪潮阶段的探索本身也是一种对精神分析非科学检验部分的反攻，奠定了心理学在科学中的位置。

第二个阶段就是认知革命和认知行为疗法之间的关系，它改变的是个体的内在体验，在科学研究的方法指导下探索个体是如何对信息进行加工的，同时也非常重视以多元文化去解决问题及产生改变结果的多样性。在第二波浪潮中，心理学家们已经将认知和行为联系在了一起，发现认知具有监控和改变行为的作用。

此后，认知行为治疗便迎来了第三波浪潮，包括了以正念为基础的治疗、辩证行为治疗等。当我们聚焦在以正念为基础的它关注的依然是个体的内在体验，不过此时它强调的是，个体可以作为一个观察者去观察我们在做什么，觉察到了什么，感官接收到了什么信息等。由于人跟内在的体验变成了一个观察者和生产者之间的关系，所以它非常重视的是我们心理现象的功能和转变，而不单纯是探究心理内容的部分。

正念认知治疗是由马克·威廉姆斯（Mark Williams）、席德·塞加尔（Zindel Segal）和约翰·蒂斯代尔（John Teasdale）三个教授在1998年共同来研发的疗法。①起初，他们发现抑郁症治疗有它的一些自身的困境，对于有些慢性抑郁症患者，如果单纯地用认知行为疗法去治疗，疗效并不是太好。因此，研究者们发现认知行为疗法虽然是有效的，但是未必适合所有的人。如果是基于认知行为疗法的治疗工作，那么它的原理是，对处于发作期的患者，咨询师应该用更多的方法帮助患者进行改变，从而解决当下面临的多种问题。但是认知行为疗法对于一些患者的局限性在于，它对于发作期的抑郁症疗效较好，但是有时在后续预防中所起到的作用有限，因此有些患者后期复发的情况会比较严重。

认知行为治疗的局限性也提示了需要发展多种疗法的重要性。针对于预后的问题，新发展的疗法需要有简易、更适合来访者自己进行等特点，咨询师的指导可以是非必需的。随着认知行为疗法的发展，辩证行为治疗创立者玛莎·莱恩汉教授不断地向马克·威廉姆斯、席德·塞加尔和约翰·蒂斯代尔三位教授推荐正念的部分，这也是心理学家们尝试将正念与认知行为治疗进行结合的更多尝试。

新疗法的结合意味着一些较新的观念和应用方式的产生，正念认知治疗跟经典的认知行为疗法之间是存在着一些区别的。

第一，认知行为疗法强调改变，遵循的逻辑是"只要我们更努力，问题就会被解决"。但正念认知治疗提出了另一个新的视角，即将注意力从不断地解决问题以及修正问题的部分移开，提醒个体注重去接纳和觉察当下的存在模式，允许万物如其所是，这是一个很大的突破。在临床工作当中，经常会看到有一些患者会非常努力地去解决问题，同时要承受的还有巨大的痛苦。然而，有的时候等待他们的也许并非预期良好的效果，因为并不是所有的事情都能够像我们设想的那样被解决和改变。举一个例子，我们每个人都会面临死亡的问题，然而，一些正经历着焦虑障碍的患者会做非常多的努力去回避死亡的话题，其表现为不断地去检查自己的身体，反复

---

① Zindel Segal et al., *Mindfulness – based Cognitive Therapy for Depression*, New York： Guilford Press,2018.

担心自己包括家人可能存在的健康问题，并且坠入到由对未来的担心而带来的焦虑当中。患者有这样的倾向实际上说明了自己并未真正地接纳死亡的存在，希望死亡是可以并且应该被自己的行为所改变的存在，从而将死亡变成了自己的敌人和亟待解决的问题，但事实并非如此。因此，在这个过程当中，患者会感到自己的痛苦和焦虑也在不断加深着。那么从正念认知治疗的角度出发，就可以帮助患者弱化将客观存在当做敌人的心态，不去排斥老化、死亡、健康问题以及其他不可避免的事件，而是去接纳并承认人类生理上的限制，从而养成新的心理习惯。

第二，比起认知行为疗法里咨询师和来访者的关系，正念认知治疗中咨询师和来访者略有不同。认知行为疗法的咨询师有责任去帮患者或者病人去解决问题，但是正念认知治疗中更强调咨询师只是一个带领者，要将责任交回给来访者，启发其自身的正念的力量。很多时候，来访者会迫切希望切断痛苦，隔离焦虑等负性的情绪，并选择去逃避。而来访者可能没有意识到的是，逃避实际上会造成更加巨大的内在张力，在面对他们所认定的生活中的威胁时，会在逃避的同时于内心树立需要对抗的"敌人"，从而产生更多的负面情绪。正念的练习可以减少这种张力，因为个体可以尝试去作为一个旁观者，去观察和反馈我们和内在的内心的这种体验。进一步讲，正念实际上是给了来访者一个新的立足点，这样来访者就不会一直以第一人称的角度被困在自身的情绪和痛苦想法当中，而是适当跳脱出来。当来访者可以和自己的内心感受适当地拉开一些距离时，就可以看到自我本身、内心的想法、内在的经验、情绪和身体感受，以及这些部分之间的联系。

实际上，正念是对于"改变"的另一种解读。认知行为治疗注重对情绪和认知等方面的改变，这是一种类似主动介入的改变，即个体觉得哪方面不舒服，就要去直接地进行干预和改变。有时将主动改变作为切入点是有意义的，但是对于一些来访者，在他们面对慢性抑郁的时候，越是推动自己做情绪上的转换，越是加重负面的感受。这与睡眠的问题很像，如果失眠者一定要让自己睡着，并且尝试各种努力，实际上就会像陷入泥沼中的人一样，在努力向外挣扎的同时越陷越深。对此，正念认知疗法可以对于认知行为疗法的局限性进行很好的弥补，这也在一定程度上解决了很多认知行为疗法的专家们一直感到困扰的难题。

第三节　正念的原理

正念之所以是认知行为疗法发展历程中第三浪潮的重要组成部分，是因为它不仅是一个技术，更是一种理念的变革，即从行动模式（Doing模式）转变到了存在模式（Being模式）。

正念的原理是，个体不用在一开始就思考如何去改变那些令自己感到不适的部分，而是可以尝试让自己停留在这个状态中，与其同在。而同在并不意味着完全陷在里面，而是带着觉察与其共处。有些时候个体可能会发现当下的情形是非常紧张的，然而在个体有意识地将紧张的情形缓解放慢时，即在这个空间中稍加放松、喘一口气时，会发现放慢节奏也许会带来新的可能性。新的可能性指当下的空间允许我们以一种放缓的脚步去对整个事件做出重新的思考，让个体与内心的矛盾和冲突达成和解，也是我们经常提到的"放过自己"。如果个体此时陷入慢性抑郁中，那么这种紧张性的改变也是负面情绪得到释放和好转的信号。

正念减压创立者乔·卡巴金博士曾两次来过中国，给人留下了非常谦逊的印象。乔·卡巴金博士在分享中提到正念并不是他们发明出来的，正念在中国其实已经有2000多年的历史。同时，他认为中文的"念"字很能代表正念的真正含义。对于正念，很多人会有一个误解，觉得正念是个体要在思维中找一个正确的想法，但其实这样理解是存在偏差的。把"正念"二字分开来理解，"正"并非"校正"，而是"调整"，即有意识地将念头调整到此时此刻；"念"，从字形结构来看，上面是一个"今"字，下面是一个"心"字，即心思和念头归于当下。当我们理解了"正"与"念"的意义所在，也就看到了正念最核心的内容。

在对正念的研究中，研究者们将大部分注意力都放在了针对抑郁症的缓解上，其实也强调的是个体在负面的影响上的调整。调整的结果就是达到存在模式或是同在模式，针对于转变者来说，这是一种从根本上进行的新的心理模式上的创造。模式的转变意味着帮助个体创造从抑郁中得到释放的可能性。而这种转变需要咨询师不沉溺于头脑中的想法，不被其所限制，直接地去感受和体验这个世界，在正念中形成一种习惯，不断地练习其中的技术，从而获得对存在模式的觉知。

像乔·卡巴金博士所说，在正念中获得觉知的过程从本质上来讲是西方所学习到的来自东方的智慧。西方特别擅长的是思辨，注重科学和逻辑。而在正念中，注重的是直觉、体验和感受，融合了东方的智慧与理念。在侧重于东方文化理念的过程当中，放下永不停歇的苛刻的评判，且把我们的念头，仅仅当做是浮于头脑中来去自如的念头，这就如同看待天空中飘过的云一般，带着觉察的意识去审视它们的流动。关于正念背后的理念早已蕴含在中华文化当中，传了世代，像诗中所写"看庭前花开花落，望天上云卷云舒"形容的就是这样的一种理念——从现在开始，活在每一个当下。

如果我们询问："觉察只能是个体通过学和练才能习得的能力吗？"答案是否定的。觉察是人类天生的能力，它就像能够脱离我们的思维而自动运作的导航系统，依靠大脑的功能进行加工，同时主动地避开那些会将我们引入到抑郁、烦躁这种负面情绪的心理陷阱当中，帮助个体识别和接纳客观存在的一切事物，尝试与它们共处并安住于当下，不再因为此时的不安而强求生活变成某种特定的样子。此时，觉察就帮助我们完成了向存在模式的转变。当归于当下的转变发生后，我们也可以更好地和自己相处，和情绪相处，意识到那些可能会引起不适感的情绪并不是敌人一般的存在，而是我们和内心在交流中获得的讯息，情绪以最根本和最亲密的方法，将我们与存在于这个世界中所进行的冒险和各类体验进行联结。

在应用范围方面，正念认知可以应用于慢性抑郁的复发、自杀、焦虑、强迫症、创伤后应激障碍、物质滥用、慢性疼痛和癌症等。同时，正念也包含了多种体验方式，包括身体扫描，食禅，坐禅，正念瑜伽等。

如今，正念瑜伽在大众中已经有了广受欢迎的趋势。那么除了正式的正念练习以外，还有一些非正式的练习，像日常生活当中的正念技巧（比如呼吸练习、人际关系觉察）。

此外，关于正念也有一些已经相对成熟的培训课程，在专业人士的指导下去对正念进行学习和练习。其中，马克·威廉姆斯、席德·塞加尔和约翰·蒂斯代尔三位专家就创立了正念认知8周课程，这是一个团体体验课。[①]具体介绍如下表14-1：

表14-1　正念认知治疗8周课程

课程	课程名称	具体内容
第一课	觉察自动导航模式	讲解正念的机理,进行食禅练习,身体扫描
第二课	活在想法里面	进行身体扫描,正念观察我们的想法、感受,专注于事件
第三课	重拾散乱之心	正念静坐,去感受呼吸与身体。像三分钟的呼吸空间、正念瑜伽和呼吸
第四课	辨识我们的厌恶感	静观我们的身体、声音、呼吸、想法与感受
第五课	允许如其所是	继续静观呼吸、身体等
第六课	想法不等于事实	静观我们的身体、呼吸,探索压力与抑郁的情绪
第七课	如何用最好的方式照顾自己	开展滋养的活动。我们一天当中有哪些事情是可以滋养的,有哪些事情是消耗精力的。可以在这个过程当中怎么样更好地照顾自己
第八课	维持和扩展	包括身体扫描,课程的回顾,未来的行动计划,每日生活的正念,再次讨论等

---

① Zindel Segal et al., *Mindfulness – based Cognitive Therapy for Depression*, New York：Guilford Press,2018.

第十五章　抑郁障碍的认知行为治疗

第一节　抑郁障碍概述

抑郁症是最常见的心理障碍之一，引起了人们广泛的重视。在命名上，一些专家建议将重性抑郁障碍称作为抑郁症。根据世界卫生组织2017年发布的报告，全世界有抑郁症的人3.22亿，中国有5480万，可见抑郁障碍在我国的普遍性与严重性。

根据DSM−Ⅴ诊断标准（2015），抑郁的情绪会影响到我们生理和行为的状态，导致个体出现食欲下降、没有胃口的情况，同时也可能会出现饮食习惯上的紊乱，暴饮暴食。此外，抑郁也会影响到睡眠，造成个体难以入睡、早醒或者是睡眠的节律颠倒。抑郁也会造成行为方面的问题，表现为行为迟缓，反应变慢，常会感到疲劳。在人际交往方面，表现为不愿意和他人交往。

抑郁中的个体会有快感缺乏的表现。具体来说，可能会对曾经很喜欢做的事情丧失兴趣，也会对生活中的新鲜事物丧失好奇心。除了缺乏正面感受外，陷入抑郁的个体会感到更多的悲伤和痛苦，一些儿童青少年也会出现容易烦躁和易怒的情况。

抑郁障碍会影响到认知状态，导致个体主观能动性下降，缺乏动力，注意力难以集中，无法完成重要的工作或是学习任务。来访者经常会表示，觉得在注意力调配方面有困难，好像大脑变笨变蠢了，总是犹豫不决，没办法去做一些决定。曾经一个抑郁症患者说，自己曾经是一个非常果断的人，但是在罹患了抑郁症之后，就觉得什么事情都要思前想后，一直在犹豫。此时咨询师就需要注意，这实际上是认知功能受到了损害的表现。

总的来说，抑郁症表现为"三低"——情绪低落，思维缓慢，以及言语动作减少。

同时，在诊断上，抑郁障碍要跟双相情感障碍的症状做一个区分。通常情况下，人的情绪是会围绕一个基线水平上下波动，但是抑郁症患者的情绪会在一段时期持续处于较低水平，持续两周以上则会达到诊断要求。而对于双相情感障碍的患者来说，不单会经历情绪上的低落，还会出现情绪的高涨，即躁狂的状态。简单来说，双相情感障碍患者的情绪状态会经历非常大的波动，处于不断上升、下降的趋势当中，无法在一个基线水平上稳定下来。

从抑郁症的发病时间来讲，青少年要更加注意，因为青少年时期抑郁症的起病率是较大的，同时也可能会在未来逐渐过渡和发展成双向情感障碍。从DSM-V的诊断系统，即美国精神医学会的诊断标准来看，被确诊为重性抑郁障碍的个体是在持续的两周时间内和表现出5项及以上相关症状，其中核心的症状是心情低落、心境抑郁，或者是对原来喜欢的事物丧失了兴趣和乐趣。[①]通常，抑郁症的症状也意味着来访者会表现出和以往不同的思维和行为模式。抑郁症患者的症状可能是从自己的主观体验中识别到的，也有可能是通过别人的观察来认识的。对于儿童或是青少年，个体也许还没有习惯或是还不知道如何去识别及表达自己所经历的情绪体验，但是能够从个体的表现中看出变化，比如个体变得非常暴躁，容易生气，好像很无足轻重的一句话就会点燃患者的情绪等。

除青少年以外，老年人也是比较特别的人群，他们更少地向医生传达自己经历的情绪上的低落，而是更加强调躯体上出现的不适感和疼痛感，疲劳往往也会被表达为躯体症状之一。实际上，患有抑郁症的老年人在生

[①]美国精神医学学会：《精神障碍诊断与统计手册（第五版）：DSM-V》，北京：北京大学出版社，2015年。

活中可能已经发生了很多变化，比如老年人已经大幅度减少花费在平时感兴趣的活动上了，比如一位老年人可能以前很喜欢看剧或是综艺节目，而现在都不喜欢看了，体重上也有明显的变化，包括增加和减轻等，往往变化的幅度会达到5%，此外个体的食欲也会有变化，可能是减退或是严重的增加。此时，他人的观察变得尤为重要，识别出老年人生活中发生的变化是很有必要的。

此外，抑郁症与睡眠的部分息息相关，被确诊为抑郁症的个体会经历失眠、睡眠剥夺，或是嗜睡等睡眠问题，这些问题是持续存在的，几乎每天都会困扰着个体。在抑郁当中，个体还会有很多常见的反应，包括精神上的激烈或迟缓反应、烦躁易怒、疲倦乏力、价值感减弱、自责自罪、觉得自己是累赘等。之前有一个患者在开摩托车的时候不小心碰到了一个人，导致对方轻伤，但是这个患者在被吓到了之后就产生了非常严重的自罪自责，他觉得自己把这个人撞死了，出现了妄想的部分。因此，被确诊为抑郁障碍的人几乎每天都会感到思考能力减退或者犹豫不决等现象带来的困扰。

在抑郁这个议题上，咨询师还要重视患者自杀、自伤倾向。在抑郁中，个体会反复地想到死亡，并在一些时候产生结束自己生命的冲动，在他们看来，死亡也许变成了一个解决方案。

除了自杀自伤倾向和之前我们所提到的症状之外，抑郁症往往还会给患者带来临床上的明显痛苦或是烦恼，会对社交、职业以及其他的方面造成功能的缺损。生活中各功能的缺损程度是我们判断患者面临的是抑郁还是抑郁症的标准，也是去评估抑郁症严重程度的诊断标准，一般来说当生活功能被显著损害时，就会达到抑郁症的标准。当然在进行诊断的同时，也要考虑其他因素，比如要去判断症状是否是由于药物药品、毒品，或者是躯体症状躯体疾病所导致的。根据不同的原因，咨询师要去判断患者的情况是否是物质滥用所导致的抑郁症或是躯体疾病所导致的抑郁症。最后，对于一些和抑郁症有相似症状的障碍，例如精神分裂症等，咨询师也要注意去进行鉴别诊断。

第二节　抑郁障碍的个案概念化

亚伦·贝克（2013）曾说，抑郁的核心部分是思维的障碍，这些障碍表现在患者解释他们的特定经历时存在的系统偏差上，由于偏差的作用，陷入抑郁的人会倾向于提出替代性的解释，虽然这样的解释能够在一定程度上减轻患者的不适感，但是这通常是通过认知歪曲来完成的。[①]

具体来说，个体会在负面的生活经历的影响下产生一些核心信念，包括"我是没有价值的""我是失败的""我不值得被爱"等信念，接着就会产生对自己、世界还有他人的各种自动化想法。这些想法会不间断地冒出来，致使个体产生负面情绪，从而也会影响其行为。行为所对应的一般是一些代偿式的应对模式，由于这些模式产生的目的是为了让患者减轻痛苦，所以行为的形式通常以回避、拖延和依赖他人为主。但是，逃避虽然能缓解一时的问题，但无法带来持续的效果，这往往导致患者无法有效解决问题，并且问题会被累积，形成反复的类似于螺旋一样的循环，最终到达非常痛苦的阶段。到了极度痛苦的时候，患者可能就会采用结束自己生命的方式来彻底地逃避。

另一个有关抑郁的模型认为，抑郁情绪会导致非常多消极的认知，同时使个体感到疲劳，无法集中注意力，伴随一些躯体症状，且日常活动减少，不再去做那些能够让自己感到快乐或者有成就感的活动，从而导致患者在一个负面循环当中循环往复，因为产生的认知偏差又会进一步导致患者处理和解决问题的能力下降。在抑郁症中，患者很容易感觉到自己的生活就像一潭死水一样，好像总在凝望绝望的深渊，这样的感觉反过来会加

[①] S. D. Hollon & Aaron T. Beck, "Cognitive and Cognitive-behavioral Therapies," *Bergin and Garfield's Handbook of Psychotherapy and Behavior Change*, 201, Vol. (6): pp. 393–442.

重抑郁的症状，且对于患者来说，这似乎是无法挣脱的现状。

抑郁的认知三角，包括想法、行为和情绪，从这个三角中也反映出了患者对自己、世界以及他人的负面认知。每个人每天都会接收到非常多不同的信息，在接收之后个体也会进行认知加工，然而抑郁症的患者对所有接收的信息的加工方式都是负性加工，一方面，患者只注意到刺激源中负面的部分，另一方面，即使是中性或是积极的信息，患者也会去做负面的解读。这都是源于患者的强大的核心信念——"我是不胜任的""我是失败的""我是没有价值的"等。同时在归因方式上，患者会将自己取得的成就归结为外部因素，比如运气等，而将失败等归结为自己的能力缺失。因此，每天只有负面的信息会能够进入到患者的内心，因为正面的信息会被其认知系统先一步筛除，这导致了患者的心情越来越糟糕。

曾有一个来访者在某企业中做主管，是一个中层领导。但是从小到大，来访者的父母要求严厉，导致来访者产生了对应的核心信念，即"我是没有价值的，我是不胜任的，我是没有能力的"。这导致来访者只会在工作中留意到领导的批评和自己的不足，以及同事提出的评价等。这些注意力放置的点让来访者加强了自己的核心信念。但是来访者并没有看到，其实自己在工作中不断地累积业绩，其团队也非常团结，同事对其领导方式也是满意的，但这些都没有办法进入到来访者的内心世界和认知系统——因为来访者自己主观忽略掉了。来访者最近被调任到了一个新的岗位上，调任的事情其实是领导对其工作能力的肯定，但是这一举动却进一步巩固了来访者的核心信念。来访者认为自己并不适应这个新的工作岗位，也没有看到自己的优势，以及可以胜任这个工作的能力。因此来访者只是反复地纠结，认为"是不是领导想把我调离原部门，所以才给我安排了这样一个任务，我之前的成绩好像只是运气好，究其根本我的能力还存在劣势"。

当咨询师让来访者写出自己的优点时，来访者觉得自己并没有什么优点。但后来在咨询师的引导下，来访者慢慢发现其实自己可以罗列10个以上工作上的优点，其中也包括一些个人的特质。来访者的图式是"我是不胜任的"，所以自我的整个信息加工都是负面的且有偏差的，只关注了支持能力不好的证据，而忽略掉所有能够给予自己肯定的证据。

回观来访者的整个成长经历，父母是成长环境中非常重要的一环，但是这位来访者的父母经常去批评和责备他，那么这些苛责和负面的评价就容易导致来访者认为自己始终是能力不足的，永远做不好一件事的，也会滋生出相应的自动思维。比如在来访者看专业书的时候会想："这个太难了，我肯定是看不懂的，因为我的爸爸妈妈经常说我很蠢。"从而情绪方面也会非常低落、不开心、难过，在认知方式和情绪的作用下，来访者会感到疲惫、乏力，进而可能就决定自己不再看书了，以回避的方式来应对，长期以往自己的学习成绩也受到了影响，而来访者会认为这反过来印证了自己当初觉得"能力不足"的想法，自尊自信水平不断降低。这会让来访者认为自己果然是做不好的、无价值的、不值得被爱的。

与抑郁相关的模型还有螺旋模型，这是一个很形象的描述，指的是在一开始的时候，来访者遇到的可能只是一个比较小的负性事件，虽然这个事件在一开始给个体带来的影响是比较小的，但是随着个体不断地负性认知加工，逐渐上升到抑郁的层次。举例说明，一名高二的青少年来访者学习成绩一直都非常好，在班里一直名列前茅。但是在一次考试中，可能是状态不好，导致考试失利，到了全班倒数的位置，于是"我是不够好的"核心信念就被激活了。来访者的情绪变得非常低落，并且此后开始害怕面对考试，负面的认知模式像抽动陀螺的鞭子一样不断地使来访者处于与自我否定有关的情绪和行为当中，还导致了相应的生理反应。慢慢地，这位来访者从一开始的初级问题，变成了更深层次的且更为固化的问题，学习成绩也不断下降。最终导致了现在无法上学的结果，目前已经休学了一年。在这个案例当中，能够看到一个螺旋状的抑郁发展模式，从一个很小的事件，一个点开始，引发出了来访者在生活、学习、工作等各个方面的崩塌。作为咨询师，应该帮助来访者识别出这样的模型，并且摆脱螺旋样的负面循环，重新调整自己的状态。

当提到抑郁症时，一般指的是重度抑郁发作，而病理状态的抑郁还与其他症状与障碍相关联，包括心境恶劣以及双相障碍的抑郁发作，或称心境障碍的抑郁发作。心境恶劣指的是个体在持续两年时间中，心境水平都维持在一个在基线水平下，但是没有达到抑郁症或者是重度抑郁发作的水平。心境障碍的抑郁发作本身是抑郁障碍的一部分。

而双相情感障碍和抑郁症或抑郁障碍是两个不同的诊断，它们都被包含在情绪障碍下面，不过被单独列出，这也意味着它的诊断级别会比心境恶劣要更高。目前大众对于抑郁症的敏感程度和识别力是很高的，但是对于双相情感障碍还比较陌生，并且判断一个个体的症状是否符合双相情感障碍的标准，是需要精神科医生去做出诊断的。此外，一旦涉及双相情感障碍，就要再去考虑躁狂这一部分了。

心理咨询师需要去全面了解关于治疗抑郁障碍的内容，包括无抽搐电休克治疗，药物治疗和心理治疗等，并且理清楚什么时候我们需要这些方式的治疗，它们有效的原因在何处等。就抑郁情绪本身而言，它就像喜怒哀乐一样，是一种正常的情绪反应，尤其是在我们遇到了因自己的愿望和期待没有达到满足而失落时，就容易出现沮丧、抑郁的一面。在一般情况下的抑郁情况中，可以找到一些办法帮助自己缓解情绪，比如在觉得抑郁情绪发生的时候，有意识地让自己休息一会，做一些能够让自己恢复精力的事情，慢慢感受到情绪能够向正常水平回归。但是，当抑郁情绪达到了一个阶段，就可能会使个体进入抑郁状态了，比如一些个体由于外界的压力，会持续一段时间处于压抑的状况当中无法挣脱，那么持续性的心情低落就会容易使人进入到抑郁状态中。

因此，当咨询师对比一般的抑郁情绪和较为严重的抑郁状态时，一个很重要的线索就是时间。咨询师要注意一个两周的时间节点，个体需持续表现出DSM-V诊断标准中超过五条的标准并持续两周的时间，才能够被诊断为抑郁症。同时，咨询师也要去判断个体的症状程度是否足够达到标准，如果来访者只是表现出一点抑郁情绪，或是持续时间很短，那么随意贴上抑郁症的标签绝对是优势专业水准的。

　　DSM-V里的9条标准表达了两个核心指标，即情绪低落和兴趣减退。举例来说，如果有个来访者最近持续郁闷了一段时间，并且不愿意去做以前那些感兴趣的事情，比如打篮球、化妆、看电影，那么这种和情绪低落关联的兴趣减退就指向了抑郁的可能性。在这两条指标的基础上，咨询师还要注意去识别关于认知方面的症状，像注意力不集中、自罪自责、自我怀疑、自我贬低等。此外，生理方面的因素也是抑郁症的重要方面，比如睡眠方面的障碍，自杀自伤等。同时，要注意个体的社会功能水平变化，如果一个学生表示自己无法完成学业，无法完成论文，那么完成任务的困难就可能反映了个体本身的能力问题以及社会功能问题，当咨询师发现来访者的社会功能遭到损害，那么就要考虑重度抑郁障碍的可能性了。

　　对于患有抑郁症的来访者，咨询师还要考虑导致抑郁的除生物学因素以外的诱发因素。其中一个常见的客观诱发因素就是居丧反应，这个反应会普遍出现在那些经历了重要他人离世的个体身上。DSM-V的抑郁症排除标准里专门提到了居丧反应，如果以两周的时间线来判断，那么对于有重要亲人离世的个体而言，由悲伤所带来的抑郁反应普遍会持续两周或两周以上，这是非常正常的反应。那么单纯从据说居丧反应来看，我们就无法将这个个体诊断为抑郁症。但如果一个个体的反应持续了半年甚至一年，那么我们就需要去考虑这个个体是否存在创伤后应激障碍，此时创伤的持续也会引起抑郁的产生。

　　总之，当咨询师要去辨别来访者所表现的抑郁情绪是否和抑郁障碍有关时，咨询师要去考虑和评估多个方面，包括时间、轻重程度、诱发因素、排除标准、自我调节能力、生理因素、兴趣爱好，以及对个体的影响程度等，从不同维度去对抑郁情绪做界定和进行全面的评估。

第三节　关于抑郁症的问与答

提问一：

如果身边的人觉得自己生活处于长期不顺利的状态当中，不开心，对什么都没兴趣，但是也可以自我安慰，这种情况算不算抑郁倾向，如果是的话我们应该如何去处理呢？

解答：

除了识别自己的抑郁情况以外，可能也会担心自己所关心的人是否存在抑郁倾向，这可能是很多人所思考的一个问题。首先，需要判断这个人是不是符合抑郁症或抑郁障碍的诊断，要看一下它的条目够不够，即之前所说的要达到9条中的5条。第二是判断个体的严重程度够不够，是否已经影响到了自己的生活。接下来要去判断持续时间，是否达到了2周或以上。如果符合以上的三点，那么就需要建议这个人去寻求三甲医院的专业医生或是心理咨询师的帮助和治疗。当然，即使没有达到诊断标准，如果觉察到有问题出现的可能性，也可以建议他人去进行积极处理，从进行评估。即使不是抑郁症，和专业人士进行沟通也能够帮助理清思绪，找到致使自己感到不开心的原因，以及帮助自我进行探索，然后以更好的状态回到生活当中。

提问二：

噩梦失眠是属于抑郁症的范围吗？

解答：

这需要了解患者的年龄。特别是在老年人中，需要考虑是否存在器质性疾病，如老年痴呆症或脑中风。这些条件可能与失眠、噩梦甚至幻视相关联。在讨论失眠和噩梦时，重要的是要评估它们是否与更高级别的症状，如幻视或抑郁症有关。在抑郁症患者中，虽然幻视较少见，但仍不可忽视。此外，需要排除其他躯体疾病可能引起的幻视。对于幻视的出现，需要详细了解它们的发生时间和内容，这有助于区分真正的幻视与可能的表达误解。器质性脑部障碍的患者更有可能产生幻视。除了疾病因素，还需要考虑精神活性物质的影响。在治疗失眠和噩梦时，这些可能的因素都需要考虑。通过全面的评估，可以确定最适合的治疗方案，以缓解症状并解决潜在问题。

提问三：

轻度的抑郁伴有轻度的焦虑，这种情况是否需要服药？

解答：

首先要去判断对程度的定义是从何而来的，因为评估是需要由医生来进行的。如果医生在评估过后发现患者的确处于轻微的程度，只是由一些生活事件所引起的轻度抑郁和焦虑的话，就不一定需要服药。但是如果是较大的生活事件对患者产生了一定程度的影响，并伴有一些躯体症状，包括失眠、疲倦影响工作的状态等，那么可以在医生的指导下选择服药。其实服药没有想象中那么可怕，所以在一些情况下会建议患者尝试服药，当着患者对此是有选择权的。有的时候门诊的患者诊断为轻度抑郁，伴随一些焦虑的反应，如果患者希望自己的状态能够快速得到好转，就会建议患者服用很小剂量的抗抑郁药物和一点点改善睡眠的药物。在药物的作用下，患者可能在接下来1到2周内状态就可以得到好转，那么在3到4周时就可以停用药物了。当然，对于轻度抑郁和轻度焦虑，找到一个专业的咨询师，认知行为疗法会是一个最好的选择。因为认知行为疗法的诞生，就是从亚伦·贝克对抑郁障碍的治疗方法中研发出来的。亚伦·贝克收集了218个抑郁症病人的梦，然后一一进行分析，发现了与当时的精神分析理论矛盾的地方。精神分析中讲到抑郁症有自我攻击的表现，力比多会指向自己，但是亚伦·贝克在这些病人的梦中看到了另外一面，他看到的并不只是自我攻击，他还看到了哀伤、丧失，以及其他的内容。亚伦·贝克在这个过程中意外地发现，抑郁症病人的一个共有特点是脑子里面总会出现一些负性的想法，导致了退缩或无效的行为，无效的行为等。于是亚伦·贝克假设，如果改变了负性想法，就可以改善抑郁，后来经过实践验证发现确实如此。

有很多研究发现，认知行为疗法通常与抗抑郁药治疗的疗效是相当的甚至更优。[①]这体现在一些由特定急性事件引发的抑郁的患者的治疗中，比如患者的抑郁是与人际关系相关，那么这部分就无法被药物所触及和缓解，而认知行为疗法能够有效地进行帮助。此外，对于患者的预防复发方面，认知行为治疗的效果也会更好。有一个对照分析研究对比了接受抗抑郁剂治疗的患者和接受认知行为治疗的患者后续的复发率，能够看到前者的复发率是更高的。[②]正是因为认知疗法会教授患者或来访者问题解决的技能和预防复发的策略等，所以才降低了复发率。

第四节　抑郁障碍的认知行为个案概念化

如果是生活事件导致了抑郁，那么可以模块化地用问题解决、任务分解和人际交往的技术来进行干预，如果来访者表现出了认知层面上的负性模式，比如存在负性的思维，而且严重影响了情绪，那么就需要进行认知重建，重修思维、矫正核心信念，以及改变中间信念等。

对于情绪方面，需要通过情绪调节，比如通过放松的技术来使来访者

---

①S. D. Hollon et al., "Prevention of Relapse Following Cognitive Therapy vs Medications in Moderate to Severe Depression,"*Archives of General Psychiatry*,2005,Vol. 62（4）: pp. 417–422.

②S. D. Hollon et al., "Effect of Cognitive Therapy with Antidepressant Medications vs Antidepressants Alone on The Rate of Recovery in Major Depressive Disorder: a Randomized Clinical Trial, "*JAMA psychiatry*,2014,Vol. 71（10）: pp. 1157–1164.

达到稳定的情绪状态。对于行为方面，当来访者存在行为退缩时，就可以使用行为激活的技术。如果来访者表现出自杀自伤的行为或倾向，就可以做行为功能分析来帮助其进行缓解；如果来访者存在焦虑回避的情况，那么可以试着进行行为暴露等（行为激活、行为功能分析、暴露技术，请参考前几章的介绍）。

针对抑郁，要认识和了解所有相关理论和技术形成的体系化的内容架构，这样就能够知道需要在什么时候用那种技术，并使用正确的实施方法。

在认知行为治疗的理解中，抑郁症的产生是由于当事人的既往生活事件、童年经历和一些负性生活事件，导致来访者出现了非常多负性的核心信念，比如"我是不可爱的""我没有能力""周围的人都不能够理解我""这个世界是很危险的"等。这些负性的核心信念是关于自我、他人和世界，在这个基础上，个体内心也会慢慢地发展出一些具有一定适应性的中间信念，包括规则、态度和假设，并产生出了相应的行为策略，这又会影响自动思维，导致情绪上的波动，并加强和固化行为模式。在认知行为疗法中，除了构建抑郁的认知三角，咨询师也要去理解与抑郁相关的四个要素，并针对每个在每个要素给予相应的治疗手段和技术进行处理。

诱发事件包括个体最近经历的一些负性生活事件，或者是最近对个体影响比较严重的一些事情。在诱发事件部分，咨询师可以使用问题解决、任务分解、人际交往的技术。在思维部分，咨询师可以尝试去做来访者的认知重建，用苏格拉底式的提问，让来访者认识到自己有哪一些认知是存在偏差的，有哪些认知歪曲，随着治疗的逐渐深入，可以慢慢触及来访者的中间信念和核心信念部分，让来访者再进一步看到自己信念的僵化和不合理的部分，并通过三栏表、五栏表来记录，在记录的过程中建立一些更加有适应性的想法，并对自我重建的认识形成巩固作用。最后在行为的部分，可以使用行为激活、行为功能分析等，其中，行为激活在抑郁症的治疗中是一个非常重要的技术。

有一名青少年来访者非常抗拒回学校上课，来访者觉得如果回学校，就会跟不上学校的进度，也没有办法像以前那样拿到比较好的成绩。在不想回学校这件事上，来访者表现出非常回避。于是来访者就在家里面待了比较长的一段时间，作息基本上都是日夜颠倒，白天睡觉，半夜打游戏。对于这个案例，就需要通过行为激活，要让来访者从行为的部分开始。在建立关系后，可以在与来访者协商的基础上，制订一些行为的计划，让来访者严格地去按照计划一步步执行。目前来访者睡眠的节律基本恢复了，也能够上网课。因此，行为激活有时是非常重要的，是治疗抑郁症的重要手段。

行为功能分析（SORC）也非常重要。通过行为功能分析，来访者能够意识到虽然现在的行为在短期能够使自己获益，但是长期来看，自我的利益是受损的，当把这样的过程展示给来访者时，来访者或许就会想要有意识地去从长期对自己有利的角度思考，并改变一些行为。

此外，在抑郁症的治疗中还会用到一些暴露及其他技术。在情绪的部分，可以利用正念的技术，以及冥想、情绪稳定、放松训练等。有一些来访者对情绪的识别是比较差的，那么在情绪的部分，就要先教会来访者去区分不同的情绪，让来访者明确抑郁、焦虑、愤怒、嫉妒等情绪分别代表着什么含义，同时要让来访者区分开自己的情绪和生理反应之间的这种区别。在提升了识别能力过后，就可以再通过一些相应的技术来减轻他的情绪反应，获得管理情绪的技巧。

认知行为疗法的技术是非常多样的，不仅可以融合正念，也可以融合辩证行为治疗的技术。那么在认知行为治疗的整体规划上，首先要明确来访者或者当事人的个案概念化的部分，然后再具体从来访者各个相关的生活事件和情绪反应的角度帮助来访者进行分析，同时应用技术。只有咨询师做好了个案概念化的部分，才能够抓到问题的关键，才能够上技术。

第五节　抑郁障碍的认知行为疗法策略

在这一部分，咨询师要去思考具体如何应用技术，以及应该在哪些阶段运用相应的技术。

与来访者要建立良好的治疗联盟是改变发生的基础。以前经常会听到一些其他流派的心理咨询师、咨询师或学习者表达对认知行为疗法的不喜爱，因为觉得认知行为疗法非常僵硬，不人性化，且十分强调改变，但是其实问题并不在于认知行为疗法本身，而是作为咨询师应该如何更好地去跟来访者建立良好的治疗关系，建立彼此合作的治疗联盟，这其实也是一个心理从业人员最基本的一个技能。

与很多咨询师对认知行为疗法的误解刚好相反的是，认知行为疗法师一定要具有良好的，与来访者建立联盟关系的能力。因为认知行为疗法要推动改变，而对于来访者来说，改变并非易事，来访者需要被看到和理解，当来访者能感受到咨询师是关心自己并以自己为中心而思考，并做出相应的反应时，信任才有可能发生，改变才有可能发生。此外，目标的设定在整个治疗当中也非常重要。咨询师要先去明确整个治疗目标的设定，即来访者想在十几次的治疗当中解决一些什么样的问题，一般在列出了问题清单之后，目标相应地就出现了。除了整体目标以外，还需要制定短期目标、中期目标和长期目标。由于很多患有抑郁症的来访者本身会存在动力不足的情况，如果不把目标设定好，来访者就会觉得很茫然，那么我们就需要把每一周作为一个节点，以有效治疗为前提，帮助来访者去设立目标。

目标设定有一个原则叫作SMART，目标应该是具体的、可量化的、可执行的等。[1]在制定了目标的同时还要制定好治疗的计划和治疗的结构，做

---

① ［美］彼得·德鲁克：《管理的实践》，北京：机械工业出版社，2006年。

好健康宣教，布置合适的家庭作业，而且要在治疗的结束阶段，做好预防复发的相应工作。认知行为疗法是具有结构化的治疗，每一次的治疗都在一个整体的结构当中。

关于抑郁障碍的治疗计划，要强调的是要做好评估的工作。如果是非医学类的咨询师，就需要去学习临床访谈的框架，访谈要涉及患者的主诉现病史、既往史、家族史、个人史，还有精神状态等，这些都需要咨询师熟练掌握访谈的技巧。并且，咨询师也可以使用量表来进行评估，包括通过结构化的和非结构化的量表来进行测试，获得客观的、能够反映来访者目前状态的分数。同时，非常重要的一点是一定要在每次的治疗当中去评估患者的自杀自伤风险，因为这与来访者的生命安全有关，如果来访者的自杀风险非常高，那么就要从普通的抑郁障碍的治疗计划流程跳到危机干预部分，或是把来访者转介到医疗机构。因此，评估自杀风险是非常重要的。此外，也要评估来访者有没有可能需要合并药物的治疗，前面谈论药物的部分提供了一些基本知识，可以根据相关内容去考虑一下来访者是否有合并药物治疗，或是合并其他物理治疗的需求。有时咨询师要以改善患者病情为主要目的，给予来访者一个整合的治疗。

咨询师对来访者进行了比较完整的评估之后，就需要告诉来访者治疗计划大概是怎么样的，穿插一些必要的科普和心理教育部分，同时也可以将个案概念化的部分分享给来访者，使来访者有机会对个案概念化的部分细节进行修改。这也能够让来访者了解即将进行的治疗是怎样的，以此增强来访者的掌控感和自我效能感。咨询师也要和来访者沟通对来访者的认知行为的改变和预后状况有怎样的期待，来访者可能能够达到一个什么样的水平。

建立目标。认知和行为就像两条腿一样，需要同时一步一步往前走，缺了一条腿治疗其实都是不完整的，也不能够称为认知行为疗法，所以咨询师会在治疗中包含行为干预和认知干预两部分。在认知干预的部分，咨询师需要在整个治疗的过程中，不断地去识别来访者的认知图式，并且根据新观察的内容不断地去完善个案概念化。由于每一次治疗的时间是有限的，可能只能够了解到来访者部分的生活经历、想法和信念，因此整个治疗的过程也是个案概念化不断得到完善的过程。在具体的技巧应用上，也可以融合其他方法，比如在叙事一类的方法中去和来访者改写生命脚本，给源头写信等；在正念中帮助来访者实现接纳和引导，减少对自我的批判，注重此时此刻；意象治疗也是一个很好的选择，像意象重构、激活早期记忆等都会对认知干预有帮助。

同时，咨询师要去识别来访者是否存在回避和代偿策略。做行为功能分析，帮助来访者做成本效益分析，帮助来访者看到自己的行为可能会使自己付出了过大的代价。接着，逐渐过渡到为来访者结束治疗做准备，教给来访者一些预防抑郁复发的技能技巧，可以是平时多增加一些愉悦自我的活动，也可以去参与一些社交的活动等，针对来访者他的个人的特点做一些预防性的训练。在结束治疗之前，还可以计划处一段时间来维持治疗，逐步减少跟来访者见面的时间，比如商量两周见面一次，接着可以一个月见面一次，直到其情况完全稳定下来，那就可以真正地结束整个治疗了。咨询师在结束时也可以与来访者承诺，如果来访者经历了任何的新发的情况，可以再预约治疗获取帮助。

刚才提到了评估自杀风险是非常重要的，那么如果发现来访者存在较高自杀自伤风险，需要如何进行干预并帮助消除来访者的自杀意念呢？先要探索来访者的与自杀相关的思维，包括分析来访者产生自杀的念头的原因，来访者是否存在想用自杀来解决某些问题的情况，那么这类问题指的是什么，自杀对于来访者来说又存在着何种意义等。这些都涉及与来访者的认知进行访谈，找到不合理的部分，就可以有的放矢地帮助来访者重建认知，让来访者意识到用这个抹杀生命的方式来获取短暂释放是得不偿失的，因为从此就再也无法体验生活中的快乐了。在这个过程中，咨询师需要慢慢地帮助来访者重建对于人生和生命意义的认知，同时减少来访者获得自杀工具的途径。

避免来访者获取自杀工具其实是比较困难的，因为自杀的方法实在是太多了。最近有一个现象也与此有关，有比较多的青少年会积攒拿到的药物并藏起来，然后在攒够一定数量之后一次性地服下过量药物，这是很危险的。如果来访者目前正在医疗机构就诊，那么可能需要与来访者的家人保持联系，让家长检查来访者是否真的服用了药物，有没有藏药的情况。同时也可以与来访者去签订不自杀协议承诺书，让来访者在上面写下自己的承诺。承诺书的主体内容是："我自愿地承诺，我不会采用自杀的方式来结束我的生命。如果当我有自杀的意念或想法的时候，我承诺我会联系以下所写到的这些途径，包括咨询师、医疗机构、我的父母，以及我的好朋友（附上具体联系方式）。"另外还可以写上有哪些情况可能会诱发来访者产生自杀的想法，同时写上应对可使用的具体方法，在这一步先做好准备，这样当这些事情真实发生的时候，来访者可以有意识地识别并做出应对措施，并使用在治疗中咨询师教授的一些方法，比如在来访者感到痛苦的时候，试着进行冥想，把自杀的念头想象成白云，赋予念头以流动性，让它在脑海中自然飘散等。在上述内容都写下后，让来访者在承诺书上签字。

对于这样的一些自杀干预的应对方式，也会有一些从业者质疑有效性。对此，通常会认为如果咨询师和来访者已经建立了比较好的治疗同盟关系，来访者的内心会产生一种责任感，这种责任感也会在签署承诺的时候被加强，此时也认同自己需要去遵守协议。从这个角度来看，这个方法是有效的。从以往经验来看，青少年群体也会遵守承诺的，在他们签订了承诺之后，就会在自杀或自伤想法出现时想到这份承诺，这对于他们的自杀自伤冲动来说是一种限制和阻碍。

除了自杀自伤风险以外，患有抑郁症的来访者也会被无望感所包围，对此，要知道无望感从何处产生，并针对性地提供解决方案，提供来访者问题解决的技能。在这个过程中，有时会发现来访者的无望感可能来源于自己的思维方式，所以也要帮助来访者对于不合理的思维做利弊的分析判断，除咨询师对此做苏格拉底式提问外，可以让来访者去列出支持和反对思维的证据。同时，行为方面的行为实验、行为激活也是重要且有帮助的。对于来访者觉得已经失去希望、没有动力的部分，可以帮助来访者建立一个奖赏机制，比如来访者今天能够看书超过一个小时，就可以奖励自己玩游戏5分钟，奖赏机制通常与自我成就感与效能感的提升有关，也可以有效帮助减少负性的自动思维，重建认知方式。当然，对于无望感，一些转移注意力相关的分析技术也是有帮助的，当来访者在进行思维反刍的时候，可以有意识地用一些方法来分散自己的注意力，将自己从一个念头的漩涡中拉出来，而不是一直沉浸在其中。最后，咨询师也可以和来访者强调睡眠的重要性，通过放松技巧或是失眠治疗等来帮助来访者调整睡眠节律。

在睡眠问题的治疗和缓解上，有一个认知行为疗法的技术叫作CBT-I。[①]很多时候，一些来访者对失眠会表达出恐惧的情绪，因为他们会对失眠所造成的后果产生灾难化的假设，比如今天睡不着，那么明天就无法工作，就无法在考试中取得好成绩等。对于灾难化的认知方式，可以通过认知重建的方法去帮助来访者进行改变，减少思维反刍。在思维反刍中，来访者会在脑海中反复想一个念头，没有办法停止，也没有办法从中跳出来。曾经有一位来访者描述了自己的经历，自己被领导批评后一整天都在想这个事情，会思考当时自己还能够怎么做，怎么才能表现得更好以回避领导的批评。那么此时咨询师就可以相应地做一些干预，比如分散注意力，帮助来访者打破思维环路和繁琐冗长的思维过程。如果来访者觉得自己当天的情绪很糟糕，也可以通过冥想让自己的大脑放空，或是有选择地告诉自己："我今天可以给自己放一天假，不待在单位，我可以去逛街。"在认知方面，咨询师能够应用的还有自信心训练，这可以结合行为训练来进行，

---

① D. J. Taylor & K. E. Pruiksma, "Cognitive and Behavioural Therapy for Insomnia（CBT-I）in Psychiatric Populations：a Systematic Review,"α*International Review of Psychiatry*, 2014, Vol. 26（2）：pp. 205–213.

从简单的行为训练开始，慢慢地一步步去增强来访者的自信。

很多抑郁症患者会表现出人际交往上的困难，甚至可能还有社交恐惧症，这部分来访者也需要自信心上的提升。所以在教会来访者一些相应的社交技能的同时，可以结合前面提到的奖赏机制，让来访者学会及时奖励自己，每当自己达到了一个小小的目标的时候，就可以使用一些正向的反馈来增强自我的愉悦感和满足感，在这个过程中，也可以达到修正与适应不良有关的假设的作用。

当咨询师对认知做了一定的工作积累后，就可以过渡到与来访者无价值感有关的图式修正阶段。在探索图式时，咨询师会触及来访者内心更深层次的核心信念部分。咨询师的目标是帮助来访者重新组建一个更有适应性且更合理的图式，这样来访者可以更好地对于收集到的信息进行合理加工，在这个过程中可以使用空椅技术，或者给图式的源头写信（也许给图式的源头写信并不像其他技术那样被广泛提及，但是它的效果和重要性是不容小觑的）。个体在童年以及发展阶段中，可能会遭遇一些重大的负性生活事件，比如父母的养育模式存在较大的问题，在学校里遭遇了霸凌的事件等都可能导致不安全型依恋的形成，并且这些就是图式的源头。给源头写信的过程是一个面对、反思和梳理的过程，在这个过程中个体可以慢慢地发展出一个更具适应性的图式来替代原有图式，并达到逐渐消除社会功能损害的目的，在当下和未来具备有效解决问题的能力。图式是非常重要的，因为通过它，来访者可以意识到当下存在的问题，需要去解决的部分，以及可运用的手段等。

以上技术是咨询师在与来访者工作时，帮助他们减少或消除抑郁症状的工具和途径。在咨询过程的后期，将会过渡到巩固和预防复发的阶段，这意味着咨询师还要注意同来访者一起对可使用的技巧做回顾，并保证来访者获得足够的预防复发的技能，这个阶段的长度一般会在2~3次咨询左右。

对于抑郁的来访者，还有一些补充的治疗技术。来访者在抑郁中的常见表现包括觉得自己被孤立，或主动使自己边缘化，在社交中非常被动，缺乏日常活动，持续地抱怨，反复陷入繁琐的思维过程当中等。当咨询师识别到来访者的这些表现后，要去检查和识别可能会引起来访者情绪或行为的扳机点，即诱发因素，然后提前有针对性地做好应对准备和措施。同时，也要注意检查行为及其所导致的结果，这能够帮助咨询师去看到来访者的行为策略，比如说像社交焦虑的来访者，就会回避社交，而这就逐渐形成了一个负强化的过程。在与来访者的交谈中，要有意识地去识别目标，并帮助来访者发展出短期和长期的目标，还有可实行的奖赏机制。咨询师除了给出建议以外，也可以根据来访者自己兴趣点和期望，和来访者一起安排日程，增加积极且有意义的活动，在此处可以应用行为监测表和行为记录表。如果来访者有多个想达成的任务，或是一开始制定的任务等级较高，那么咨询师可以和来访者一起再将任务分级、拆解。比如来访者表达自己想考上一所"985"大学，这就是一个等级非常高的任务，在这个任务面前，来访者可能会容易觉得自己是渺小的，从而产生挫败感。咨询师就可以帮助来访者去分解这个任务，从考某大学这个大目标，一步步分解到"每天要看多少小时的书""要完成几个科目的内容""今天、明天、后天、这一周、一个月分别要完成哪些自己分配的任务"。在这个过程中，还可以根据情况的改变去适当调整计划的难度和时间安排，并在其中穿插一些给自己的奖赏。来访者就能够通过这样的过程增强掌控感和满足感。很多时候，抑郁症的患者之所以会陷入抑郁的情绪，是因为没有增强自我愉悦感的措施，也没有自我奖励的习惯，因此无法主动地为生活增加积极正向的部分，只能去留意负性的结果。咨询师可以帮助来访者认识到，有些快乐是可以自己带给自己的。

在针对抑郁的咨询上，治疗思路和时间安排都是非常值得注意的关键点。对此，罗伯特·莱希（Robert Leahy）（2017）总结出了认知行为疗法的整体干预思路和详细步骤。在第1~3次咨询中，要尽量完整地做好评估，包括评估来访者的问题、相关的情况、职业社会功能，以及是否存在共病情况、自杀风险，以及用药历史和现状等。评估过后，要和来访者讨论能够达成一致的治疗目标，在心理教育中解释什么是认知行为疗法，在这个部分也可以提供给来访者一些有关抑郁和治疗方面的一些书籍。此外，评估还需涉及行为层面上的检查，需要识别来访者的靶行为，比如自杀自伤、回避和讨好行为等，然后帮助去制订一些应对计划，包括奖赏机制和可实行的活动安排。

在第4～6次咨询中，要进一步评估来访者的情绪状态、家庭作业完成情况、药物使用情况，以及自杀风险有无变化等，根据当下的情况，协助来访者去巩固练习，调整或加强奖励机制等。这个阶段也涉及针对无望感的认知干预，去探寻无望感背后的思维，判断来访者是否有无助，决策困难、自我批评、精力不足等情况。

在第7～10次咨询中就可以逐步触及来访者的中间信念和核心信念，并进行相对应的行为干预。同时，也可以引导来访者通过相关的问题解决技能去缓解现实困扰。

在第11～14次咨询时，要在前期评估的基础上，向更有难度的问题和认知行为模式进行挑战。

最后，到第15～18次咨询时，就准备结束整个治疗了。结束的时候，咨询时间可以调整为两周一次，然后过渡到一个月一次。在最后的阶段，对于预后的效果评估还是和之前保持一致，同时要注意帮助来访者维持巩固行为上的改变，强化问题解决的能力，在认知部分，继续发展出更贴近现实的核心信念，并且可以让来访者保持练习增强适应力的自我表达方式。[1]

---

①R. L. Leahy, *Cognitive Therapy Techniques: A Practitioner's Guide*, New York: Guilford Press, 2017.

第六节　案例讨论与督导

案例分享

1.总体信息：阿莹（化名），女，18岁，目前在读某大学，成绩特别优异。她是家中的长女，有一个弟弟，比她小5岁，父母健在。根据对她外表的观察，她的打扮是干净朴素的，皮肤长痘。

2.家庭情况：母亲是学校教师，父亲是公司职员。家境比较富裕。弟弟在读小学，成绩比较差。来访者与家庭关系比较疏远，并且父母有重男轻女的倾向，总是对于和她年龄相差较大的弟弟表现出偏爱，而对她的要求比较高，并且会忽视来访者的需求，这也导致了家庭矛盾的产生。由于家庭矛盾，来访者和家人经常发生争吵，心情波动比较大。来访者说她不敢参加需要面试的活动，因为担心自己被淘汰，曾在医院被诊断出有强迫症和抑郁症，但是拒绝服用精神类药物。

3.教育经历：在学校来访者与同学关系也是相当疏远的，她从小就开始回避社交，没有朋友，与老师的交流也不是很多，仅限于课上的交流。

4.重大生活经历：因为弟弟的出生，来访者多次与父母和弟弟发生矛盾，从小学起一直有自杀的念头，高中时心理老师许诺不将来访者的情况告知给她的父母，来访者也曾经答应那位心理老师停止自杀的念头和计划。此外，来访者小时候有过杀死弟弟念头，但是因为担心一命抵一命，所以放弃了。

5.其他信息：来访者第一次来到心理咨询室时称自己从小就容易心情不好，曾经在高二的时候去看过精神科的医生被确诊了焦虑症，后来经过澄清她并不知道结果。来访者平时在人际交往中很被动，没有什么朋友。此外，来访者对自己要求比较高，做事要反复检查才会满意。来访者一直有自杀念头，但没有自杀计划。

案例分析

1.个案概念化

首先，来访者的父母对来访者的要求很高——她在中小学期间成绩优异，但是父母依然会苛责她。其次，弟弟的出生导致了父母注意力的转移，他们把更多的注意力放在了年幼的弟弟身上，无论弟弟做什么，家人们都不会对弟弟产生不满意，还说男孩长大以后就会变聪明，这让来访者进一步认识到家人重男轻女的倾向。

来访者觉得自己的确不够好，她的习得性经验告诉她，只有把事情做完美才能变得更好，才能获得他人的喜欢。弟弟上小学时考试经常只有30多分，父母不但没有责备弟弟，还给了弟弟很多关爱。父母的行为使得来访者原先的认知图式被激活了，于是她形成了自动化的负性思维，她觉得"我是很差的，我比不上别人"，而这种思维让她更加在意学业成绩，希望通过学业成绩来证明自己。

由于一直以来，来访者的自尊、自信水平较低，导致其不敢参加社团活动或其他需要面试的机会的活动，失去了社交的重要途径。此外，来访者还喜欢与他人比较，如果发现别人的成绩比她优秀，她就会焦虑，并激起"她是一个失败的人"这样的核心信念。来访者发现自己反复做同一件事情可以降低焦虑，减少对外部的不安全感。但是在不断的焦虑中，来访者仍然感到自己内心承受着很大的困扰，并因此出现幻觉，总觉得有人要害她。对于来访者来说，现实环境和她的认知图式是存在冲突的，她存在着无力感，但是没有办法解决，这也导致她产生了自杀的念头。

2.咨询计划和现状

一是确定咨询目标，初步确定的咨询目标是改善人际关系、提高自信心，以及降低焦虑。二是进行认知行为疗法的治疗，对来访者存在的不合理的认知进行矫正，从而改善对自己、他人和世界的看法态度。找到来访者的兴趣爱好，建立关系，并给来访者增强自信。三是和来访者确定咨询的频率，每个月固定见一次，如有危机则每周约见。四是在咨询的过程当中教授了来访者呼吸放松，让她在感到焦虑和紧张的时候学会放松。并且，也教导了来访者如何在睡前做冥想，以提高她的睡眠质量。

过程中，咨询师使用引导式的提问，逐步了解了来访者的认知行为模式。此外，也记录了来访者的心情状况，并根据笔记画出学生的认知概念图。

目前，来访者无自杀的计划，逐渐学会认识自我，也发掘了一些兴趣爱好。来访者称自己喜欢当志愿者，这能够帮助她提高自我价值感。来访者已经渐渐发觉自己的潜能，喜欢帮助他人。除此之外，来访者还意识到父亲只是不会沟通，但是还是很爱她的。

咨询师与来访者的咨访关系良好，对方对咨询师有较强的信任感。目前的咨询师一直有在接受督导。来访者也签订了安全协议，并承诺不会有自杀行为。咨询师也有和母亲沟通，并且教育母亲要改善亲子关系。

督导分享

这是一个相对比较复杂的案例，从青少年发病到现在，还有一个同胞竞争的弟弟，也有不安全依恋的一些问题等。来访者的焦虑和强迫，应该基本上都符合精神科诊断。咨询师做得挺好的，跟来访者建立了比较良好的关系。

虽然来访者在别人眼中一直是优秀的，但她对自我的评价比较低，她的整个核心信念都是"我是没有价值的"、"我是没有能力的"、"我是不被爱的"等，所以在这个基础上，来访者发展出了非常多的行为策略，包括她可能会表现得很要强，因为她也许会觉得："如果我不表现得要强的话，别人就会瞧不起我。""如果我不拿到优秀的成绩，我就是没有能力的。"这反映出的都是非常僵化且片面的认知歪曲。接下来，来访者在人际关系当中也是非常僵化的，她见了一个精神科医生，对方给她用药，但会被她完全否定，这就体现出了一些人际关系上比较僵化的行为策略，这也与她在生活当中的自动思维相关。

对于这个来访者，其实前面讲的很多技术都是可以用得上的。可能认知方面是她目前来说遭遇的一个比较大的困境，针对认知的部分，可以用三栏表和五栏表来帮助她呈现一些更合理的认知，在这个过程中也要用到苏格拉底式提问，帮助她进一步了解自己存在的认知上的歪曲。关于来访者自杀的部分，如果来访者始终觉得压力很大，那么是有一定的自杀风险的，但如果没有一个很重大的事件的诱发，目前来说还是安全的。自杀对于来访者来说，更多的是起到一个解决问题的方法的作用，所以我们要做的是帮助她看到并掌握更多合理的解决的方法和策略，建立"我可以去了解怎么样做是更合理的，我怎么做是更有效的"的信念。尽管这个过程的确是很困难，但咨询师不能太急，要去遵循节奏和规律，在关系的建立和来访者表现出与自杀有关的无望无用情绪上做一些工作，如果确实没有办法，也许可以落到行动上去，这包括一些活动的安排和行为的激活等。虽然对于强迫思维，认知行为疗法主要讲的暴露与反应阻止，但是很显然，从目前来看的话，那不是首要考虑的方面，我们首先要处理的是和来访者自杀风险有关的部分。这个案例的治疗长度可能至少会考虑在30～50次左右，它并不是一个短期的案例。

第十六章　焦虑障碍的认知行为治疗概述

第一节　焦虑与焦虑障碍

焦虑是一种处于扩散状态的不安，是人们对危险的预估。焦虑和恐惧经常会被放在一起提及，有被混淆的可能性。

人类自然产生的恐惧也与进化有关。人之所以会感到恐惧（甚至有时候是一种莫名的恐惧感），是因为在进化过程中，已经积累了非常多的经验。除了个人经历的主观经验以外，还有从他人经历中借鉴来的经验。我们从小可能会被告知，毛茸茸的蜘蛛危险，不要轻易触碰它们；但是不用害怕毛茸茸的小狗，因为大部分小狗对人类不会构成危险。因此，在进化或人类的代际传递当中的信息加工，会告诉我们哪些是危险的哪些是安全的。个体也会对于从过往经验中得到的信息再次进行个人层面的理性加工，比如说把一只无毒蜘蛛放在手上，对有些人来说构不成威胁，因为理性会告诉他们，这个互动不会有危险。当然，对害怕蜘蛛的人来说，也产生本能的生理反应（比如起鸡皮疙瘩或寒毛直竖等），从而加深对蜘蛛的恐惧。当涉及身体反应时，所激活的就是我们更深一层的图式，而这种更深层图式的加工也许对应的就不再是理性的部分，会产生莫名的恐惧，这部分恐惧可能是个体也无法说清楚的。

焦虑跟恐惧的不同之处在于，恐惧是针对特定危险的反应。而紧张感和焦虑感通常是非特定且较为模糊的，通常在焦虑背后隐藏着面对危险的不确定性和无助感。但是，焦虑和恐惧的产生在进化学意义上是有一些相同之处的。

人类在生存中已经积累了非常多的经验，其中与生存有关的一些内容已经深入到DNA当中，有时甚至身体会对从未没有见过某种事物产生一些相应的生理反应（比如恶心不舒服、心跳加快等），来躲过潜在的危险。

引起个体焦虑的，除了对生存的威胁以外，还有对精神层面的威胁，这包括对自尊、个人经验、价值感等因素的威胁。人类通常会比动物更加清晰地看到自身处境以及内心的冲突和矛盾，并且会基于经验产生对未来潜在发生的事件或是发展的预期和预估，也正是因为这样，人类总是在当下做出努力，以尝试超越预期中自己的有限性。

焦虑的存在是普遍的，人生而具有焦虑。理解对咨询师来说非常重要，如果能够理解它，就能够知道焦虑是不能被永久消灭的。如果来访者说："我希望自己再也不要焦虑。"咨询师需要告诉这位来访者："这个目标是非常难去达到的，但我们可以尝试去管理它，面对它，而不是去消灭它。"

焦虑的产生和基因与环境都有很大的关联。首先，容易产生焦虑的人可能会携带更多的易感基因。在一个研究中，发现小鼠在怀孕的时候表现得非常地焦虑和紧张，那生出来的小鼠关于焦虑部分DNA的表达就会增加。因此，焦虑其实是可以在生理层面上通过基因进行代际传递。此外，成长环境也会给自身直接带来非常多的核心信念，而信念会进一步导致焦虑情绪的产生。如果在成长过程中，父母表现出对健康的过度关注，以及过度表达出对死亡的担忧，那么这部分可能也会成为孩子核心信念的组成部分。总的来说，遗传因素还有发展过程中的经历，会共同导致个体对焦虑的易感性，同时也会形成与焦虑相关的特定认知模式以及习惯性回避或是代偿性的行为模式。

焦虑相关的专业术语，即焦虑、焦虑症或者焦虑障碍，需要从以下几个方面进行区分。

第一，无论是普遍焦虑还是焦虑症，在个体识别到潜在威胁的情况下，个体都会感受到危机感，只是程度不同。陷入焦虑症中的个体会高估威胁的严重性。存在普遍焦虑的个体会感到不安，但是也能够表现出相对理性的应对；但是对于焦虑症中的个体而言，会认为造成的威胁可能是巨大的。面对这种威胁时，焦虑症患者会尽可能地采取回避措施。

第二，被确诊为焦虑症的个体会更加低估自己处理某件事情的能力，觉得危险的部分一定是存在且自己没有应对的能力和方式。

第三，正常人在面对压力事件时会有危机感、忧虑以及正常的焦虑情绪，但是这些思维上的反应是临时的。然而被确诊为焦虑障碍的个体会聚焦在潜在的以及被夸大的危险事件上，并且持续很长时间。这是因为焦虑症患者会在脑子里不断地进行思维反刍，在反刍中升级担心的感受。并且对于处于焦虑障碍中的个体来说，思维是十分固化的，无法通过灵活的思考去进行转变，因此每天会想同样的事情，沉浸于持续的焦虑之中。

第四，有焦虑障碍的人脑海中会不断重复出现灾难性的画面或场景，并进行高度的选择性注意，有时候还渗透着全有或全无的想法。

第五，在处于焦虑状态时，会分泌肾上腺素和去甲肾上腺素，会导致应激反应，比如心跳加快呼吸加快等，被确诊为焦虑障碍的患者的躯体化症状会更加严重和明显。躯体化反应是更容易被识别到的，因此很多人一开始观察到的不一定是焦虑这种心理层面上的反应，而是躯体化状况。

第二节　焦虑障碍的临床特征与评估诊断

总的来说，焦虑有以下几个临床特征：第一，在认知方面，来访者会觉得未知中存在着诸多危险并因此感受到了威胁，进而相应产生了焦虑的、紧张的、不安的、害怕的情绪。第二，在行为方面，处于焦虑的个体可能会选择回避、战斗、逃跑或者是吓呆等应对方式，以及具体的躯体症状，如颤抖、出汗、心慌、胸闷等。

这时，咨询师需要和来访者对心身一体的问题进行讨论，焦虑症患者会出现非常多的躯体症状，这跟人类自主神经系统的交感神经轴激活和副交感神经轴被抑制是有关的，同时也和很多器官和系统相关联，造成多方面的躯体化症状，包括肌肉紧张、呼吸困难、心跳过速、腹泻、出汗、尿频等。如果躯体化症状持续存在，还会出现更多的躯体上的疾病，比如高血压、糖尿病等身心疾病的生成都与我们长期处于应激压力状态有关。此外，随着社会的进步，人们焦虑的来源变得越来越多，除了现实中的压力事件以外，接收到新闻媒体中的带有焦虑的讯息也有可能会成为造成压力的原因。实际上，竞争愈发激烈的社会现状已经成为了中国人焦虑的主要来源。

2019年，北京大学第六医院黄悦勤教授团队针对中国精神障碍发病率的流行病学进行了调查。结果显示，在所有的精神障碍当中，焦虑障碍会持续12个月，即一年的患病率是5%，终身患病率是7.6%。也就是说，在100个人里面就有5个人在一年当中曾经有一次焦虑障碍。而终身患病率更高，在100个人里面有就7.6个人在一生中持续地被焦虑所困扰着。

总体来说，焦虑障碍的识别率较低。专业人士对于焦虑障碍的识别普遍偏低，除了专业人员以外，大众对于焦虑也会有普遍的误解，大多数人认为焦虑是应当的，且对于焦虑情绪的求制欲望较低，所以焦虑障碍治疗的不足是在全球范围内都普遍存在的。具体来讲，可能的足量治疗包括药物治疗一个月以上，加上大于等于4次的精神专科的就诊，或者是大于等于8次的心理治疗，补充的替代治疗或者是非医学的治疗。根据这样的标准，很多焦虑障碍的患者都面临着治疗不足的问题。

目前从精神医学的角度来看焦虑障碍的诊断，有两个比较常用的诊断标准，一个是DSM-Ⅴ系统，即美国精神医学会于2013年发布的诊断系统；另一个是世界卫生组织在2018年发表的最新版国际疾病分类，即ICD-11诊断标准，这也是在心理精神专科统一使用的诊断标准。

在美国最新的DSM-Ⅴ系统当中，焦虑障碍被拆分成了三部分：焦虑障碍、强迫及相关障碍、创伤及应激相关障碍。其他的强迫创伤及其应激部分从焦虑障碍中删除，不再存在于焦虑障碍的谱系当中。

与DSM-V相比，ICD-11将恐惧、焦虑及恐惧相关障碍独立分组。焦虑及恐惧的相关障碍里面的阐释和分类方式和DSM-V里的条目差距并不大，不过在ICD-11中，将一些焦虑症的种类放在了继发性的焦虑障碍类别下。此外，ICD-11里面对焦虑还有恐惧相关障碍进行了描述，并把焦虑和恐惧这两个情绪做了一个区分：在特定刺激或情境的作用下，个体会产生焦虑或是恐惧，但相比较而言，焦虑指向的是个体对未来预期的危险及不确定性的反应，而恐惧是对当前感知到破坏性的危险的一种反应。

惊恐症

惊恐障碍，简称惊恐症。从惊恐障碍的诊断标准来看，惊恐障碍指在一段时间内有极度的害怕或者是不舒服；同时存在4种以上的症状（包括心悸心慌或者是心率增快、出汗颤抖、呼吸困难、气短或气闷、胸痛或不舒服、恶心或腹部不适，以及一些非现实感或者是人格解体症状，害怕自己失去控制或者要发疯、害怕自己会死亡等）突然发生并在十分钟内到达顶点。其中，有些个体会在惊恐发作时体会到濒死感，并且是至少在一次发作之后，依然出现上述症状中的1至2种。担忧或担心再次的惊恐发作，会持续一个月或是更长的时间。此外，来访者也会在和惊恐发作相关的行为方面出现显著的不良变化或回避。这种障碍不能归因于其他的躯体疾病，且不能用其他的精神障碍来更好地解释。

惊恐发作的认知模型中的促发因素，会导致患者选择性地注意，且产生灾难性的误解，从而导致了强大的焦虑感。此时，个体会寻求安全的行为，同时可能没有意识到灾难并不会出现或是没有想象中那么巨大，从而使误解进一步加深。

举例说明：患者描述道，前一段时间正在开车的时候，车所在的桥突然因为共振的原因发生了严重的抖动，患者觉得自己在上下颠簸，非常害怕和紧张，差一点要从这个车跳下来。后来患者从桥上开过去了，这个事情看起来到这里就结束了，但这件事对于患者个人的影响是持续的且强烈的。自从这件事之后，患者开车的时候就会引发严重的惊恐，伴随着心跳加快，呼吸困难，甚至产生"我快要死了"的想法。一次在高速上面因惊恐发作而无法继续开车，于是患者把车丢到一边，报警寻求帮助，最后让工作人员把车开回了家。

这就是一个非常典型的惊恐发作的表现。在对惊恐发作的原因探寻上，也许会有一个疑问："仅仅是桥的抖动就引发出惊恐了吗？"实际上，在后续比较详细的询问后，咨询师发现患者在这一次过桥之前的很长一段时间，都感到自己处于非常劳累的状态中，持续的疲劳成为了患者的易感因素。并且加上患者描述的桥的强烈的抖动情况，导致患者出现了惊恐发作的情况。后来经过了药物的治疗，惊恐发作就被控制下来了，但是直到现在患者都不敢停药，患者依然存在一些灾难性的认知。目前患者开车时还是会有不安，并担心会再次出现不能够开车的情况。

社交广场恐惧症

根据DSM-V的评估标准，来访者对5种情况（乘坐公共交通工具；处于开放的空间，比如停车场；处于封闭的空间；人员密集，存在排队情况的场所；独自离家）中的两种及以上感到显著的恐惧或者焦虑，就能确定来访者患有社交广场恐惧症。

面对以上情况时，社交广场恐惧症患者可能会非常痛苦，几乎总是伴随着害怕或是焦虑，因此患者会设法避免这种情景发生，这体现在患者可能不去乘坐任何的公共交通工具，或者找人进行陪伴等。患者有这样的反应，是因为他们对于当下可能面对的危险进行了比实际情况更加严重的预估，导致了不安和焦虑的产生。在持续时间上，这种害怕焦虑或回避至少会持续6个月，同时这种害怕焦虑或回避的行为也会引起临床意义的痛苦，或导致其社交职业方面功能的损害。

有一个患者的表现是没有办法乘坐地铁或是公交车，因为患者非常担心自己会被别人看见。如果一定要乘坐地铁，患者会选择找人陪伴。在个别没有他人陪伴的情况下，患者可能会提前下车，特别是车厢里人比较多的情况下。因此，这对患者正常的生活造成了极大的困扰。

特定恐惧症

焦虑障碍的亚型，即特定恐惧症。特定恐惧症表现为除社交广场恐惧症和社交恐惧症两种类型之外的某些特殊的物体情境或者是活动的恐惧。具体来说，特定恐惧症指个体的恐惧会局限在某种特定的对象或是场合上，例如害怕接近某种特殊的动物，待在幽闭的空间，吃某种食物等。虽然特定恐惧症的对象和触发因素有很多，但是患者的特定恐惧症表现较为一致，即引发惊恐发作。除了对现实生活中具象事物的恐惧以外，还有一些比较具有文化特点的特定恐惧症，比如怕鬼、缩阳症等，这些跟文化存在着对应关系。

社交恐惧症

此外，还有一个亚型，即社交焦虑障碍或者社交恐惧症，在DSM-V里确定命名为社交焦虑障碍，这是一个好的修改，因为实际上很多有社交焦虑的个体并没有达到恐惧的程度，他们体会到的更多是内心的焦躁不安。

DSM-V对于社交焦虑障碍的诊断标准为：在面对可能被他人审视的一种或多种的社交情况时，产生显著的害怕或焦虑（比如个体遇到在他人面前表演的场合等）；个体会害怕自己的言行出现纰漏并因此而焦虑，担心来自他人的负性的评价及羞辱，为任何可能到来的尴尬时刻而感到不安。总的来说，基本上社交的情况总是能够触发患者的害怕或焦虑，然而，患者所感到的威胁程度远远高于实际的威胁水平。

被确诊为社交焦虑障碍的儿童会表现为哭闹、发脾气、依恋他人、唯唯诺诺、不敢在社交的情境中说话，同时也会主动地回避社交或带着强烈的害怕或焦虑去忍受。此外，对于儿童还要注意的一点是，在定义儿童的社交焦虑时，应当注意儿童与成年人之间的互动并不算在社交焦虑的考察范围内，只有儿童在和同龄的伙伴进行交往时表现出的焦虑才能够被归为儿童的社交焦虑。

在对患者进行评估和诊断时，也要注意去探究症状背后是否有其他躯体疾病产生别的原因，避免误诊。比如，如果患者被确诊为帕金森，那么患者会有手抖、表情僵硬的症状，此时就应该明确不能够单纯因为患者的这些表现而将其诊断为焦虑或恐惧。

广泛性焦虑障碍

除了上述焦虑症分类以外，焦虑症中广泛性焦虑障碍也会被经常提及，这也是在焦虑障碍当中是最为普遍的一种亚型。根据DSM-V，广泛性焦虑障碍的诊断标准是，个体在生活中大部分时间会对不同事情表现出过分的焦虑和担心。从他者的角度看，被诊断为广泛性焦虑障碍的个体总是忧心忡忡，对未来有很多的担心，常伴随叹气声。实际上也确实如此，患者所体验的担心是自己无法控制的。

具体来说，广泛性焦虑障碍患者会表现出六种症状（感到紧张、坐立不安；容易疲倦；难以集中注意力；头脑空空；比较容易发怒；睡眠问题，难入睡）中的三种，通常还会伴有肌肉的紧张、僵硬。同时，个体所感到的焦虑、担心以及躯体上的不适也会进一步引起更深层次的痛苦感以及在社交、职业等其他方面的功能损害。

在诊断上，咨询师需要有意识地排除患者的症状是由其他因素引起的。首先，要排除症状出现是否是由某些药物或者其他身心疾病引起的，比如甲亢等内分泌方面的疾病会直接导致患者出现与广泛性焦虑障碍相似的生理性效应。其次，咨询师需要去探究可能导致障碍出现的原因以及模式加强的过程，在不同的可能性中进行确定。从广泛性焦虑障碍的患者比较常见的认知模型出发，通常可能会将障碍发生的原因定位到：遗传因素；神经递质功能紊乱，比如颞叶边缘系统的阿尔法伽马氨基丁酸（与对威胁的易感性相关）分泌紊乱；个体本身的这种个性特点易感性；或者过往的创伤性事件，曾被粗暴地对待等。

对于有焦虑障碍的患者来说，一个场景或是一个简单的事件或许都会触发焦虑的产生。患者会开始担心，核心信念可能是："如果某个事情发生了，会怎么样？""是不是什么解决办法都没有？""我是不是没有能力胜任？"等。这些核心信念也揭示了患者的自尊自信水平相对较低的内心因素，即缺少积极应对逆境的持续信念，并且由负面认知导向了进一步的焦虑，以此循环往复，不断加重焦虑程度。

健康焦虑

最后，焦虑症诊断中还有一个类别，即健康焦虑。虽然DSM-V的诊断标准中并不包含健康焦虑的类别，但是这是一个普遍的现象，并给大众带来了焦虑的感受。

当代人会容易表现出对健康的担心，甚至恐惧，觉得重大疾病可能随时会发生在自己身上。如果对身体健康上的焦虑超过一定的程度，那么就会被诊断为健康焦虑。健康焦虑的诊断标准是，患者对健康有着持续的高水平焦虑，具体体现在过度专注于已患或是具有潜在患病风险的疾病，可能会伴随躯体症状，有过度的应对健康相关的行为。有一些患者会反复地到医院门诊做各种检查，检查覆盖了身体的所有方面，包括心血管检查、消化系统胃肠镜检查等，且不止一次地进行检查。一般来说，在对患者进行健康焦虑障碍的诊断时，患者表现以上症状应持续六个月及以上的时间，并且除了心理层面的焦虑以外，没有其他的因素及原因能够解释患者寻求或回避健康支持的行为，即患者的症状不能归因于某类疾病，物质或药物（比如，咖啡或茶对中枢神经系统也有直接的影响等），也没有办法用另一种精神和行为障碍进行更好地解释，此时就会将患者诊断为健康焦虑。

被诊断为健康焦虑的患者会有一些临床常见的行为特征，包括积极地去寻求治疗，或逃避治疗。大多数健康焦虑的患者是中老年群体，因为这个年龄可能会面临比较多的健康问题，同时，对于中老年群体来说，可能会存在生活中兴趣匮乏的情况，人际交往减少，因此就会将很多时间用来思考如何让自己变得更加健康，也会有很多对自我身体状况上的担忧。

在健康焦虑的影响下，患者会在有一点点不舒服的时候就会反复出现："我是不是得胃癌了？""我是不是得了很严重的病""这是绝症的前兆吗？"之类的想法。焦虑引发的负面思维会进一步导致相应的行为，通常即使检查结果并没有反映出什么身体上的问题，并且医生做了相应的解释或是专业上的科普，也无法降低患者的焦虑程度。

相比于广泛性焦虑障碍，健康焦虑的治疗率还是较低的，还需对相应的政策以及疗法进行进一步的研究。从症状上来看，焦虑和广泛性焦虑障碍往往都会伴有躯体不适的症状，包括疼痛，偏头痛、关节疼痛、背部疼痛、肌肉的紧张、交感神经兴奋、频繁的消化道的症状、恶心、腹部不适、心悸出汗、震颤、发抖、口干睡眠的问题，患者主观上会感到自己有很多的紧张不安、烦躁，还有一些认知方面的问题，比如难以维持注意力的集中，容易发脾气等。此外，上述症状通常都不是一过性的，它们会在多数的时间内存在。比较严重且持续的躯体不适可能还会导致患者出现更高程度的痛苦，致使患者在生活工作等方面出现功能受损的情况。

通常来说，对社交上的害怕与焦虑持续超过六个月以上，同时引起有临床意义的痛苦，或者是造成社交职业或其他重要功能方面的损害，就能判断个体社交焦虑和社交恐惧的临界点，如果达不到但是有相应的表现，则被认为是社交害羞。这样的区分是有必要的，因为它将个体对于社交场合的适应不良情况放在了一个连续的谱系中，根据程度由轻到重定义为害羞，社交的焦虑，以及社交的恐惧。

笔者之前帮某高校大一的新生做健康心理评估。参加评估的学生中，大概有三分之一的大学生都面临着不同程度的人际关系及社交困难。虽然他们其中的部分并没有达到社交焦虑障碍的诊断标准，但也已经表现出了相关的倾向。

实际上，当代年轻人在社交上的困难和他们的发展经历有密切关联，初高中是发展社交技能的重要阶段，但是当下很多学生会将大量的时间放在学业当中，忽略了社交方面，因此也没有发展出相适应的社交技能。

社交技能其实是可以自然习得的，然而在这样的情况下，青少年却开始需要进行技能的训练。同时在心理层面，青少年因为较少地进行社交，所以也面临着害怕社交的情况，他们对社交的恐惧更多来源于对被评价或是被评判的担忧与不安，担心自己在社交中表现不好等。同样，在社交上的焦虑也会从平时私下和他人的交往延伸到当众演讲的情况中，当对社交场合感到害怕的个体需要在一定数量的人面前表达自己或是演讲时，就会感到非常害怕。

此外，我们总是能够发现感到焦虑的人对自己的能力感到不确定，他们对自己的评价或是担忧往往和别人眼中的他们存在不一致。

第三节　焦虑的功能与维持因素

焦虑跟恐惧是有区别的，焦虑是在个体面向未来的事情时所产生的情绪，而恐惧是在事情发生的过程中个体所感到的情绪。如果将烦恼也纳入比较的队列中，通常会发现，烦恼一般会出现在某些事情发生之后，是往过去回顾时，个体内心会出现的情绪。因此，焦虑、恐惧和烦恼对应的时间节点是不同的。我们通常会说，焦虑源于对未来的担忧，而抑郁则源于对过去的后悔。

提到焦虑时，也会提到焦虑给予我们本身对未来事件的适应功能。当个体预感到将要发生的某些重要事件或不利情况时，就会感到内心的紧张与不安，此时焦虑发挥着信号的作用，以帮助个体准备好迎接可能会到来的挑战，提高防御。焦虑出现的情况可能对应着各种生活事件。除了作为信号以外，焦虑还能够在一些情况下为个体提供所需要的动力，促使个体集中注意力，投入到所适应的情况中，并高效完成任务。

焦虑是自然而然发生的，比如很多个体也许知道蜘蛛是无毒的，但是看到后还是会产生焦虑和恐惧。很多时候当我们的意识层面还无法分辨是否有客观存在的威胁时，身体和情绪就已经有了反应。这其实与集体的图式有关，身体的直接反应所关联的是集体潜意识，也是存在于认知系统深处的基本图式，有时我们会不自觉地夸大这种生命的图式，于是就有了不恰当的焦虑反应。

如果焦虑超过了一定的限度，就会成为病理性焦虑，给个体带来痛苦或不愉快的自我体验，导致个体回避、功能受损、阻碍社交等结果。当症状持续一定时间，就需要去尝试进行评估、诊断、治疗。如果个体的经历中，无特殊原因或明确对象，出现程度严重的紧张、焦急和恐惧，也会常伴有睡眠的问题及植物神经的紊乱。

此外，焦虑还会通过一些因素得到强化，导致进一步持续。强化的方式可能是通过内部或者是外部的事件进行的。内部事件通常与个体自身的某个反应有关，比如突然间呼吸不畅让来访者产生了过度关注，并有了夸大的信念与感受，甚至灾难化。而外部事件与我们在社会中或环境中接触的人或事有关。个体从焦虑事件中产生的负面的信念和感受又会反过来强化焦虑情绪和回避行为，形成负面循环，此时就会使焦虑得到持续和加强。如果不加以干预，这个循环会继续持续以及加重。因此，在治疗中如果咨询师发现来访者已经形成了固定的模式和循环，就需要对来访者进行一定的干预——可以做一个实验去验证，去看自己害怕和恐惧的事情是否真实会发生，给予个体新的体验并帮助其从新经验中产生平衡化的想法，打破循环。

除了行为实验中的验证以外，治疗焦虑的核心成分还包括了全面评估、建立良好的同盟关系、认知重建、行为暴露、减少回避行为等。同时，有时也需要从来访者的需求出发，当发现来访者的问题一部分是来源于缺少社交技巧或是其他技能，也要给予给来访者一些技能方面的培训或引导。

第十七章　社交焦虑的认知行为治疗

第一节　社交焦虑概述

对于有社交焦虑的个体来说，某些特定的社交场合就是引起焦虑发生的促发因素，当来访者暴露在这样的环境中就会感到焦虑。

通常情况下，来访者感知到这样的焦虑是过度的、不合理的，想要控制，但是没有办法降低这种焦虑感。焦虑所引发的是对一种或多种社交的情境存在持久的强烈的恐惧和回避行为，当这样的情况和程度持续超过六个月的时间并排除了物质及其他精神障碍作为原因的可能性时，就达到了诊断为社交焦虑的标准。

更重要的是，暴露在社交场合中虽然是直接的促发因素，但是咨询师也要去探索导致焦虑的更深层次的心理原因，比如不安全型依恋模式、会造成影响的认知模型等。牛津大学的卡拉克教授等人曾在1995年提出，有焦虑倾向的个体通常会在社交情境（如做演讲）时，激活自身的假设，比如"别人可能会嘲笑我""万一我讲不出话怎么办"等，从而引发消极体验，感受到社交的危险，并且更加在意他人的看法，害怕别人会瞧不起、不喜欢自己。此后再当众演讲的过程中，个体就会感觉自己成为了被关注的目标，不安和担忧变得尤为明显。在焦虑中，来访者的症状也会伴随有脸红等生理上的反应，此时他人可能的确会开始注意到来访者，并给予询问和关心，但是这也会固化来访者的信念，即自己是在被关注着的，甚至想"找个地缝钻进去"。在这种不断加强的焦虑中，个体往往会采取回避为主的安全行为。[1]

　　咨询师可以通过中间信念或补偿的策略来进一步理解存在社交焦虑的来访者们。对于来访者而言，通常会有一个固化的信念，即"我必须要在别人的面前表现良好"，在这种信念所引发的焦虑影响下，来访者会认为所有人都在注视自己，因此会高度自我聚焦、自我审视，包括自己的身体反应、想法、正在经历的窘迫等。同时，这样的信念也会引发出更多的自动思维，如"自己很没用""当前的情境充满了危险""只要社交就会尴尬，就会暴露自己的缺点""别人会可能会对自己产生一些不良的评价"等。

　　来访者会因为焦虑和恐慌而认为自己有很多社交技能不足的问题。如果来访者是在某一个情景下发现了这些想法，也会导致其在下一次同样或相似的社交情境当中预设一些灾难化的假设，认为自己即将会陷入社交的困境并采取行为，可能是直接拒绝参加同类型的社交的场景，或是躲在一角不和大家说话，也可能是说假装在做其他的事情等。但是事后来访者或许就会觉得很懊悔，因为感知到社交是非常重要的，叹息为什么自己无法发展完善的社交技能。因此在回顾的时候，来访者会沉浸在反刍的过程中，反复去想："我当时做得很糟糕、很不好，别人可能都注意到了我的窘迫"等。因为有这样在事件中和事件后的不断加强，以及对预设困境的灾难化假设或其他负面认知，导致来访者心理上的恶性循环不断重复。

　　此外，在焦虑之余，来访者还会在循环当中体会到羞耻感以及羞耻感所带来的自责。来访者会觉得自己很糟糕，连正常跟别人交往这样的事情都做不到，总是表现很差等。随着自我苛责情况继续加剧，就很有可能将来访者卷入下一个负面循环当中。在这样的循环里，来访者可能会主动或被动地去攻击别人，因为来访者的情绪会转变成愤怒和怨恨，会觉得"是周围的人不理解我，他们表达着对我的忽视冷漠，所以导致了我没有办法发展出正常的社交的技能"。然后从自我的苛责转变为迁怒于他人，责怪他人，导致应对社交时更严重的不良适应并加以持续，同时固化又一个恶性

---

[1]D. M. Clark & A. Wells, *A Cognitive Model of Social Phobia*, New York: Guilford Press, 1995.

循环。

最后，还要注意，由于对自我负面认知和负面评价加剧，一些有社交恐惧症的患者会逐渐变得非常不自信，由此从一开始的焦虑转变为焦虑与抑郁共病，也成为了一个抑郁症患者。

第二节　社交焦虑的认知行为治疗策略

对于一个表现为单纯社交焦虑的来访者，总体的治疗目标包含以下几点：提高社交技能、获得更好的交流技巧、减少生理唤起、提高自己的幸福体验、发展出更加客观且现实的自我的认知，以及培养出更有适应性的思维和归因方式等。

从整体的治疗计划角度，咨询师需要注意在治疗中重要的节点。在初始访谈中，咨询师需要对每一位来访者做系统的评估，可以通过一些量表来进行测试，同时也要注意在临床访谈中收集完整的信息，比如询问来访者的成长史、家庭关系，以及过往可能出现过的导致他产生社交焦虑的生活事件和童年经历等。咨询师与来访者交谈时，会发现在过往经历或现有经历中比较常见会引发来访者焦虑的原因可能是父母较为严厉、与父母关系紧张、存在家庭同胞相互竞争、以前在学校里面演讲的时候遭遇了一些被嘲笑被讥讽的负性事件等。除了个人经历以外，也要注意在访谈中涉及来访者的病史，以确定来访者除了社交焦虑以外，是否也受到了其他的一些疾病的影响，包括身体上的疾病以及心理上的障碍，如抑郁症等，另外也要判断来访者是否表现出焦虑障碍焦虑的其他亚型。

在做了初始评估之后，对于一些较为严重的社交焦虑障碍患者，需要考虑使用一些抗焦虑的药物，通常是苯二氮䓬类药物，以及一些抗抑郁的药物来减轻来访者的生理反应。另外，在治疗的过程中，咨询师要注意和来访者关系的建立，创建和来访者之间的信任关系，这样才能够更好地促使治疗和改变发生。因为存在社交焦虑的来访者所受到的很大一部分影响是来自个人的认知，所以咨询师对来访者进行认知重建也是很必要的，可以用三栏表、五栏表等的方式，让来访者看到自己的信念是否存在不合理的地方；或是引导来访者做现实检验，看看自己所担心的事情是不是真实的；或者检查来访者信息加工的过程，思考有哪些可以进行介入的负面加工模式。接下来，就可以在行为上做一些工作，包括行为暴露、意象暴露、想象暴露、角色扮演等。

在治疗社交恐惧症的患者时，经常会涉及角色扮演，即让来访者模拟特定社交场景中的应对，以便来访者可以发展并练习自己的社交技能，提高自己在特定情况下的掌控感。同时，在治疗中咨询师也会陪伴来访者，循序渐进地进行一些暴露治疗。暴露对于个体的技能发展是很有帮助的，但是要注意这和健身的过程类似，需要从锻炼某一部分的肌肉开始，再到另一部分，训练强度也是由弱到强，这样才不会因为一下子过大的刺激而给来访者带来无法应对的压力。

比如来访者害怕和上司交流，那么在咨询中，也许就可以从怎么样敲门进入上司的办公室，打招呼，阐述自己的来意和需求等一步一步地引导来访者。要在这个过程中观察来访者目前的技能储备以及应用是什么层级，有可能来访者是完全不具备相应的应对技能的。对于这样的来访者，比较好的方法就是陪伴来访者慢慢从会爬，逐渐到会走，再到会跑，一步一步地把具体的技能教授给他。此外，在治疗中也需要针对来访者过度唤起的生理反应做一些放松的训练，包括冥想、正念、呼吸练习和身体的放松等，以帮助来访者减少不舒适的生理反应，比如心慌、胸闷，甚至是头晕等。在对行为进行引导过后，就可以慢慢地进入结束治疗对应的第三阶段。

当然，上述的这个计划只是针对一个单纯存在社交障碍的患者进行的。如果是说来访者同时合并了其他障碍的诊断，包括刚才提到的广泛性焦虑障碍、抑郁症等，那么整体的治疗计划就需要根据来访者目前的症状，严重的程度，还有来访者的问题清单来制定针对不同方面的具体目标和内容。

在实际实践中，计划的设定应当包含更加具体的目标以及干预措施。对于一些来访者而言，如果设定的目标是减轻因焦虑引起的肢体症状，那么措施就可以设定为上文提到的放松训练和暴露治疗，这些都是非常有助于减轻躯体症状的。同时，咨询师也要注意降低来访者对被监督和被评价的恐惧，因为如果来访者有非常多的对自我的负性评价，来访者会非常在意别人对自己所说的每一句话，做的每一个动作等，因此要去从认知的层面上去帮助来访者，降低对负性评价的恐惧，获取相关联的安全行为。

对一些来访者，其安全行为是在社交场合里握住一个东西，手上握着东西才会让来访者感到安全。对于这样的安全行为，咨询师可以进行识别和改变，帮助来访者降低对安全行为的依赖，并在每一个社交场合中更自然地去展现自己。

有时，来访者可能也无法清晰地说明当下所面临的困难等级，对此咨询师可以帮助来访者进行评定，比如通过用0～10或是0～100分的标尺，请来访者打分，在了解来访者所处的情况的同时也可以和来访者合作用量化的形式进行目标设定。比如来访者可以表达自己的期待是将焦虑的情绪或感受降到两分甚至是更低。这之后就可以有针对性地进行一些具体的干预措施，包括自我监控、社交技能练习、认知重建、暴露治疗等。

咨询师如果发现来访者在社交情况下存在回避的应对模式，那么可以用动机访谈的方式来引起改变的发生。很多正在经历社交恐惧的来访者来到诊室或访谈室的时候，自身所面临的社交问题可能已经维持了较长时间，感到迫不得已才来寻求帮助。对于这样的来访，他们的回避行为或许已经根深蒂固了，因为他们感受到可以从回避当中获益，即避免恐惧或焦虑发生。

动机访谈对于有固化行为的来访者来说是很有效且有针对性的，因为在动机访谈中，来访者可以看到改变比回避更值得去做，以此获得足够的动机来帮助推动自身去主动寻求改变的发生，并投入行为部分的训练中，最终实现重新恢复正常社交的目标。此外，咨询师还要去帮助来访者修改认知上的歪曲图式，触及可能存在的自动思维、中间信念和核心信念，改变不良的信息加工方式，并减少或消除功能上的损害，教导来访者预防复发的技能技巧。

咨询师在用认知行为疗法去干预社交焦虑的时候，有两个核心，即认知调整和行为暴露。治疗前期应该把重心放在建立关系、心理健康教育、社交技能训练和认知的重建上，同时也要做一些暴露前期的准备，包括建立暴露等级，进行行为实验等。此后便可以和来访者一起过渡到后期阶段的信念的暴露和现场暴露中。

第三节　社交焦虑的案例督导

案例分享

社交焦虑（Z：咨询师；L：来访者）

Z：您好，怎么称呼您呢？

L：我叫小楠。

Z：您好，小楠。这段时间有什么想聊的事情吗？

L：我遇到事情会比较喜欢逃避，同时我也有点怀疑自己是不是抑郁了，因为我会想要一个人待着。

Z：有什么具体的事件可以说一下吗？

L：吃不下饭。以前还会经常约朋友们一起出去吃饭、社交，现在都不愿意了。别人约我都会拒绝，或者即使答应邀约也会忘记，比如说前两天有人约我，我就忘得很彻底，然后对方说来找我的时候，我就很纳闷我们之间有约吗？只有我忘记了。

Z：这种情况是从什么时候开始的呢？

L：我忘记了，记忆力不太好。

Z：大概有多长时间？持续有几年了吗？

L：几年了。

Z：好的。

L：好像我真的记忆力不太好，不知道为什么就把一些东西遗忘了，比如曾经发生在自己身上的事情，我会忘得一干二净，完全不记得原来发生过。当对方提起的时候，自己会因为忘记而表现得一脸蒙。

Z：看起来这种事情对您很困扰。

L：不太困扰。可能当时困扰，但是很快我就忘记了。

Z：您提到这个事情已经持续几年了，那么是现在才对您的困扰更大一些，还是一直都会有困扰？什么时候感觉会更困扰一些？有没有什么具体的事情？并且从程度而言，忘记这个事情对您造成了多严重的困扰？

L：今天可能更多想交流的是社交恐惧。我不知道忘记和社交恐惧之间有没有什么联系。

Z：您为什么会觉得自己会有社交恐惧呢？

L：表现形式首先是有逃避，然后第二就是思维迟滞，好像反应力下降了。还有一个比较明显的可能是以前比较积极，现在比较缩手缩脚，就不太积极了。

Z：您能具体说一个事情吗？

L：比如我有一个朋友他是在国有企业上班的，然后他会教我很多，比如他说在职场上要低调，要少说话，多干活，要中庸，对别人说的什么都抱着一种不反抗不对抗的态度，要微笑着回应。

Z：这个会给您带来困扰吗？

L：因为以前可能我不是这样的，以前我相对来说比较积极，比较有上进心，用一个词来形容的话就是比较争强好胜。但是听这个朋友讲完，再加上一系列的事情之后就变得跟以前不太一样了，可能就会选择安静。

Z：您认为一个人中庸、少说话多干活会和社交恐惧联系在一起吗？或者您是否会因为感觉胸口很闷，喘不过气，这种生理上的感觉进一步触发了认为自己有社交恐惧的想法？还是说对于社交恐惧，您会有更多的顾虑呢？

L：对，您说得挺对的，而且会有点困惑。可能以前是有点棱角的，现在就被磨平了。但是我不知道这样，难道就是社会想要的吗？或者身边的人想要的吗？我刚刚听到有一个老师讲，说什么个体可能会为了符合这个社会想要的状态，就做出相应的改变并呈现出来。当然这可能也是适应性的一部分，我也不太懂。您感觉到以自己本来的面目融入社会好像有很多的冲突在，但是能够做出改变，为了融入也可以融入，毕竟人要活着。

Z：您觉得因为这些顾虑和困惑，您会不愿意跟别人去打交道吗？

L：这个问题听不懂。

Z：就是说您觉得是否因为目前所体会到的社交恐惧，导致您和工作上的同事或是生活中的朋友打交道时，都会感到困难？

L：前者多一点，不过也会影响到跟朋友的交往，比如说我会有点封闭自己，可能不太想跟身边的人交流。但是我以前不是这样，有什么好消息我都很喜欢分享，看到好的文章、好听的音乐、电影，或是吃到好吃的，我都想和朋友聊。但是我现在就不愿意了，没有再分享，就是自己一个人安安静静的，也不去沟通和社交。

Z：您会觉得自己是社交恐惧，因此才不去跟别人沟通吗？

L：对，因为以前做过一个测试，测试结果说我的能量来源是社交，可能每一个人的能量来源不一样。那个文章里面说有的人的能量来源是自己独处，通过独处就可以修复负面事件带来的影响；有的人的思想是通过社交来启发的。我做完测试之后结果就显示是后者，包括我以前的也做过其他测验都是这样。

Z：您是想了解自己吗？

L：是的。我有几个特点：第一个就是比较上进，我读书的时候就想考第一名，总想争第一，我想这是我的优点。第二个特点是我比较感恩。第三点是比较爱学习。第四点是优秀。第五点是理念。

Z：听起来似乎其中三四个是您的优点，能够帮助您探索自我。这很好，因为识别到自我的特点，了解自我过后您就可以扬长避短。那么从您的话中，能够感受到您的上进、感恩、爱学习和优秀。在聊到测试时，您提到您的能量来源还是来源于社交，并且相信了那个测试，觉得的确是这样的。而且我觉得，您似乎在跟别人交流的时候是挺快乐的，因为您会受到启发，或者您也会启发别人，受到启发的时候就会去学习。然后在您觉得自己获得了成长时会意识到感恩给予自己帮助的人，或者将自己的经验分享给有需求的人。我比较好奇的一点是，您说到自己觉得跟别人沟通是能量来源，您认可测试的结果，那么您是怎么定义跟别人交往的呢？也就是说只有见面的沟通对您来说才算交际，让您有自己存在社交焦虑或社交恐惧的担忧，还是说哪怕是网络上面的沟通也会对您造成困扰呢？

L：因为您是专业的老师，所以我还是比较信任的。

Z：如果是一个朋友，想以这种方式来和您进行沟通，您会觉得困扰吗？

L：我自己有很多目标要完成。有一段时间学习比较认真，差不多每三个月或每半年我就会给自己安排一个考试，比如考英语、日语、导游证、考我喜欢的东西等，其实很多时间都花在考证上了。我考证的过程中会自己学习，看很多视频，听很多音频，做很多真题。如果是在我考试期间，对方想跟我社交，当然会给我造成困扰，因为我那段时间的重点是放在学习上，所以别人来社交的话就会使我产生焦虑。并且说到焦虑的话，包括目前最大的焦虑就是觉得自己年龄比较大了，还没有结婚，也没有对象，然后我有点不知道用什么词比较合适，我也不知道算不算大龄剩女，我自己没有这种特别强烈的感觉，但是我父母觉得我是。另一方面也会很羡慕身边的人已经成家了立业了，有自己的家庭和孩子，有男朋友什么的。此外其实也会有点恐惧，可能这两种情绪所产生的化学反应会让自己更加焦虑。在行为上，我也会想主动地去认识男生，但是结果都不了了之，因为自己又需要把时间放在工作上，很矛盾。具体来说就是，一方面又很渴望建立一段亲密关系，另外一方面又不能在这上面花太多时间。其实我知道我的时间都花在自我提升上了，比如我在努力地工作，我在想多学点东西。所以我现在有些不清楚，您觉得我现在最大的困扰是属于社交恐惧吗？

Z：这个的话属于正常的吗？

L：我不知道。

Z：这个会给您带来跟别人沟通上面的困难吗？

L：困难的话，我会感到自己被撕扯，被多方面的压力撕扯着。比如以前读书的时候，我的任务就是考试，所以我就把所有的时间和精力都放在这个事情上，比较容易有结果。但是现在我可能需要同时兼顾两个方面，就有点做不好，我是这种感觉。

Z：然后这会使您陷入到对自己的负面评价吗？也许焦虑也会来源于您也在自我评价较低的情况下，又要因为维持生活去做一些事情，去工作。同时时间上也是一个因素，比如还有两个月就这一年过去了，马上就30岁了，您觉得年龄会是一道坎吗？我明白身边的人和公众号文章也会渲染年龄上的焦虑，铺天盖地的影响会袭来，这或许真的会让人感到不适，也会引起焦虑和恐惧。那么我想问一下，哪怕咱们年纪大了没有结婚，所谓的这种大龄剩女，哪怕是您想象一下自己走到这一步，那又会怎么样呢？会对您造成什么样的后果呢？

L：我不知道对我造成什么样的后果。我看到我身边有一个姐姐，她是1985年的，跟我是老乡，然后说不上来的感觉，她会跟我们大家一起吃饭一起玩，但是好像看得出来她也很想脱单。然后可是我也不知道为什么她没有脱单，因为我们交流得不太多。我看到她的生活，我觉得她的经济各方面都挺稳定的了，可是我觉得我想要的不是这样，我觉得我还是比较传统，我还是想要一个家庭的。我希望有选择的权利，不过这个事情也要看缘分，所以顺其自然就好。

Z：所以听上去您是花了很多时间在自我提升的上面。

L：对。我觉得自己真的好像没有在自己脱单的事情上做什么努力。包括前段时间也有一个男生他就跟我聊，也是老乡，他说中国的男性还是比较喜欢传统的女性，相夫教子，洗衣做饭，回归家庭。像我的话，我现在基本上属于"996"的状态，朝九晚九。大部分的时间其实是把公司当家了，因为我在工作中有成就感。可是我说不出结婚会为我带来什么，工作带来的快乐可以量化，但是投入一段感情或是结婚会为我带来怎样的快乐呢？所以我会觉得恐惧，觉得自己的头脑、时间精力在被撕扯着。

Z：别人花时间去约会找对象，您在上班、加班，别人在为他们的想要的东西努力的时候，您也在上班，听起来有点矛盾。在我理解看来您的矛盾来源于，一方面很想走传统的道路，想要脱单、想要建立一个稳定的家庭。但是另一方面又很享受工作给您带来的成就感，所以您不断地去让自己上进，包括您学日语学英文，可以请您再明确一下这些是工作上的需要还是您个人的兴趣呢？

L：喜欢，而且觉得应该能用到，比如把英语学好了，可以直接看外文文献。然后又觉得日语特别好听，觉得日本女孩子特别可爱，所以还想把日语学好了。

Z：听起来您是很享受学习。

L：对，而且在这种学习中我也不需要社交，只是开始有时间焦虑，觉得自己年龄的慢慢增加，可是仿佛还没有稳定的生活前景。

Z：退一步来说，如果说您能够在工作上面有成就，哪怕是不结婚，您觉得这会对您的生活质量有影响吗？

L：有。我觉得中国包括全世界还是有很多好男人的，我觉得我爸爸也是，我哥哥也是。我觉得他们是值得信赖的，对我很好，也会在需要的时候支持我。他们很扛事儿，会给我很多安全感，而且他们的力气也很大，他们可以解决很多我们解决不了的问题。因为他们的思维也跟我们的思维不一样，所以可以帮助我们拓宽很多自己的思维。而且我觉得很多的资源是掌握在男性手里的，我觉得我爸爸也是这样的人。

Z：在我听起来，我觉得您都还处理得蛮好的，并没有太多的就是这方面的很纠结的地方，虽然说有一点点矛盾在，但是我觉得您自己还蛮有认知的。对结婚的想法，然后对自己一直就是学习的东西都是如此，那么您觉得自己为什么会有社交恐惧呢？

L：我其实对社交恐惧这个专业词不是特别理解，只是感觉到自己的行为可能有点符合。

Z：比如刚刚我跟您说的，自己内心很渴望，但是好像我把这个时间又花在了工作上。

L：对，其实就说明我的渴望不是假的，但是如果是真的，那我为什么没有去行动？

Z：所以我觉得挺奇怪的，还有您提到的对时间的焦虑，以及您有想去做传统的女性这件事。

L：比如像我妈妈是属于家庭主妇，她基本上都没有工作的。然后因为我们家孩子比较多，所以她就在家里带孩子什么的，她跟我父亲的结合就是属于传统的男主外女主内这种模式，其实我觉得现在看来其实他们还是比较和谐的，至少这个家还是比较完整的。也不能要求他们特别高的情感的质量，因为对于那个时代的人来说吃饱肚子是很重要的。但是从我的视角是看到的是另一个样子，对于我们而言，我就感觉好像会稍微多了一些这种精神或者心理方面的需求。除了吃饱肚子，可能还希望亲密关系中对方能提供一点点情感的浓度，像是浪漫什么的。那就很奇怪，您看一方面，中国的男性会喜欢传统的女性，一方面自己好像又读了书，好像是觉得不能走我母亲那样的路，觉得自己还是要有事业，哪怕离开了对方自己还可以活，这不就是很矛盾吗？其实我感觉一个人好像不能同时做自己以及做成别人所期待的样子，就像自己好像不能同时相夫教子，然后也事业做好。所以觉得挺痛苦的。

Z：所以觉得很焦虑。

L：对。就会影响到我的社交。对，我也不想这么纠结。

Z：确实是。好像您有想要做，但是又觉得好像有一点困难。那么，传统的女性跟所谓的新时代的有文化有事业的女性，真的是不可以兼容的吗？

L：我觉得我自己不行，可能我能力有限。因为我感觉我自己好像同一时间，好像确实只能做一件事儿，就是这样的话可能容易把这个事情做好。如果您让我同一时间做两件事情，可能两件事情都只能做一半，但是我自己又是一个要求比较高的人。

Z：在我听来所以您可能又会形成一个负面的评价。比如对于您想做的事情上会有一个理想的目标，如果您同时做两件事情，可能您希望做到100分，但是这两件事情都做了50分的时候您对单个事情评价就不太高，这可能就影响积极主动性，或者影响自我效能感。那么如果没有选择好，或是真的没有做好，您会怎么想您自己呢？

L：以前会对自己比较狠，觉得有考试就必须要考好，考证必须要考过什么的。但我感觉这两年好像放过自己一点点，比如这次考试考不好，可以下次考试考好。但是放过自己之后，我发现这几年取得的成就的速度就没有以前那么快了，不像以前盯着自己行动就能马上看到结果，现在获得成就的速度变慢了，可能就无法达到理想的期待值。

Z：那么如果真的没有达到的话，您会怎么想您自己？

L：举例说明，比如找对象，我就感觉其实我们在选别人的时候，别人也在选我们对吧？比如我们希望对方的学历，家庭情况、教育背景、成长背景等能够达到一个怎样的标准。其实对方可能也在看我们。但是我们看对方的标准，对此进行考量的方式很不同，比如说我没有想找一个"985"大学的，因为我想的是，如果对方没有考上"985"，但是是个很好的人，也许就是正确的人，那我不就会因为自己设置的标准而错过这个缘分了吗？我好像以前相亲的时候真的遇到一个人，他就希望女生是"985"院校毕业的。在我看来好像在选一个商品一样，我一定要什么牌子的。其实从男生的角度来看，这也具有一定合理性，因为好像从生物学的角度来说，女生对于后代智商的影响比较高，我只是猜测，如果换位思考的话，我觉得这或许也是合理的。如果我是男生的话，我可能也会从这个角度进行比较，如果两个女生各方面都比较接近的话，我可能也会倾向于希望对方更聪明一点，对不对？对方智商更高一点，至少能证明学习能力，或是其他能力会强一些，也许校友圈子也会不一样。

Z：看来您是比较自我接纳的。

L：自我接纳，对。有相关的研究说母亲的智商会影响后代，但是我在想怎么能保证"985"高校毕业的智商就会比我们普通的没有考上"985"高校的人智商要高呢？难道我们有一个测量的量表吗？其实每个人也是独一无二的，它也是一个综合体，它不能用单一的一个维度来看待。不过我觉得强强联合也是自然规律，能上"985"的学校也算是一个能力的体现。没错。我也同意您的想法。对我来说，哪怕现在遇到一个比较心仪的男生，但是这个男生定了一个标准，说我就要"985"的，那我没有达到"985"，就不再联系了。

Z：这些会对您造成什么样的影响吗？您会怎么看待自己？

L：如果这件事情就这样了，我就会更加努力。我还可以继续学，因为教育是可以终身学的。如果本科不是"985"，我可以考"985"学校硕士。"985"学校硕士不行，我可以"985"高校博士，实在不行我可以读国外的，我可以读世界名校。

Z：真的很说得非常好。那么还是回到咱们一开始讨论的焦虑上来，无论是对于自我发展，还是您说到女性在现代家庭中的角色，我都觉得您自身有很多优势以及强大的上进心。

L：我的问题是不是出现在我有一个理想化的自己，然后我现在没有达到想要的自己，所以我很焦虑，我就是在自己跟自己较劲，所以我呈现出来的状态就没有那么快乐，因为还没有达到那个目标。还有疲惫的感觉，好像一直在往那个目标去发展也会疲惫，然后没有达到的时候也会产生无力感、挫败感。我觉得这其实是每个人都会遇到的，是不是每个人都会进入这样一个特定的阶段，在这个阶段里我们永远都没有办法达到理想中想达到的样子？可是如果我们把对自己的要求稍微降低一点点，那就会落后，落后就会挨打，这不行。我刚刚听到您说放过自己，确实是这样，要是我只能得50分的话，那就放过我自己吧，毕竟虽然取得成就的速度稍微慢一点，但其实还是有在努力的。

Z：对。比如您喜欢一个人，他非常优秀，您为了自己配得上他，您就会很努力，包括努力地保持身材、提高自己的情商、保持皮肤，还要学习厨艺等。

L：其实挺不快乐的，因为我一点都不喜欢做饭。但是没办法，感觉对方好像比较在意。

Z：您觉得如果您提升了您的厨艺，您就可以谈对象，终身大事就可以被解决吗？肯定他不是单一的指标，对吧？从整体多维度的层面来讲，我们还是要做自己想做的事，做让自己快乐的事。

L：是的。然后还有一种情况，我在反思自己是不是太在意别人的看法了，比如我很希望我在乎的人对我的评价是正面的，那些不在意的人，无论他们怎么评价，我觉得都还好，对我的影响会小一点。但我就是会在意和希望得到亲近的人正面的评价，因为他们的肯定也会在一定程度上为我提供学业事业各方面的动力，营造对我来说适合发展的土壤和环境，那么在这样的状态里我可能会做得更好。

Z：想象一下，如果您比较在意的人，在您做的事情上并没有给您比较正面的反馈，您觉得自己会是什么样子呢？

L：会比较伤心，不过也会再自己努力，这一点上我不会动摇，因为我知道我本身是一个上进的、爱学习且优秀的人。

Z：所以您是一个什么样的人？您说到自己是一个优秀的爱学习的上进的人，那么持有着这样一个坚定的认知，还一定要在意别人的眼光吗？

L：可能在意他人还会体现在，希望身边那些和自己相处的人能尽可能地舒服，我希望我能给予他们便利，或者说我自己能力强一点，还可以帮他们分担一点。毕竟大家压力都挺大的，就会希望自己早点成长起来。

Z：在我看来，您也是一个有担当的人，所以您现在再回过头来看，目前您想要找到另一半，同时又想把时间放在自己身上，您还觉得这是一件很矛盾的事吗？从您的描述中来看好像变得没有那么矛盾了，因为您在同时努力，两件事并非相互排斥的关系而是相互成就的关系，自我提升的过程对脱单也是有帮助的，那么从这样的角度来看，您对提升自己跟脱单两件事同时出现的情况还觉得那么焦虑吗？现在您还会抗拒开口，怕和朋友去聊一些自己想法或沟通您的困扰吗？

L：可以开口了。因为他们是我的朋友，他们肯定还是关心和在意我的。也是因为他们能够看到我身上的闪光点，所以我们才是朋友。

Z：挺棒的。您觉得还有什么困扰的地方吗？

L：可能就是对未来有点迷茫，这个我觉得是自己近一段时间在思考的主题，可能对此影响很大的一个原因是我最近的房子到期了，所以我要找新的房子，这会让我感到有点迷茫。找房子也挺辛苦的，搬家也比较辛苦。

Z：我们还有两分钟时间。我觉得您是一个很有力量的女生，后面的话我们可以来讨论一下这一周的家庭作业，作业的内容是想请您定期地跟朋友沟通一下您的困扰，您的问题，您想跟他们聊的东西，好吗？关于我们咨询的频率，在开始阶段可以约一周1—2次，您熟悉了觉得没有什么问题我们再增加。

L：好的，谢谢您。

来访者分享

好像在咨询中，我能够感觉到咨询师的价值观体系。首先，她对我表达了认可和肯定，让我觉得挺开心的，她还提到我是一个比较有担当的人，这是我以前比较少听到的词。所以她说了这句话之后，我内心感到很愉悦开心，我觉得自己被看到也被肯定了。然后我们也提到了和我父母有关的话题，在我们对"30岁是道坎"这部分进行讨论的时候，我也觉得挺好的，我不知道咨询师自身是不是也在生活里对这样的话题有一定的思考，因为聊到这里的时候，我看到她的面部有点红，而且从她的话里，我不知道她是不是想说30岁没有结婚也没什么的，这会让我感觉到她是不是将自己的价值观带入到咨询中来了，我不清楚在咨询中这是否是合适的。最后，咨询师说让我定期跟朋友沟通，我也认同。总体来说，我感觉通过咨询，我现在知道自己的问题在哪了，并且也能够有一个明确的方向前进，可以找到自己的内在力量，我觉得收获是非常大的，可以说有90%的收获。

咨询师分享

来访者给我的感受是，她似乎对于当下自己在面临的问题好像并没有一个清晰的脉络，无法看到问题的关键点。于是我希望通过咨询工作和适当沟通帮助她理清思路，看到目前的困扰是怎样的，以及了解自己的需求是什么。在听到来访者的感受时，我的确意识到我会有一定程度上的带入，或者是我觉得问题是什么，然后她刚刚说了一下问题，我觉得好像是有一点点带入，因为对于"30岁就要结婚"这种想法，我很刻意地想要去抑制有任何带有评判的东西，但是我发现我的反应并没有逃开来访者的眼睛，所以对这一块我的感受还蛮深的。从咨询师的角度来看整个过程，我会觉得自己在一些时候有点乱了脚步，我会不清楚后面要怎么走，当来访者说自己的收获和自己被打动的部分的时候，是我没有想到的。关于整个治疗计划，我想应该先将注意力放在建立关系和调整认知的方面。但是有关整个治疗的长度以及进一步深入的方式，我还是有些不清晰的。

观摩咨询师分享

我感受到咨询师是非常耐心的，因为来访者这次的角色是扮演一个社交恐惧症的患者，但是可能她并不清楚社交恐惧的标准是什么，所以后来其实就慢慢地呈现了另外的一些东西，但是咨询师还是在非常耐心地帮助她理清这次来到咨询室原因和目的。这个过程做得是非常好的，有非常多的积极关注、诚心共情，以及开放式的提问。但是可能因为来访者的问题在不断变化，从一个社交上的问题逐渐变成了适应性相关的问题，包括如何应对年龄和学业上的压力，以及亲密关系和自我发展之间存在的冲突等，所以咨询师会有些不知所措。

督导师分享

前面讲到的好的方面我也是认可的。其实在整个咨询过程的观察中，觉得有几个地方是可以再去提升一下的。首先，对这位来访者的评估是什么？还是需要带着一个专业的评估态度进入到访谈当中的。那么从评估的角度去讨论，感到来访者是有点焦虑的，因此接下来可以看一下符不符合广泛性焦虑障碍等，但这并不意味着要着急下诊断，只是需要先在脑海中有一个可能性上的意识。来访者提到自己会有胸闷，记忆力下降，疲倦无力感、挫败感，此时要去考虑的是，这些是否会指向轻度的焦虑障碍以及抑郁状态？

接下来，在慢慢跟来访者聊的过程中，咨询师需要去明确来访者目前的问题和想要在咨询中达成的目标，也需要清晰地将这部分表达出来。在这个案例中，来访者主要的问题其实是她希望成为一个更优秀的人和年龄之间的冲突。来访者对于自我发展的期望会包括考上"985"的学校，学非常多的语言类课程，她甚至为了学业放弃了这种正常的娱乐社交，但是年龄的焦虑似乎拉扯着她的精力，让她没办法专心于自己想做的事情上，这个目前来说是她最焦虑的一个问题。当我们明确了来访者的问题之后，目标就出来了，即她想成为一个什么样的人，想要在生活中实现怎样的状态，以及要怎么样去达到，如何在这个过程中减轻困惑等，是我们能够帮助她去做的，也是我们可以去抓取的点。

在明确问题和目标过后，可以再更深入地去了解和理解来访者。首先，可以探讨来访者在整个访谈的过程中透露的核心信念、中间信念，以及可能的补偿策略都分别是什么？或者这里可以问一下咨询师，您来总结一下可以吗？您会根据刚才的访谈为来访者进行怎样的个案概念化呢？（咨询师回答：其实这一块没有特别的清晰。）其实您刚才提到自己会觉得有一点点乱，这是因为其实我们在访谈的时候，需要有意识地用个案概念化的方法把它疏离和归纳出来。来访者实际刚才提到了自己的中间信念，即"只有我考上了"985"，我才能够找到在"985"就读的男生"我要去读世界名校，因为落后了就会挨打"以及"对自己要狠""考试一定要过""同一个时间只能做一件事情，如果同时做的话每件事都只能做50%"等，这些其实都是她的规则、信念和态度，那我们就需要进行整理和分类。接着，可以去探索来访者的应对策略。从来访者的描述来看，她的应对策略有两方面，一方面是会把所有的时间都放在自己认为最重要的学习方面，因为她要追求她学业上的完美，在她的认知中，学业上的完美才能够代表她是一个完美的人，或者说才能够让她变成一个更完美和优秀的人。另一方面，来访者的行为策略就是拒绝社交，正是她一开始提到的，只要是感觉到社交和她的工作学习安排有矛盾的时候，她就会放弃社交这部分，不跟男性去约会，也不会去回应来自朋友的邀约等。当您把不同方面的信息进行归类时，就可以比较清晰地看到这样一个30岁的，非常有上进心的女孩子的面貌，以及她对于年龄、个人发展等多方面的考量与顾虑。

此外，还要明确来访者的核心信念，在背后促使来访者不断追求完美的关键是什么呢？这有可能涉及来访者对自己的评判，可能是来访者觉得自己还不够优秀等。那么这一次访谈的时间是有限的，所以没有办法在短时间内触及到来访者的核心信念。那么也可以先聚焦于她阐述的生活事件上，来访者一开始的时候提到了她有一些身体上的不适，针对这一点，就可以运用一些放松技术，比如说正念冥想，来帮助来访者缓解相关的生理反应和生理唤起，增强注意力。同时，也可以试着帮助来访者聚焦到一个具体的场景，她刚才提到了她会去拒绝社交的场景，那么就可以落在某一个具体的情况中去帮助来访者找到自己的自动思维，从而促使僵化的自动思维得到一定的调整。在聚焦时，咨询师可以通过苏格拉底式的提问来进行，这样做的好处在于，这对于咨询师也是一种指引，帮助定位咨询的下一步可以落在哪方面，以及在哪方面可以进行探索。咨询师也可以有意识地去思考什么时候需要再用到聚焦的技术，如果咨询师感觉需要再次对某件事进行聚焦，那么就可以引导来访者回到某个主题上。

最后，刚才咨询师有表达自己觉得似乎整个咨询的过程中和来访者的交流没有太深入，像是浮在空中。此时可以试着在咨询中进行引导，来访者如果一次提到了多个方面，那么我们可以和来访者确认一下哪一个是目前她最想要讨论的。这不仅需要简单的询问，也需要和来访者澄清以及共同确定，是一个以来访者为中心的探讨的过程。同时在来访者阐述和表达时，也需要去注意观察来访者的情绪表达，比如说在讲到脱单相关的话题，来访者并没有表达什么情绪，但是在她聊到他人对自我的看法时，会有一些情绪上的反应和感受，那么这时我们可以就这个话题继续深入。帮助来访者聚焦这件事，了解自己是什么时候会更加在意他人的看法，以及真正在意的方面是什么等。那么从这个角度深入，或许也可以看到来访者的思维负面的部分，进而我们或许就能够去探讨中间信念和核心信念的部分了。

总的来讲，整个咨询的过程还是可以的。

第十八章　特定恐惧症的认知行为治疗

第一节　特定恐惧症概述

特定恐惧症指个体对特定的事物或情境产生害怕和恐惧的情绪，比如恐高、晕血、害怕蜘蛛等，并伴随生理反应与回避行为。通常来说，被诊断为特定恐惧症的个体对于特定事物或是情境所产生的反应是立刻激发的，他们会感到环境中危险系数极高或是存在对他们极为不利的因素，此后个体不得不面对并忍受这样强烈的感受，同时尝试回避。

在特定恐惧症的体验中，个体对特定事物的恐惧、焦虑或回避会持续至少6个月，同时这些心理与生理上的反应会引起临床意义的痛苦，也可能会导致社交功能、职业发展或其他重要方面的损害。当对特定恐惧症进行诊断时，应注意排除因其他精神障碍而引起相通反应的可能性（包括广场恐惧症中的惊恐发作、强迫症中的强迫性思维、创伤后应激障碍中的相关提示物刺激引发的反应或是分离焦虑障碍的症状等）。

有时，特定恐惧症会容易和创伤后应激障碍的症状混淆。举例说明，来访者到家里阳台时就会担心自己跳下去。开始咨询师会考虑这类情况是不是恐高引起的特定恐惧症。后来发现其实不是的，来访者的症状应当被划分在创伤后应激障碍的诊断中，因为来访者后来提到自己每次到阳台都会想起丈夫出轨，所以慢慢地就把阳台和丈夫出轨联系起来，阳台就变成了一个创伤性事件的提示物。因此来访者在阳台上的冲动并非是恐高相关的症状与反应。

每个人的经历都不一样，在成长过程中可能会发展出不同的恐惧对象。引发恐惧的刺激源有很多，包括特定的动物、自然环境、情境、天气、人物形象等。具体来说，刺激源可能是暴风雨天气、闪电雷鸣、水、幽闭空间等。特定恐惧症的发病年龄通常比较早，比如有关动物、血液注射或其他有创性医疗治疗方面的恐惧，一般可以追溯到儿童的早期，而情境性的这种恐惧一般总的来说，患者恐惧的对象中最常见的是高处和动物，其次是飞行和封闭的空间。此外，特定恐惧症比较常见的共病是焦虑障碍、心境障碍和物质滥用（包括酒精滥用等）。

　　实际上恐惧症患者害怕的某种物体或者情境，对于没有被诊断是恐惧症的人群来说，很可能也是可怕的或有威胁的。而患者和处于正常恐惧水平的人的一个本质上的区别是，特殊恐惧症患者在特定情形中受到的实际威胁和内心所产生的焦虑不安是不对等的，也就是说，个体所体会到的恐惧和负面情绪在特定刺激的影响下被过度夸大了，因此个体可能会不断地试图逃离或回避，并且正常功能或个体习惯在这样的过程中容易受到制约并对自己的生活产生了负面的影响。其实，恐惧是有意义的，它会在错误的时候产生提示反应，但是如果这个反应总是指向错误的信息或是对威胁程度有着不合理的预估，就需要将它和正常的恐惧区分开判断了。

　　在寻求专业支持方面，主动来寻求医疗或者是心理咨询师帮助的恐惧症患者是比较少的，因为个体通过回避的行为就可以规避令自己不适的负面影响。如果患者选择就诊，通常是因为已经没有办法再通过逃避的方式，避免那些特定事物或情境所带来的生活不便。比如，一个医学生有晕血的情况，就有可能会在观察手术的过程中惊恐发作或者是晕倒，如果不处理，就没有办法继续学业。而晕血带给文科学生的影响就会比较小，他们可能依然会选择不理会。因此，患者一般是受到了恐惧症所带来的影响导致阻碍了自身正常生活和发展时，才会来寻求治疗和帮助。

　　特定恐惧症病因机制也有遗传和进化方面的因素参与，有一些特定恐惧症的患者是有相关家族史的。如果一个患者被确诊为特定恐惧症，其一级亲属，即直系亲属，就有15%～17%的患病率，同卵双生的亲属患病率会达到24%，如果是龙凤胎是可以或者是异卵双生子，那么另一个孩子的患病率是15%。[①]

从进化的角度来看，大多数的恐惧症在祖先所生活和面临原始环境中就表现出了生物学意义，在人类的大脑中，包括有爬虫类脑、哺乳类脑，还有理智脑的部分。爬虫脑是在进化的早期出现的，负责让个体保持正常的呼吸、吃饭、睡觉、呼喊、温度感觉、潮湿疼痛感觉，以及排泄等功能，因此与生命体密切相关。对于新生儿来说，大脑功能已经开始运行，而即使大脑中包括边缘系统在内的其他区域不存在了，相关功能丧失了，只要脑干的功能是正常的，我们都可以存活下来。

大脑的功能也在恐惧当中起到了引发和启动原始生理反应的作用。当有了恐惧的体验之后，就会将相关经验储藏在边缘系统中，由哺乳类脑记录下来。此后，当在面临相似的情形的时候，过往的经验会提醒可能存在的威胁。因此，恐惧的产生不仅与情绪有关，还与记忆有关。恐惧负责提醒对当下的环境做出判断，对潜在威胁做出评估，决定有哪些有利于或是不利于自身生存的条件。此外，除了哺乳类脑，边缘系统旁边的杏仁核也在形成记忆和情感反应方面起到了非常重要的作用。

爬虫类脑所给予个体的情感、感受与生理反应会进一步和事件联系起来，储存在大脑的边缘系统当中。接下来，我想要讲一讲人类最迟发展出来的前额叶部分的作用。前额叶是人类和其他动物区别最大的脑区，它负责人类工作记忆、决策计划和判断，即在预判过后对于威胁程度做出预估和结论，并进而指导个体做出相应的反应，即逃跑、战斗，或停下来再评估一下环境并收集信息。由于在这个过程中，前额叶皮质会从理性层面做出指导，所以它也可以抑制过度激活的情绪和反应，并作出合理的决定。这也是为什么会说在刺激和反应中间有一个空白的地方，这个空白的地方

---

① J. M. Hettema et al., "A Review and Meta-analysis of The Genetic Epidemiology of Anxiety Disorders," *American Journal of Psychiatry*, 2001, Vol. 158（10）: pp. 1568-1578.

就是理性的思考的部分。而一些恐惧症反复被生理反应所激活，就是因为前额叶皮质没有发挥足够的作用，只是让强烈的情绪和反应不断发生，而无法做出理性判断，就像一个盒子无法关住情绪和负面反应，导致盒子里的东西弹了出来。

第二节　特定恐惧症的认知行为概念化

对于被诊断为特殊恐惧症的患者，咨询师会在计划中强调对患者进行暴露治疗、增强其认知部分功能，目的是希望患者的前额叶皮质能够发挥积极正向的作用，能基于更多信息做出更好的判断。

不同流派对恐惧症有不同的解释。心理动力学将恐惧解释为对抗焦虑的防御反应，而焦虑根源于个体无意识的本我层面存在的冲突。个体之所以会受到恐惧症的影响，是因为人们将那些带给自己不适反应的焦虑转移到了一个中性的或有象征意义的事物上。

行为主义是通过经典的条件反射和操作性条件反射来解释恐惧症的发生。具体理论是，当某些事物和令个体不适的生理反应同时出现时，个体就会从主观上将两个因素联系在一起，对负面影响的回避转移到了对待事物的态度上，从而导致对某些事物产生恐惧。而为了减轻焦虑，操作性条件反射会进一步引发并持续采取回避行为，在这个过程中也助长了恐惧的威胁，形成一个负强化的过程，使回避的行为不断地被固定下来，久而久之变成了一个影响生活、工作和学习的临床症状。

在行为主义部分，咨询师也可以通过 SORC 行为微观行为分析来做进一步解释。[①]S 是刺激（Stimulus），在恐惧症当中指的是一个令人觉得恐惧的情境或者是物体。O 是机体（Organism），即敏感程度，个体受到多方面

---

①A. L. Lesser, "Problem-based Interviewing in General Practice: a Model," *Medical Education*, 1985, Vol. 19（4）: pp.299-304.

的影响（比如遗传倾向、文化影响等）会导致有的个体更加敏感，并更频繁地感知到恐惧。而在恐惧中，有相关倾向的个体会有相应的认知行为反应，比如认为蜘蛛一定是危险的、有威胁的人，在产生恐惧的情绪后，就会感到心慌，并进行回避。从短期来说，回避会帮助我们减轻强烈的生理或心理反应，但是长期来看，回避行为被强化，恐惧得到固化，从而形成负面循环。在这个循环当中，个体会不断地重复 R（Reaction，反应）和 C（Consequence，后果）因素，无法逃脱出来，这就是一个 SORC 行为的微观分析。

认知行为疗法对于特定恐惧症也有着独特的解释。认知行为疗法认为，有特定恐惧症的个体首先会有一个认知评价，在面对危险时，内心很快就能够对威胁等级做出判断，这种判断会进一步引起情绪以及生理上的反应，比如焦虑、心慌、胸闷等，因此就会在评价的同时导致行为上的思考："是赶紧逃跑，还是战斗，或是先冷静下来好好看一下我的评价是否合理？"这就是面对恐惧情况时，认知行为和情绪生理反应之间的相互联系。特定恐惧症通常有一个触发物，触发物会导致个体产生预期的焦虑，焦虑会指向安全行为。如果个体没有意识到最坏的情况不可能发生，就会持续保持高度警惕的状态。有时，虽然我们能够意识到危险或许不会发生，但如果这种可能性不是绝对的，就还是会选择性地注意和高度警惕触发物。

以恐惧蜘蛛为例，看到蜘蛛时，个体会有预期焦虑，存在于潜意识层面的认知是："蜘蛛也许会咬我、可能有毒，我可能会被它咬死。"如果蜘蛛不出现，个体潜意识部分的相关因素便不会被激活；但是当蜘蛛出现时，个体的焦虑程度开始提升，同时会伴随心慌、胸闷、呼吸困难、紧张不安。此后，个体就会有相应的安全行为，比如逃跑或是寻求帮助。当咨询师采取行动时以及采取行动后，可能个体依然不会意识到"蜘蛛不会咬人，也没有毒"，而是持续保持高度的警惕和防备状态，继续将恐惧隐藏在内心深处。当看到蜘蛛时，如果个体能理性思考，蜘蛛也许是无毒的，甚至还可以成为宠物，那么个体就会客观地评估，不会被卷入负面循环当中。

在人类的进化过程中，已经形成了对饥饿、攻击、自然界危险所对应的恐惧。如今生物易感性从祖先以及族群文化中得来，形成了先天性的恐惧，同时我们也会从后天去习得，包括观察他人的行为、策略等。久而久之，我们能够分辨什么是有害的，并形成条件性的恐惧。

举例说明，周末我会去爬山，夏天太阳很大的时候，就会给孩子和自己都涂上防晒霜。到了山顶休息时，总会有蜜蜂会围着我和孩子转。因为我非常害怕蜜蜂，所以每次有蜜蜂在周围时，我都会害怕地跑来跑去。孩子则在旁边观察我，似乎此时我就把恐惧的心理传递给他了。当时我并没有太在意，想着等他长大了一点就可以教他遇到蜜蜂时可以怎么做。但是后来我发现，我给孩子涂防晒霜的时候，他会拒绝我，我问他为什么，他表示涂防晒霜会招来蜜蜂，而蜜蜂会蜇人。我恍然大悟，原来不知不觉间，孩子已经建立了一个操作性条件反射，一些负性的经历让他把防晒霜和蜜蜂联系在了一起。我赶紧向他解释：防晒霜中可能有一些物质很招蜜蜂喜欢，或者也许味道太香了，我们以后换一个防晒霜，蜜蜂就不会过来了。此时，我主动帮助孩子去阻断了操作性的条件反射，后来他就不会把防晒霜和蜜蜂或者是蜜蜂会蜇人联系在一起了。

在生活中，恐惧症相关的原理无所不在，咨询师也能够通过观察和将一件事前后联系在一起，再去了解恐惧症的形成过程，以及觉察到后天环境中有哪些刺激和因素会与恐惧症形成有关。

有几个学员主动分享了自己的特定恐惧症。

学员一："从我出生开始，就害怕蟑螂。但是很奇怪的是，我家人都不怕，就我特别怕。后来到某地后开始一个人生活，发现那个地方蟑螂更多了，而我要独自去面对这件事。记得很清楚的一次经历是，刚来这里时，租的房子楼下有一个下水盖，蟑螂的须从水盖里伸出来很长一段，而我必须要经过那个地方才能进到我家，但是由于恐惧我一直不过去，直到确定消失后我才走。我能够感受到，那个时候的恐惧已经到了我不愿意去面对的状态。此外，每年我都会杀一次蟑螂，所以我们家是没有蟑螂的。如果厕所突然出现了一个大蟑螂，我就会很害怕，以至于不愿意再去厕所，直到有人把蟑螂处理掉了，我才敢进去，而且我会环顾四周检查，确定没有蟑螂后我才会进去。这个行为和动作从我很小的时候就有了，以前蟑螂会在厨房出现，所以进厨房时，一定会环顾四周，确保房间里面没有蟑螂我才会进去。"

另外一个学员也分享了关于蟑螂的特定恐惧症（以下分享以咨询师与来访者的访谈过程呈现）。

学员："我妈妈每次看到蟑螂就会尖叫，她的声音太可怕了，所以影响得我也很怕。"

咨询师："所以您怕的不是蟑螂，是妈妈看到蟑螂时的尖叫。"

学员："对，她太吓人了。我妈妈小的时候家里比较穷，有一天杀了一只猪，可能是因为留下的味道，总之后来几天家里就总有蟑螂，甚至晚上蟑螂会爬到我妈妈的手上，因为她吃过猪肉，也清理过猪肉，所以手上有味道，会引得蟑螂爬过去。我其实也不明白为什么我小的时候我妈妈总是尖叫，但是现在我长大了我发现自己看到蟑螂也会尖叫。在上过老师的课以后，我好像不是很害怕了。"

还有一个学员分享了怕蛇的故事："我很怕蛇，这是从小时候开始的。小时候在农村，我奶奶去麦场的时候，蛇都在麦草里面，然后我奶奶把麦草背在背上的时候，蛇就会掉下来，这让我感到害怕，以至于我现在只要想到都会很害怕。到了初中，我们要自己打饭和洗碗，有一次去河里洗碗的时候，看到一个人拉着一条蛇，他用手打蛇的头，那个蛇很大很长，我害怕地跑了，结果那个人看到我害怕就来追我。我现在想想都很后怕，似乎当时的恐惧到现在都还没有完全消散。有的时候在咨询室里看到假蛇的模型，我也会害怕和恐惧，似乎那和我想到蛇从我奶奶背上掉下来的事情对我的影响是相通的。"

这位学员描述的事情触及了和恐惧症相关的点，即我们对当下的恐惧实际上是由于一种恐惧意象被激发了，那是来自记忆中的意象，而非真实发生在当下现实中的事件。

还有一个学员分享了怕水的经历（以咨询师与来访者的访谈过程呈现）："我不知道我的恐惧具体是对水本身还是水的深度。我从小在海滨城市长大，我身边很多人都会游泳，但是我一直都学不会，好像对水有一种恐惧。我不知道到底是怕什么，因为小的时候我虽然不会游，但是也喜欢跟着大家去游泳，只不过我要一直抓着旁边的地方，或者站在某一处自己玩水。如果别人说要教我的时候，我就会感到恐惧，我没办法完全不抓着旁边的东西并在水里待着。所以到现在我都没有学会游泳，我也没有察觉到我的恐惧来自哪里。我记得有一次我去旅游的时候，要走过水面上的石墩到达另一岸，两个石头之间的间隙挺大的，要跨一大步才能到下一块石头上。一开始我能看到水，但是我不知道这个水有多深，直到走了大概5米的时候，有个人说他说这里的水深可以没过头，突然我就走不动了。我希望有人能拉我一下，带我过去，因为我的脚已经完全动不了了，我最后是强撑着自己走过去的。那次除了恐惧以外，我还感觉到自己失去了全部的掌控感。但是，这种感觉好像只在有水的环境中会出现，我并不恐高。当时我去张家界那里走了玻璃栈道，我完全不害怕，和我在有水的地方的反应完全不一样。"

咨询师："所以您怕的是河里的水或者失控的水吗？"

学员："对，就是这个样子。我有的时候做梦会梦到悬崖，当我往下看能够看到清澈见底的水时，会感到既恐惧又好奇，我无法形容这是一种什么感觉。好像我是害怕那种掌控不了的东西，如果是深不可测或是我触摸不到的，那我就会缺乏安全感。"

从上述案例中，我们可以看到特定恐惧症的认知加工过程，实际上真正的问题不在于焦虑本身，是在于回避应对方式，以及因回避而带来的负性认知，即进一步对自己的否定（比如每次总会因为觉得自己比不上别人，所以退缩），然后导致一直无法迈出尝试的步子，认知和行为相互作用，就形成了一个循环。

第三节 特定恐惧症的认知行为疗法策略

如何使用认知行为疗法来进行针对特定恐惧症的工作，常用的技术是行为暴露。暴露的本质是，通过让患者或来访者不断地接触到自身所害怕的事物或者是场景，并在这个环境中去检验自己因恐惧而产生的各种思维，从而逐渐认识到某个特定的事物或场景是自己可以应对的，没有回避的必要，并且从这个过程中降低恐惧。

暴露治疗的目标就是通过习惯化的手段让来访者或患者重新获得信心，产生"我可以去应对的，其实我以前回避的并不是什么很可怕的事物或者是场景"的更加贴近现实的认知思维。同时，暴露治疗也可以起到一个类似于预防的作用，帮助来访者在预期到未来可能会发生某件可怕的事件时能够做好准备，有效降低焦虑、不安和恐惧。

暴露有一些具体的分类，包括现实暴露、想象暴露、放松训练、与晕血相关的肌肉紧张训练、内感受器暴露和VR暴露等。目前来说，系统脱敏在暴露治疗中的使用频次已经比较少了，并且有一些研究证实，如果我们在暴露的时候合并使用放松训练的方式，会减少暴露的有效性。

现实暴露
一位中德班的德方老师，分享了在德国如何在治疗中实现暴露，比如来访者表现出害怕乘坐飞机，咨询师就会直接陪同来访者乘坐飞机，从慕尼黑飞到纽约，实现一个长途的飞行，并在这个过程中直接进行现实层面的暴露，同时咨询师也会使用一些技术上的支持来帮助来访者完成暴露。就像这位德方老师所描述的，有一些现实暴露是很直接的，如果说一个来访者非常害怕乘坐电梯，那么咨询师会带着来访者来到电梯门口。可能一开始来访者会以为这只是一个想象的暴露，但是咨询师所做的事是当电梯的门打开时，直接把来访者推进电梯，让来访者无处可逃，进入到电梯的空间中。但是这些现实暴露的方式在中国会面临一些伦理上的争议，所以在这里只是进行一个了解，当邀请来访者进行暴露治疗的时候，要先跟来访者做好暴露的相关协议，征得来访者同意后再开始。

内感受暴露

内感受暴露适用于处理在恐惧中产生的明显焦虑相关生理反应。比如患者会在感到恐惧的时候产生过度唤起等。针对这种躯体焦虑症状，咨询师需要考虑缓解躯体症状的同时达到习惯化的治疗效果，一般会去注意下面的几个要点。首先，咨询师会和来访者解释内感受的暴露是怎么做的，一般会讲："在这个过程中我们会做一些练习，但是我需要得到您的承诺，即您真的很想做治疗并付诸行动。"这部分是和来访者进行知情同意的过程，并且得到来访者的认可和承诺，同时和来访者进行这样的工作也有可能激发来访者的改变动机。接下来，在进行暴露的过程中，咨询师会让来访者合上嘴，站起来转一下，蹲下后站起来，保持呼吸，然后加快速度，并持续几分钟时间，直到诱发出来访者的生理反应。此外，内感受暴露重要的一点是，咨询师需要和来访者一起去做，并在陪伴来访者的同时去纠正来访者的包括灾难化在内的一些负性认知模式。陪伴的过程能够帮助来访者感到自己是受到支持的。有时，来访者可能会觉得自己做这件事可能会死掉，咨询师的陪伴可以让来访者意识到治疗是安全的，并且当来访者看到咨询师有同样的生理反应时的处理方式并试着模仿时，也可以帮助来访者进行应对方式的习得。

肌肉的紧张训练

肌肉的紧张训练也包含在暴露治疗中，这也是一个应对生理反应的治疗方式。在个体恐惧时，心血管方面会采取紧急应对策略，交感神经会做出反应，包括心率和血压数值猛烈上升，以帮助个体做出战斗的准备。但是如果患者的身体应对技能不太好，那么当心率和血压降下来时，可能会出现晕厥的情况，此时咨询师就需要帮助来访者做一些包括大肌肉群（如臀部、躯干和腿部）的肌肉紧张训练，做好身体上的生理准备。肌肉的紧张训练的具体操作方法是，紧张肌肉15秒，放松15秒，再重复，这有点像渐进性的肌肉放松的训练，只是通过强调肌肉收缩的过程来进行。同时，肌肉的紧张训练是结合暴露练习使用的，可以在暴露训练的前、中、后都做5遍，来帮助来访者升高的血压，做好准备，预防晕厥的发生。

VR暴露

随着科技的进步，出现了可以将现实和想象结合并进行暴露的模拟技术。VR头盔会生动逼真地呈现出由专业工程人员制作和创造的现实模拟场景，带给个体身临其境的感受。临床经验表明VR暴露对于恐高或是飞行恐惧症有一定疗效。

在VR暴露治疗中，场景的制作是非常关键的，给观者带来的真实度越高，现实暴露或想象暴露的效果就越好。除了场景真实度以外，VR暴露对于治疗的场地和设备要求也较高。因此，在治疗中需要去进行一定程度的准备。

在暴露治疗当中，咨询师除了指导来访者完成暴露的过程，还要去识别并帮助减少来访者的安全行为。咨询师需要注意识别安全行为的原因是，安全行为的发生能够揭示来访者在行为背后的认知方式，即咨询师会透过来访者的行为看到其灾难化的想法或是假设。此外，安全行为也会带来种种不良影响。安全行为虽然能够短暂地缓解来访者的焦虑和不安，导致来访者转移对刺激的注意力，但是也妨碍了来访者习惯化的过程，同时会强化应对恐惧中的适应不良行为，并持续甚至升级对特定事物的恐惧，固化某种意义与感受，影响治疗的效果。同时，安全行为还会带来的负面影响是，来访者会觉得做出这样的行为是有效的，并在取得一些治疗中的进步时，来访者会趋向于把进步的取得归功于安全行为，即"是因为我采取了安全行为，我才没有那么害怕了"。这会导致负面循环的固化，也会影响自我效能感的建立，因为来访者无法看到是自己在这个过程中起到了关键的作用。

安全行为可能存在很多种表现形式，比较常见的安全行为往往与对物体的依赖有关，比如患者会一直拿着杯子、靠墙站立、自言自语、喝酒或是收缩肌肉等，这些都能让来访者缓解紧张，感到安全。安全行为属于回避行为，一些来访者对于放弃相关行为的决定是抗拒的，这时咨询师可以对放弃回避行为做成本收益分析，让来访者直观地看到其实回避带给自身的影响是弊大于利的，从而激活来访者改变的动机。

在实际咨询中，有位每次都会佩戴帽子的来访者，我询问道："您要不要脱下帽子？"来访者回答："不愿意，脱下帽子会让我很不自在。"可见，戴帽子是来访者在诊室里的安全行为。接着，对来访者进一步评估，这个安全行为是否给来访者带来了极大的影响？如果没有，其实并不一定要去紧急地进行干预。并不是说所有的安全行为都必须要被干预和进行消除，咨询师需要和来访者进行讨论并达成共识。

关于暴露治疗的准备工作。大多数情况下，首先需要咨询师向来访者解释暴露练习的进行步骤以及背后的原理，但一般来说不会向来访者详细说出所有的过程细节，只是会在告知的时候让来访者意识到，参与暴露治疗可能会经历很多的压力和焦虑。同时，咨询师也需要和来访者探讨关于暴露治疗的程度，即让来访者知道暴露治疗会是深度且彻底的，请来访者对此有一个预期。此外，咨询师也需要向来访者解释，自己在暴露期间的角色和陪伴程度，咨询师会陪伴来访者进行暴露治疗直到焦虑或是其他症状明显减少，但并不会安慰来访者（因为安慰的行为和反应可能会让来访者进一步形成安全行为）。

在暴露治疗当中，承诺应当是双向的，咨询师需要请来访者承诺："我已经被告知治疗的合理性。我明白在暴露的治疗期间我会经历强烈的焦虑，我会竭尽全力地进入恐惧的状态，并一直待到焦虑明显减少，我会尽可能地遵循咨询师的指示。"而这部分也可以被纳入《知情同意书》中。对将要进行的治疗提供介绍和承诺的重要性在于能够让来访者知道接下来会发生什么，咨询师和来访者各自的角色是怎样的，在了解了这些过后，来访者也会提高自己在治疗中的配合度。

咨询师需要知道在什么情况下要避免使用暴露治疗，比如来访者患有严重的心脑血管的疾病或者危及生命的其他情况等。以来访者有比较严重的心脑血管的疾病为例，如果把来访者放置在暴露治疗当中，那么在这个过程中，来访者就有可能突发哮喘、出现心脏问题等，这是非常危险的。所以，咨询师在暴露治疗前了解来访者对暴露治疗的应对能力后，才能够确保来访者能够安全地接受暴露治疗。

暴露治疗时，有几个方面需要咨询师注意：第一，注意暴露的节奏，保持逐级暴露，避免突然升级或快节奏且等级跨度大地进行暴露治疗。设置好暴露等级后，咨询师一定要注意和来访者的沟通需要得到来访者对每一步工作的确认和许可，让来访者感受到每一步都有自己的参与感。同时，咨询师需要帮助来访者构建出一个安全的环境，以及相互信任的咨访关系。如果来访者无法信任咨询师或是治疗关系，整个治疗的过程可能都是糟糕的，甚至也有给来访者带来第二次创伤的风险。在很多时候，暴露并不是一开始就是非常深入的，可能是从一个程度很浅的暴露开始。

第二，在治疗过程中，咨询师需要去特别注意来访者的反应（如言语反应、身体语言、眼神等）以及与咨询师交互过程中的态度。来访者用非言语反映的内容能反映出治疗的当下阶段，咨询师分析后决定是再深入暴露，还是停在这里，或节奏放缓等。在这里我想分享一个自己的例子，2017年，中国心理学会注册系统大会在北大召开，笔者演示的是一个针对来访者创伤的治疗，从认知行为角度来讲，这个治疗的核心就是暴露治疗。但是当开始与来访者工作时发现，来访者根本没有做好暴露准备（当时设定的是第18次暴露。按道理来说，第18次治疗就相当于咨访双方都已经准备好进入暴露治疗了），但是那时，来访者的状态似乎并不像进行到咨询第18次的状态，来访者有很深的恐惧以及较大的情绪。所以并没有急于去做暴露治疗，而是试着先后退一步，在扳机点、认知和情绪管理上做一些工作。

第三，咨询师可以思考来访者在现实生活中应该怎样帮助自己，减少扳机点及其他诱发因素带给来访者的影响。关于暴露，咨询师需要注意时间上的把控，每一次治疗见好就收，并尝试用积极的方式结尾。在之前所督导的一个案例中发生了这样的一个情况：在咨询时间快结束时，来访者正在一边哭一边讲一些很重要的事情，但是此时咨询师说时间到了，所以就草草地结束了咨询，来访者回去后，不舒服的感受笼罩了接下来的一周，甚至开始埋怨咨询效果差，这是因为来访者将咨询中感受到的最后情绪带入了生活中，因此，咨询需要每次以积极的方式来结束。

此外，还需着重强调的一点是，在暴露的时候需要在每一个层级的治疗之间设置过渡，不可以一下子跨越到下一个使来访者非常恐惧的状态里。为了更好地帮助来访者将暴露治疗进行下去，咨询师需要去不断地强化在治疗中所看到的积极的部分，即改变的部分，向来访者表达对其改变的欣赏和肯定，帮助来访者看到自己的勇气。当来访者对暴露治疗产生一些情绪反应，比如阻抗等，咨询师能收到来访者发出的信号，即目前的节奏有些快了，需要进一步调整一下。

简单来说，暴露治疗是一种较为灵活的治疗方式，作为咨询师，以比较温暖的方式去陪伴来访者就好。

认知方面的具体技术也是遵循着同样的引导式原则去进行，这里的引导除了来自咨询师的引导，也包含了来访者的自我指导。在认知上，咨询师需要帮助来访者识别自己认知歪曲的类型等，这里非常值得强调的一点是，咨询师要对来访者做好健康宣教，来访者在焦虑和恐惧的过程中，如果能够摸清导致自己焦虑的背后原因，这本身就能够帮助来访者呈现并认识到自己的认知。当来访者看到自己的认知当中的灾难化假设等，就能够帮助促进改变的发生。同时，心理教育也促进了适应性的提高，比如说当一个人感到焦虑时，一般在10分钟到15分钟之内就会从一个比较高的焦虑水平回落，那么也就意味着，只要来访者挺过了15分钟，慢慢地就会没有那么害怕了。由此，咨询师也可以告诉来访者，在焦虑的时候可以逐渐等待焦虑水平自行降低。

关于负面的认知，更加具体的方面包括了比如对于电梯恐惧症的来访者而言，他们过度担心的就是电梯会坠落，咨询师在帮来访者识别到这样的认知方式过后，就可以进一步去共同重建理性的认知，和现实的情况作比较，比如可以请来访者去了解一下自己担心的事情发生的概率，像电梯掉落的概率可能是很小的，那么在现实检验的过程中，来访者就能够意识到自己焦虑和不安的事情其实发生的概率并不高。

认知行为技术的疗效是比较好的，一般来说80%~90%的患者在1~5次的治疗之后，就可以获得较为显著和持久的改善。在技术当中，现场暴露的疗效普遍较好，但劣势是比较容易脱落。这其实是很好理解的，因为现场暴露往往对于来访者来说，焦虑等级是很高的，所以来访者通常会想要回避。所以咨询师一般会先在来访者处于75%的焦虑程度时开始做暴露的工作，一般在这个状态下对来访者来说是比较耐受的。此外，也会有25%的患者拒绝暴露治疗，这可能是由于动机没有完全被激活，此时动机访谈就非常重要了。[1]对一些特定恐惧症来说，单独使用认知疗法会更加有效，包括幽闭恐惧、飞行恐惧、牙医恐惧等。但是从研究结果来看，认知疗法不会为暴露治疗带来额外的效益，比如说在进行飞行或者是动物恐惧的暴露治疗前与来访者进行很多认知方面的工作，是不会增加暴露疗法的疗效的。这背后的原因可能是知易行难，即在认知工作的过程中，来访者可能会认为自己是可以做到的并不断进行承诺，但是到了暴露的阶段，来访者还需要足够的勇气帮助自己去面对并克服包括生理反应在内的种种困难。因此在行为部分上往往会涉及更多的治疗重点。

---

[1] J. S. Beck, *Cognitive Behavior Therapy: Basics and Beyond*, New York: Guilford Press, 2020.

特定恐惧症的治疗计划大体分为如下几步：首先是评估，这个过程基本和其他治疗的方式并无二致。然后建立来访者恐惧的等级，去判断来访者的恐惧从何而起，到什么阶段会到达顶峰。接着进行一些重复的呼吸和放松训练，并进行认知与行为干预。

在整个治疗的过程中，初次访谈非常地重要，这是诊断与鉴别的节点，同时也是在建立恐惧等级与评估安全行为。有时需要借助表格（比如三栏表等）来监控来访者在焦虑情境中的想法、感受和行为，并进一步完善个案概念化。同时，咨询师也需要和来访者去讨论药物部分，不同的地区对药物的处理可能会有差异。比如有些老师会提到如果要和来访者或是患者做恐惧症的治疗，接受治疗的个体是不能够服用药物的，因为他们觉得服用药物本身就是安全行为。德国的治疗是偏行为治疗的，与亚伦·贝克主张的偏认知的治疗在风格上会有不同的侧重。

此外，在治疗初期也要做好问题清单以及目标的制定，列出详细的治疗计划、流程设置，以及做好健康宣教的部分等。具体来说，治疗目标包括了减少躯体的症状，处理可能的安全或回避行为、学习如何调整自己的呼吸等。在这个过程中，也要去注意纠正来访者的图式，即那些隐藏在恐惧背后的更深层次的部分，在这样的图式作用下，来访者可能会不断觉得"自己是很容易受伤害的"、"这个世界是很危险的"等，所以和来访者的核心部分与图式工作是非常有必要的，这一部分的干预方法就是我们之前提到过的肌肉放松暴露、认知重现、行为实验等。

第四节 案例督导

咨询师案例报告

来访者情况：女，28岁，已婚。

主诉：过往有过一次吃泡面被噎住的经历，来访者描述自己在被噎住时感到心跳加快，有憋气的感觉，于是就用冷水冲胸膛的部位，并且在用手揉了过后感到噎住的情况得到缓解。但是此后，吃饭对于来访者来说就变成了一件恐惧的事情，每到吃饭时就会紧张得浑身战栗。由于这个情况，来访者最近几乎不敢出门，不敢一个人单独外出，近一个月都没有吃过一顿正常的饭，基本上都是吃流食或者是比较软的食物，每餐都怀着非常恐惧的心情只吃一点点，在恐惧中，来访者还会感到心跳加速、无所适从，吃了东西后如释重负等。这样的症状持续了大概有10多天后，来访者的体重也下降了，且最近三周情绪非常低落，不愿意出门，也不愿意运动，对之前感兴趣的事情都没有兴趣。除恐惧外，也有焦虑，担心自己再因为吃饭而被噎住，没人在身边救自己。

来访者无自杀自伤或他杀他伤倾向；无物质使用历史；无正在使用的药物；无进食障碍症状，但是因对进食有恐惧，所以吃饭较少，且只是摄入软的或者流质食物；精神症状包括总感觉自己一个人出门会危险，如果有与窒息相关的症状没有人救自己；无病理性的幻觉妄想；无精神病史。

关于成长史方面，来访者会感到在自己小时候父母有重男轻女的倾向，因为自己和弟弟的待遇总是不同。妈妈比较严厉，经常打来访者，而爸爸比较疼爱她，会听来访者倾诉。在社交关系方面，来访者以前比较乐于社交，但是由于最近不敢出门，所以和外界交往较少。

从外观上来看，来访者是一个身高1.65米左右的女性，体重看起来不到46公斤，偏瘦弱，白白净净的，衣着整齐得体。令人印象深刻的是，来访者来做了大概10次咨询，基本上每次都穿的是一样的衣服，白色的T恤和蓝色的西装短裤。在咨询中，来访者的眼神比较自然温和，总是表达出谦逊、彬彬有礼的态度。在情感上，来访者最近比较低落焦虑，这主要与对进食的恐惧相关。来访者的语言表达逻辑正常，有条理，洞察力正常。

出于对来访者目前所面对的问题的严重性考虑，与来访者初步制订的咨询计划是每周两次咨询，短期目标是减少对吃饭的焦虑恐惧，并能够一个人出门。在家族史方面，来访者只提到了父亲有几次怀疑自己心脏病发作并被送进医院，但检查发现并没有实质性的疾病。

目前已经进行了九次咨询，总结出的要点如下（一些咨询过程的描述将以对话的形式进行）：

第一次咨询

咨询师主要收集了来访者的基本资料并进行评估，此时，来访者迫切想要改变当下的状况，所以寻求心理咨询和精神科医生的帮助。来访者称自己对医生比较挑剔，大概6年前去某知名精神卫生机构看过一次医生，也开了药，但是只吃了半片就没有再吃。来访者觉得医生在接待的过程中没有关注她真正的需求，因此对医生没有好感。此后来访者在去年9月又去过某医院做咨询，同样地，来访者依然觉得医生没有足够的耐心，也没有倾听她更多的需求，所以只咨询了那一次。

咨询师："对于您的就医史，那两次分别是发生了什么事让您想要去就医呢？"

来访者："我在23岁大学毕业时，和好朋友在校外租了房子，后来好朋友因为工作调走了，就一个人住，独居是孤单的，加上自己在工作上不顺利，和单位的同事合不来，所以心情比较郁闷，孤寂感无时无刻不伴随着自己。后来有一天晚上自己吃泡面被噎住，那时有强烈的喘不过气的感觉，到了晚上的时候耳朵又剧痛，而这些都需要我独自面对和处理。我感觉自己当时要死了，于是就给爸爸打电话，爸爸接了我去医院检查，医院检查结果表明是中耳炎。那次从医院回来后，我的体重就从130斤降到了90斤，同时我也有睡眠问题，入睡困难的情况大概持续了一年，我也不上班了，直到爸爸妈妈觉得这样下去不是办法，就给我找了一个公司去上班。在新公司大概工作了两三年的时间，这个过程中睡眠也变好了，吃饭的情况也变好了，然后在4年前嫁到了某地。直到去年，我又去医院进行了第二次咨询，原因也是吃饭进食的问题，但是那次并不是很严重。"

在初次会谈中，咨询师与来访者就治疗目标达成了共识，即上文所提到的，对吃饭不再恐惧，并且能尽量一个人出门。

第二次咨询

在三天后，咨询师先和来访者做了心境评估，询问了一些近况和状态。

来访者："我感觉好一些了，吃饭没有之前那么紧张，但还是有些不安。同时我也愿意尝试着走出家门。"

咨询师："您通常一个人在家时都做些什么？"

来访者："只是玩玩手机看看电视。之前觉得一个人在家挺孤独的，也会焦虑，总希望老公在家。但现在一个人在家感觉孤单的时候，就给朋友打电话发语音，似乎一个人在家也挺好的，只是对出门有些焦虑，不想一个人出门，并且也几乎没有一个人出门过。"

咨询师："可以聊聊您的家庭吗？"

来访者："在小的时候，父母经常在别的城市工作，所以自己多次转学。有两次父母在外地工作，只带了弟弟在身边上公立学校，而我在小姨家住了一年，后来又在伯伯家住了三年。比起弟弟的教育机会，我上的只是最普通的私立学校，我觉得妈妈重男轻女，似乎她更爱弟弟，而爸爸爱我多一些。但是最近这几年，妈妈跟我比较亲近，对我也特别好，还有一次想和我睡一张床，这让我觉得很诧异，也特别不适应。说到家庭，我能体会到自己的内心还有很多委屈的情绪。此外，我父母之前也经常说我比较笨，亲戚们也这么认为。"

在这次咨询的结尾，咨询师针对来访者对于家庭方面的叙述，请来访者回家后和妈妈沟通一下，问一问为什么当时父母选择带着弟弟在身边，而不是选择自己。

第三次咨询

来访者说自己去了某精神卫生机构，得到诊断结果是惊恐发作、广场恐惧症和轻度抑郁症状，医生给开了百诺特，每天早餐后吃半片，一天一次，还有阿普唑仑，每天三次，一次1/4片。

咨询师："最近感觉怎么样？"

来访者："感觉好一些了，毕竟吃饭没有以前那么紧张了，也会出去走走，有时候会走到闺蜜家楼下，但全程还是需要人陪伴。"

咨询师："那么关于这次外出就诊呢，您的感觉怎么样？"

来访者："医院所在的位置并不近，我也有很久没有去过这么远的地方了，在去另外一个区的路上时确实感觉有些担心和紧张，也有一点难受，并且在医院排队的时候能感觉到自己因为人多而变得烦躁，不过看完病之后轻松一些了，好像出门也并不是件很困难的事情。"

咨询师："您有多久没有自己外出了？"

来访者："上一次是几年前，闺蜜刻意安排要在一个地方会面，去那里需要坐地铁，这让我感到很紧张，甚至有几次觉得出不来气，不过整体并不是特别严重。现在我几乎不坐任何公共交通，也几乎不一个人出门。"

咨询师："您提到自己会因为紧张、恐惧而感到呼吸不畅以及其他不适的感受，那么当不适感发生的时候，您在想什么？？"

来访者："我觉得别人会在自己不舒服的时候向我投来异样的眼神，那些时候我会感觉自己很无助，好像没有能力去处理接下来的事情了。"

咨询师："假如担心的事情发生了，对您来说意味着什么？"

来访者："我不会让这种事情发生。"

咨询师："这是您的一种信念，可能也与您的补偿策略有关，让我们试着回顾一下，看看是否能看到那些支持和否定自己思维的证据，过去有没有发生过让您觉得自己完全处理不了的事情呢？"

来访者："好像过去被情绪困扰的情况比较多，我来这个城市三年了，刚来时大概一个月哭一次，其中在最严重的一次时，我就给爸妈打视频电话直到睡着。其实现在也没有很大的改善，从上个月到今天，几乎每天都会哭，有时一天会哭几次。我也觉得身边没有陪伴，所以老公出门的时候我也会一起出去。"

咨询师："您可以进一步描述一下自己在这个状态中的感受吗？您觉得这种状态怎么样？"

来访者："说实话我有时挺享受这种状态的。"

咨询师："看来您从中获益了。"

来访者："是的，我就是想让他们多关注我。"

咨询师："除了这种方式，您觉得还能怎么获取他们的关注呢？"

来访者："我有时候会打电话，或是在微信聊聊天，述说自己的感受。"

咨询师："看来您很愿意表达您的感受。"

来访者："是的，我会跟自己最亲近的人说。"

咨询师："您身边的人一般会怎么看待您？他们认为您是怎样的人？"

（来访者思考了几分钟）

来访者（很不好意思地）："他们觉得我善良内向，话多，工作能力强。"

咨询师："那您是怎么看这样的评价的？"

来访者："我觉得还好，我之前挺自信的，敢一个人出门，想去哪就去哪。"

第四次咨询

来访者表达说自己的紧张情绪有所改善，之前10分，而现在可以降到5分了，情绪稳定了一些，减少了一些负性情绪，也没有那么难受了，在进食方面也有所改善，之前只敢吃粥，现在可以吃面条了。

咨询师："您觉得是什么促使了自己的改变呢？"

来访者："可能一部分来源于做咨询的过程，一部分来自家人的关心，一部分药物起到的效果。"

咨询师："看起来您的内在也在慢慢发生变化。"

来访者："我是一个特别固执的人，一般人很难改变我的想法，虽然很多道理我都懂，但就是做不到。"

咨询师："看来您想要再做一些其他的改变，是什么阻碍了您？"

来访者："不知道，我觉得吃饭对我来说就是任务一样，每完成一餐我就长舒一口气，吃饭的艰难好像已经刻在脑子，我已习惯了带着不适感吃饭，无法克服。"

咨询师："可以请您聊一聊从小到大做过的最有成就感的事吗？"

（来访者思考了很长时间）

来访者："好像没有。"

咨询师："您之前提到自己有一年赚了7位数的钱，这算不算呢？"

来访者："当然了，但我还是觉得不够，比起很多人来说，我还是很差。"

咨询师："您知道中国有多少人一个月赚1000块钱吗？"

来访者："小时候，爸妈和亲戚总觉得我不如大家庭里的其他小孩，的确他们都很优秀，考了很好的学校。"

咨询师："那他们有您赚得多吗？"

来访者："都没有。"

咨询师："那您觉得自己的能力是不如他们的吗？您看，亲戚们觉得他们学习很好，这体现在他们考了很好的学校上，而每个人上学是为了获得知识，在未来有更好的工作，希望生活得更好，赚得更多。而您的收入已经达到了7位数了，这样您还是觉得自己的能力比别人更差吗？"

来访者："好像也是，我雇的人毕业的院校都比我好，但是他们都在为我打工。"

咨询师："您已经远远超过了很多人了。"

来访者："好像是这样。"

第五次咨询

来访者说自己这几天的心情很平静，很少哭，不过和他人交流的次数也少了，去医院复查的时候，医生把百诺特改为了一天一片，但是对于吃饭还是会有些紧张，于是这次咨询的重点还是围绕着吃饭来进行。

咨询师："在想到吃饭的时候，您会想到什么呢？"

来访者："我会想到自己被噎死，我处理不了这个事情，因为我能力不够。"

咨询师："您知道一般什么情况下会被噎住吗？"

来访者："不知道。"

咨询师："被噎住一般可能是生理原因导致的，比如说慢性咽炎、扁桃体肥大或者喉部病变等导致水肿出血，或者也可能是食道问题，比如反流性疾病、有肿瘤或息肉等，一般是这几种情况。您有这几种情况的其中一种吗？"

来访者："我稍微有点咽炎，不严重。"

咨询师："您看，人类进化了这么多年，对于很多可能发生的情况已经有了较好的应对能力。即使是我刚才所讲的这些，我们的身体也有相应的应对机制。"

来访者："可是我吃饭的时候还是会不自觉地紧张，我也不愿意接受任何挑战，比如说我会避开大块的或是硬的食物。提起吃饭这个事，我会在饭前一个小时就开始紧张，有时宁愿饿肚子。"

咨询师："您觉得这对您来说意味着什么？"

来访者："我可以得到更多的关注。我还喜欢跟很多人讲，包括一些玩游戏的朋友，还有身边的人，像爸爸妈妈、老公、弟弟，如果我说了什么得到了他们积极的回应时，我就会很开心。有时候我会告诉他们今天自己吃了一碗饭，他们就会鼓励我，说我很棒。我特别希望得到这样的认可和表扬。"

咨询师："看起来您很希望您身边的人认可您，关注您。您之前提过您小时候在小姨和叔叔家寄宿，您愿意多聊聊那时的情况吗？"

来访者："我记得那时候叔叔对我和对他的孩子态度很不一样，比如饭桌上有一个荤菜，叔叔就会和我说这个菜很咸，让我少吃点，但是他的孩子回来却吃得很多。"

咨询师："您怎么看待这件事情？"

来访者："我会直接问，但是他们会因为我是孩子而糊弄过去，在他们看来，我一直比较乖，对我倾注很少的注意力，甚至我有一次离家出走，他们都不在意。他们会因为我是农村小孩而看不起我，还会教训我，有一次叔叔甚至打了我的背，这件事情把我激怒了。"

咨询师："您有没有告诉父母？"

来访者："没有，是很多年后其他人告诉我父母的。在我寄宿的几年时间里，我妈妈从来没有主动打过电话，一次都没有，只有爸爸每周会打一次电话给我，所以我跟妈妈并不亲密。这几年因为我所处的情况不太乐观，他们才对我关注了很多。"

咨询师："我觉得您似乎在用这种方式寻求父母的关注。"

来访者："是的，他们一直认为我很独立，什么事情都可以自己来，而弟弟就不同，他和妈妈很亲密。而且妈妈在我这本来要住15天，结果住了10天就想儿子了，我弟弟也很想她。"

咨询师："妈妈当时这样讲的时候，您在想什么？"

来访者："我习惯了。"

咨询师："您妈妈明明区别对待了。"

来访者："是的，她一直这样。"

咨询师："似乎您想用这种方式在给您自己争宠。"

来访者："是。"

咨询师："这里有一张卡片，我想请您每次吃饭的时候念一次上面的话。"

（卡片上面写着："虽然我有的时候会担心吃饭被噎住，但这并不意味着自己没有能力处理这件事。事实上大部分时候我吃饭并没有遇到阻碍，但是因为我相信我吃某些东西会被噎住，所以我才会紧张、焦虑、恐惧，而我相信的这些也许并不是真的。随着咨询和治疗的深入，我相信我完全有能力处理这件事情。")

第六次咨询

来访者在一开始说自己心情没有什么起伏，比较稳定，吃饭也敢于去挑战比较硬的食物了，比如吃了鸡块。并且，来访者也尝试了外出，朋友邀请她去了一个离家比较远的宜家，她和朋友在店里待了5个小时。来访者觉得刚开始的时候，会有些紧张不安，到后面就很平静了，能够和闺蜜还有闺蜜老公一起选家具，但那次并没有在商场吃饭。此外，来访者在做咨询的前一天也去了医院复查的，整个过程大概十几分钟，医生没有做其他特殊的检查，只是将百洛特药量增加为一片半，来访者认为自己心境上的改变是因为药物起了效果，但如果想要克服对吃饭和外出的恐惧，还需要自己再迈出这一步，所以来访者也在自己做一些努力，比如挑战之前自己不敢做的事情，并且也成功了。

来访者："上次您给我的卡片上写的那段话对我有很大帮助，我每次吃饭前都有念，即使没有念我也会大概想一下卡片上的内容，并帮助自己相信我有能力处理可能面对的事情。"

咨询师："这很好，您也许发现了，当您加强了自己改变后的想法和信念，吃饭或是其他事情也许就变得没有那么艰难了。您愿意和我聊一聊您和您丈夫是怎么认识的吗？"

来访者："我们是相亲认识的，相了七八个人之后，就觉得这个还行。一开始觉得长相挺好的，性格也像，双方父母都认识，后来在相处过程中能够感到人也可靠，对我也好，目前结婚并且一起生活3年了。"

咨询师："您跟老公的相处模式是怎么样的呢？"

来访者："我们就像老夫老妻，他一下班回到家就会在楼上待着，我就在楼下，各干各的事，互不干涉，一起吃饭、睡觉，但是交流很少。我对于婚姻状况还是挺满意的，而且我不想也不用讨好公婆，因为不求着他们什么。我老公对我很好，所有的家务都自己做，如果评分的话我会给他打到80分。"

咨询师："您上次也提到了要孩子的事情，您现在对这件事是怎么想的？"

来访者："目前我连自己都照顾不了，而且我希望能到更稳定的阶段，再赚更多的钱，腾出更多的精力时再要。"

咨询师："那么您觉得目前您和丈夫之间的亲密关系怎么样？"

来访者："结婚的头两年我们没有性行为，我们也去医院检查过3—4次，都没问题。亲戚朋友总是催我们要孩子，不过我们连性行为都没有，也不可能有孩子，而且这主要是因为我不想要孩子。"

咨询师："您老公对这件事情有什么反应？"

来访者："我老公迁就我。"

咨询师："那么您如何看待没有亲密行为这件事呢？"

来访者："我确实有需求，可是之前试过的时候都觉得很痛，不舒服也不开心，所以每次都不欢而散。"

咨询师："那您有没有过快感？"

来访者："有仅仅一两次。"

咨询师："您有想过您老公是怎么想的吗？"

来访者："我承认我从来不在乎别人的感受，我也不知道他是怎么解决的。"

第七次咨询

来访者表示自己感觉这周状态都挺好的，也在慢慢尝试吃那些以前不敢吃的食物，心情也是比较愉悦的。一个生活中的变化是，一个人在家的时候会收拾家务，这件事情之前都提不起兴趣做，但现在有兴趣了。

咨询师："今天您有没有专门想要讨论的话题呢？"

来访者："没有。"

咨询师："那么要不要继续上次的咨询，讨论您跟老公的关系呢？"

来访者："不愿意。"

咨询师："好的，等您做好准备我们再聊这个话题也可以的。"

来访者："我想聊聊我父母，我母亲比较强势，很能干，但是我父亲性格就比较瞻前顾后，比较悲观，性格也不好，我妈妈也经常说爸爸性格不好。我爸爸之前有过认为自己有心脏病发作，但去医院检查过后没有发现任何性的器质性病变，也有几次我爸爸是被送到医院去的。我感觉自己和父亲的性格一模一样，我不喜欢这样，感觉太累了，管的事情太多，想掌控的事情也太多，比如我会事无巨细地去管弟弟和老公的事情。我经常会这样对老公说话：'你在干吗？''几点回来？''你的工作怎么样？''谈成多少单？''今年要赚到60万给我，明年要100万。'语速比较急切。我感觉自己没有安全感，所以想要增强掌控感，想要掌控的事情包括吃饭、金钱等，而向老公问问题就是我寻求掌控感的一个方式。每当老公回答完了，我就非常安心，好像有保障了。"

咨询师："那么我们试着换一个角度去思考，如果您自己总是被问到各种问题，可能会有些不耐烦的反应，因此类似的感受可能也会出现在您老公身上。或许您可以试试在下一次想要去向老公问问题的时候避免让自己去问，看看在那样的情况中您会有怎样的情绪反应。"

咨询最后，咨询师也教授了来访者一些重点练习建议来访者回家之后去做。

第八次咨询

来访者依然按照惯例在咨询的前一天去了医院复查，这一次医生给来访者增加了丁螺环酮。来访者回顾说，去医院时自己心情是很平静的，没有任何忐忑。对吃饭的恐惧也降低了，不会再将吃饭当做是一个需要去完成的任务，以前没有吃过的食物也敢大口吃了，在吃饭的过程中还感受到了愉悦感。

咨询师："您觉得是什么原因，让您有了这样的变化？"

来访者："关于去医院这件事，我想是因为我之前去过了几次，所以我已经把这件事纳入到我的安全范围了，吃东西也是，比如牛肉、鸡腿饼干我都吃过了，感觉还不错，所以这对我来说也是安全的，我都觉得没有之前那么焦虑了。"

咨询师："也就是说您尝试过的东西，您就更加敢于去面对了，而您还在担心的是自己还没有尝试过的。换句话说，您的担心，来自您对于未知的想象对吗？我想这是很正常的，因为人的幻想总是比现实严重得多。那接下来，我们是否可以继续这个行为实验呢？就是继续给自己的安全范围扩容。接下来我们聊聊上次的家庭作业吧。"

来访者："好，其实我上次一回去就还是按照原来的样子问我老公了，但不是直接问，只是旁敲侧击地问，我总是控制不住自己，好像我一定要问。"

咨询师："您总是问老公这些问题，您觉得这对您来说意味着什么？"

来访者："我就是要确认，只有得到确认了，我才确定他工作努力了，赚了多少钱等，在得到了确定过后，我就会高兴，会放松几天。"

咨询师："那钱对您来说意味着什么？"

来访者："钱等于安全感，我非常缺乏安全感。"

咨询师："您能够找到自己缺乏安全感的证据吗？"

来访者："我莫名其妙地会感到压力。"

咨询师："那您有什么反面的证据能够驳倒这个想法呢？"

来访者："应该是家里现在的存款，家人给的关心等。"

咨询师："那您觉得这些能够替代钱带给您的安全感吗？"

来访者："您觉得您会从您的家庭里获得足够的安全感吗？我不好说，因为家里没有给我我想要的那种感觉。我老公不沟通，我们平时都是各干各的。"

咨询师："刚才您说去公婆家的时候都是老公炒菜给您吃，而且您每次问老公关于工作和赚钱方面的事，您老公都回答了，也按照您的方法去做了，您觉得这是爱吗？"

来访者："是的。所以也许每个人在感情上的表达方式都是不同的，是吧？"

咨询师："是的。您可不可以再谈一谈您和老公的互动方式？"

来访者："我们的互动总是让我感到孤独无聊，我觉得我所感到的安全感缺失和孤独感是联系在一起的。除了吃饭这件事和问他那些问题，我不知道还能从哪里去找寻他爱我的信息，就连我想养猫也会被否决。"

咨询师："您的生活中还有其他的事情要去做吗？"

来访者："其实是有的，我可以去办公室、去学习、去玩，但是有点担心，怕外面不安全，也怕吃外面的饭。"

咨询师："看来您想要去尝试，但是也会被各种各样的担忧所阻碍。"

来访者："是的，所以我很矛盾，其实我每次像之前提到的那样问我老公只是想要一个确认，因为他在过往的经历以及生活上一直比较顺利，所以我怕他不努力，怕我不问他他就达不成目标。"

咨询师："您问完他之后有觉得他更努力了吗？您不问他他就不努力吗？"

来访者："我不确定。"

咨询师："看起来您不是很信任他。"

来访者："是的。"

咨询师："您的生活里有没有您信任的人？"

来访者："我就信任我自己，其他人我都不信任。我想这次是因为我生病了，我身边的人才关心我的。我很清楚我的状态，其实就是因为这次生病了，她们才这么关心我。其实我很清楚我目前的状态，我就是用这个方式去得到我在乎的人的关注。我也和我妈妈传达说心理医生觉得我缺爱，我妈妈很不理解，她问我小时候她有虐待我吗？没给我吃还是没给我穿吗？我就不想再和她说了。"

咨询师："看来您对妈妈的反应很失望。"

来访者："是的。"

咨询师："您为什么不直接问一问呢？人们总是对未知的事情感到焦虑，不过可以通过询问来确认一下真实的情况，或许您也可以换一种方式来获得爱。"

来访者："我再想不出其他方式了。"

咨询师在这次咨询将要结束的时候给来访者布置了和行为暴露有关的家庭作业，原因是在7年前发生的来访者吃饭被噎到的事情之后，来访者再也没有在外面吃过一顿饭，所以这次的家庭作业是和家人一起在外面吃一次饭，看看自己的感受如何。

第九次咨询

最后一次咨询，来访者迟到了40分钟，这也是来访者唯一一次迟到，以前来访者都会提前来。咨询师在等待的时候也进行了反思，思考是不是这次行为暴露太过度了，也想了一些其他的方面，此时收到了来访者的信息，来访者表达自己还是吃饭比较少，家人就给她买了很多蛋白质，结果因为光吃蛋白质而然后拉肚子，手机也关机了。

在这次咨询开始，咨询师和来访者探讨了之前的家庭作业。

来访者："我去了家附近的一家烤肉店，刚去的时候感觉人挺多的，我也不饿，那时候焦虑程度大概是6~7分。吃到一半的时候，也已经吃了一些食物，大概焦虑程度是1~2分，那时候我好像已经适应了，想着也不过如此，可是在我放松了之后，我发现焦虑程度又有一点上升，大概变成了3~4分。我能够感觉到您的鼓励和整个咨询的过程给我带来了很大的帮助，让我有了进步，比如我发现事实上我担心的事情只是来源于自己的想象。我在吃饭的过程中给我身边所有的人都打了视频电话，包括爸爸妈妈和弟弟，还给他们看我吃了什么，然后他们就说我很棒，我特别享受这个过程。我知道这样做很刻意，好像自己这样做只是博取来自他们的关注和爱。我担心要是我的症状缓解了，他们就没有这么关心我了，不过我想，希望得到家人的认可和关注是人之常情。"

咨询师："您担心等您好了，您的家人就不关心您了。您有没有收集到支持这个想法的证据呢？"

来访者："我记得以前有段时间我的症状也有过好转，那次他们就问得少了。"

咨询师："您希望他们以什么样的频率关心您呢？"

来访者："反正越多越好，我总是觉得不够。"

咨询师："那么您有没有注意到一些能够反驳您这个想法的证据？"

来访者："很少，他们会问我，但是从来不关心我的内心感受，也不理解我。"

咨询师："您有没有看待这个问题的其他方式？"

来访者："可能我的期待值太高，或许他们并不是不关心我，而是他们关心我的方式不是我想要的。"

咨询师："关于这件事，您觉得最好的结果和最糟糕的结果分别会是什么？"

来访者："最糟糕的应该就是等我症状好了之后，我的家人们就不关心我了，那我再发生什么事我也不会说了，我只会自己难受。最好的结果是我的家人依然会关心我。现实一点来说，我觉得事情会变成在我好了之后，他们会问我问得少一些。"

咨询师："您看，这都来自您的想法，并不一定会和现实一致，可能我们改变了自己的想法过后，事情又会不一样。您更担心吃饭的问题还是您好了之后没人关心的问题？"

来访者："我更关心吃饭的问题。"

咨询师："那我们还是聚焦到议题上，对于吃饭上的改变，您还做了哪些方面的努力呢？"

来访者："我每天散步，而且我上次还和闺蜜一起吃了外卖，这是我几年来第一次吃外卖。"

咨询师："您做得很好，您也一直在挑战自己。"

在这次咨询的结尾，咨询师鼓励来访者在下周继续尝试暴露，并再给自己的安全范围扩容。与这位来访的咨询，在后面的回访当中，来访者表示现在自己对进食的恐惧已经好转很多了，现在吃饭情况还不错，吃饭这件事对于自己来说的焦虑程度已经能维持在1~2分，也敢于吃大块的、以前没有吃过的食物了，医生让自己一个月复查一次就好，来访者很想维持这个现状。

咨询师分析

在来访者早年成长的经历中没有经历过稳定的依恋关系，因此总担心自己被抛弃，同时安全感严重不足，致使她自己不相信任何人。来访者在妈妈眼里的独立可能只是来访者想要在原生家庭中生存下去的一个伪装，即使在长大以后也一直没有机会表达自己的需求，也没有关注到自己的真实感受，直到大学毕业后的一连串的事件发生，才让一直压抑在心底的情绪爆发出来，其中就包括恐惧。来访者借此机会又回到了她的父母身边，对此她觉得很享受，并且也在家附近找了工作。慢慢地，来访者身上的相关症状减轻了，加上本来对医生是有一点不信任，所以虽然症状还存在，但是就没有持续就医了。后来，随着年龄增长，来访者经历了谈婚论嫁的阶段，于四年前结婚，但是结婚四年，来访者还面临着适应问题。还有一个比较重要的点，是与疫情相关的，来访者有一段时间一直在家里，在此期间有各种信息通过媒体传来，都是关于不同地方相继暴发了疫情等警示信息，通知不停地在屏幕上弹出来，这给来访者带来了焦虑，虽然来访者关掉了提示，但是帮助有限。

此外，遗传方面的因素，这与来访者的父亲有关。目前的咨询状态是，在做了回访过后，得知来访者对自己目前的状况还是比较满意的。那么也想在此向老师提出一个问题，来访者面临着更深层次的困扰，比如在亲密关系中的信任问题，而这些她并不愿意触碰，应当如何去和来访者做工作呢？

咨询师做得非常好。虽然还有一些可以改进的地方，但是就第一次做咨询而言，咨询师完整地将来访者的主要目标解决了，并且形成了比较好的咨访关系，这是非常值得鼓励的。基本上到第九次咨询的时候，整个结构已经比较完整了。

如果来访者在咨询中表现出了对深入探索阻抗的话，一方面我们可以就现在这里停下来，因为来访者自己的确可以选择想要解决的问题到底是什么，以及到什么程度。另一方面，我们可以去做一些动机访谈，在这个过程中可以去看是否有更深层次的核心信念在背后影响着她。因为如果浮于表面的话，在不探索背后原因的情况下，可能下次还会发生，导致情绪问题反复发作。可以结合自身观察和来访者做讨论，这本身就是一个动机访谈的部分。

总体来说，做得挺好的，就是再把个案概念化这个部分抓一抓，基本上九次应该是能够形成一个比较完整的个案概念化，目前看来还是有点散乱，可以再把它形成一个完整的部分。当然，形成完整的个案概念化不等于我们一定要在咨询当中解决来访者的所有问题，只是我们需要在每一次的案例中去锻炼出这种能力，这会对您以后的案例更有帮助。谢谢。

督导二反馈

首先感谢咨询师汇报的案例，报告案例本身就是一件挺需要勇气的事情，所以也谢谢咨询师的勇气。那么对于刚才报告的这个案例，坦率来讲这并不容易，因为它包含了很多的因素，但在经过了仅仅九次咨询以后，能够达到基本解决进食恐惧的这样效果，已经是很了不起的了。

第二，在技术的运用上，从整个报告的九次咨询中，已经体现了很清晰的总体思路，尤其是把认知行为疗法的一些策略、技术和思路等都已经用上去了，并且也看到了疗效，这是很好的。其实临床是检验学习和技术的最好的方式，但并不是学得好，就一定能做好某些案例或是达到怎样的效果。更重要的是，如果一个咨询师都无法学好基础，那么做起来的效果就没有那么理想了。

关于这个案例，有几点优势，也看到了几点挑战。第一个优势是来访者是有来做咨询的意愿的，这意味着她愿意来改变，也渴望改变。来访者的意愿对于咨询疗效有着很重要的影响。如果来访者自己不渴望改变，就很难进行工作。[1]第二个优势是来访者有很好的支持系统，包括来自她的父母、弟弟、老公和闺蜜的支持，因为来访者提到了每当自己取得进步的时候总会得到身边的人的肯定，此外，来访者的支持系统中也包括她有自己事业等，这个支持系统也是促使她改变的一个很重要方面。第三个优势是来访者有着较高的悟性，她能意识到自己想寻求父母的关注的动机和意图。因为有了这三个方面的优势，也对案例的改变带来了非常好的契机。

当然，这个案例也本身也蕴含着一些挑战。第一个挑战来源于来访者在成长经历中面临的一些创伤性体验，比如说父母重男轻女、寄养的经历等。在这些经历中，来访者觉得父母对她的关注少，对弟弟的关注多，所以自然地渴望得到父母的关注，由早期经历创伤所带来的影响是深远且牢固的。第二个挑战是来访者表现出的症状的复杂性和多样性。来访者同时经历着焦虑和抑郁，还有社交回避与恐惧症；在日常生活中，人际关系和亲密关系往往也给来访者带来了压力；在前几年由自身面临的问题所带来的持续影响中，来访者的人格可能已经发生了一些细微的改变，回避和退缩的应对方式不断固化加强，所以来访者身陷的是一个复杂的体系。不过好在即使她大部分时间在家，也仍然可以处理公司的事情，而不是完全跟社会脱节。还有一个方面的挑战在于进食障碍的这一部分，进食障碍有时会与死亡焦虑联系在一起，那么无论是对她还是对其他人来说，死亡焦虑

①A. Bachelor, "Clients'Perception of The Therapeutic Alliance: A Qualitative Analysis,"*Journal of Counseling Psychology*,1995,Vol. 42（3）: p. 323.

都会提高恐惧的程度，因为我们本能地就会回避和抗拒与死亡有关的事物，没有人想去经历。所以在这个过程中，来访者内心激活的是人类千百年，甚至是千万年来都害怕的东西，本能的对死亡恐惧。所以来访者所面临的挑战也会是我们在咨询中不断深入时会遇到的障碍。

那么接下来该怎么办呢？从认知行为疗法的角度来讲，如果来访者咨询的目的就是达到一开始商议的目标，那到这里就可以停了。然而发现了在这个过程中其实还有很多没有解决的部分，比如与创伤有关的暴露部分没有完全将完整的体验做彻底，也没有探索其中的意义，那么脱敏这一部分的缺失可能没有完全达到系统治疗的内容，所以关于第一个方面可以跟来访者讨论，并且这也是我们需要去加强的，因为这方面的缺失可能也意味着未来相似情况的再度发生。第二个方面是关于来访者的关系的部分，来访者提到自己希望得到父母的更多关注，这本身并不是什么问题，但是它牵扯了希望在父母这里得到的关注的这部分，本身这也不是什么问题，但是由于它是和来访者早期经历中的创伤相关联的，因此就需要去多加注意和讨论了，需要和来访者一起促成转化和成长。第三个方面是关于死亡的这一部分，需要在这一点上进行更深入的探索，去了解死亡恐惧背后的原因，即来访者真正害怕的是什么，以及有哪些因素会激活来访者的恐惧等，都是要进行进一步工作。当然，关于这部分要做的暴露工作一定要做好计划，逐级进行。第四个方面，就是来访者的夫妻关系、亲密关系及人际沟通的这一部分，这部分其实也是能够和她重点讨论的。假如来访者想更多地做心理咨询以达到更好的效果的话，20～30次会是一个比较合理的次数。在整个咨询过程中，前面的阶段是要去建立关系，此时需要给来访者一些支持和欣赏，帮助来访者去了解自己的处境以及所面临的问题，包括恐惧是如何发生的，自己所经历了怎样的事件等。然后慢慢地往后进行，直到过渡到暴露治疗，这一部分首先要在实施暴露之前制定暴露等级，然后去把握暴露进行的节奏，一开始可以在咨询室里拿一点吃的给来访者进行尝试，再一点点前进。这个过程大概需要5～8次咨询，这个阶段结束了就要进入到关系的层面上了。关于关系，首先要触及的就是来访者早年经历给她带来的不安全的依恋模式，以及安全感不足所带来的影响，当把这一部分聊清楚了过后，就会再进一步到夫妻关系的话题，包括要小孩的部分，以及关系里面遇到的实际困难。在结束了关系这部分的工作，还需要有3~5次的咨询，这是预防复发的阶段。在预防和巩固的阶段中，可以帮助来访者了解到如果以后再遇到讨论过的困境，可以如何从认知、行为和情绪去分别帮助自己，还有自己如何在关系中去对外提供更多的支持等。

咨询师针对督导的反馈

老师说得很对，这个案例一共做了九次咨询。咨询中的短期目标也达到了，我想其中也是有一些机缘的因素在的。首先是关于来访者的意愿这方面，她提到自己曾经两次去医院做咨询的经历都不是太好，就没有继续，从这段描述当中我能够感受到她是需要更多的关注的，并且察觉到来访者在一开始对于这段咨询关系可能也没有足够的信任，所以我更注意地在咨访关系这部分做了工作，这也是能够维持咨询发生的一个原因。另外是老师后面讲到的关于来访者各方面的关系这部分，这的确是察觉到自己还要去深入学习的方面，因为我的胜任力可能就到帮助来访者去缓解吃饭的问题，那么对于后面的有关创伤的部分，以及暴露治疗等，我还需要去深入学习。谢谢老师。

后　记

　　本套丛书能出版，要感谢很多人。首先感谢心理咨询与认知行为治疗的老师们：基斯·多布森（Keith S.Dobson）教授、申荷永教授、黄富强教授、王建平教授、朱建军教授等；感谢我的学生们：季靖博士、胡雯博士、学术秘书徐木子、曹琦棵、刘莹、刘诗雨、易珂珮、万宇彤等；感谢家人的陪伴与支持，尤其是两位小朋友——杨诗菡和杨诗洋，她们为我的生活带来了无限美好。需要感谢的人还有很多，在此不一一详述。